抗凝治疗医护指南

Anticoagulation Therapy:A Point-of-Care Guide

原　著　William E. Dager
　　　　Michael P. Gulseth
　　　　Edith A. Nutescu

主　审　张　玉

主　译　师少军　吕永宁

副主译　辛华雯　刘亚妮

译　者　（以姓氏拼音为序）
　　　　符旭东　郭　珩　何　艳　李云桥　刘　宏　刘金梅
　　　　刘亚妮　吕永宁　师少军　史　芳　舒　舟　辛华雯
　　　　杨春晓　杨晓燕　于丽秀　曾　莹　翟学佳　张　玉

人民卫生出版社

Anticoagulation Therapy: A Point-of-Care Guide by William E. Dager, et al. The original English language work has been published by: American Society of Health-System Pharmacists, Bethesda, Maryland, USA Copyright © 2011. All rights reserved.

抗凝治疗医护指南
师少军等 译

中文版版权归人民卫生出版社所有。

图书在版编目（CIP）数据

抗凝治疗医护指南/（美）达格（Dager，W. E.）著；师少军等译.—北京：人民卫生出版社，2012.12
ISBN 978-7-117-16440-5

Ⅰ.①抗… Ⅱ.①达… ②师… Ⅲ.①抗凝血药-抗凝疗法-指南 Ⅳ.①R973-62②R457-62

中国版本图书馆 CIP 数据核字（2012）第 257434 号

| 人卫智网 | www.ipmph.com | 医学教育、学术、考试、健康，购书智慧智能综合服务平台 |
| 人卫官网 | www.pmph.com | 人卫官方资讯发布平台 |

版权所有,侵权必究!

图字:01-2012-1230

抗凝治疗医护指南

主 译:	师少军 吕永宁
出版发行:	人民卫生出版社（中继线 010-59780011）
地 址:	北京市朝阳区潘家园南里 19 号
邮 编:	100021
E - mail:	pmph @ pmph.com
购书热线:	010-59787592 010-59787584 010-65264830
印 刷:	北京虎彩文化传播有限公司
经 销:	新华书店
开 本:	850×1168 1/32 印张:13 插页:1
字 数:	453 千字
版 次:	2012 年 12 月第 1 版 2019 年 10 月第 1 版第 3 次印刷
标准书号:	ISBN 978-7-117-16440-5
定 价:	40.00 元

打击盗版举报电话:010-59787491 E-mail:WQ @ pmph.com
（凡属印装质量问题请与本社市场营销中心联系退换）

敬 告

本书的作者、译者及出版者已尽力使书中的知识符合出版当时国内普遍接受的标准。但医学在不断地发展,随着科学研究的不断探索,各种诊断分析程序和临床治疗方案以及药物使用方法都在不断更新。强烈建议读者在使用本书涉及的诊疗仪器或药物时,认真研读使用说明,尤其对于新的产品更应如此。出版者不对因参照本书任何内容而直接或间接导致的事故与损失负责。

需要特别声明的是,本书中提及的一些产品名称(包括注册的专利产品)仅仅是叙述的需要,并不代表作者推荐或倾向于使用这些产品;而对于那些未提及的产品,也仅仅是因为限于篇幅不能一一列举。

本着忠实于原著的精神,译者在翻译时尽量不对原著内容做删节。然而由于著者所在国与我国的国情不同,因此一些问题的处理原则与方法,尤其是涉及宗教信仰、民族政策、伦理道德或法律法规时,仅供读者了解,不能作为法律依据。读者在遇到实际问题时应根据国内相关法律法规和医疗标准进行适当处理。

译者序

由全球 3 位抗凝治疗专家——药学博士 William E. Dager、Michael P. Gulseth 和 Edith A. Nutescu 主编，世界多位著名医药学专家编写的《抗凝治疗医护指南》(*Anticoagulation Therapy：A Point-of-Care Guide*)中文版终于与读者见面了。

《抗凝治疗医护指南》系统、清晰地介绍了目前的抗凝治疗药物、特殊情况下的抗凝治疗和抗凝治疗的临床监测、实验室诊断和监测等三大部分内容的最新研究进展，分为各自独立的十九章。第一部分内容详细介绍了肝素、低分子肝素、华法林、阿司匹林、氯吡格雷、尿激酶和重组型纤溶酶原激活剂等抗凝药物的作用机制、药动学和临床精粹等知识；第二部分内容包括静脉血栓栓塞的预防和治疗、心房颤动、急性冠脉综合征、人工心脏瓣膜、肝素诱导的血小板减少症、妊娠、儿科患者等特殊情形下抗凝治疗的临床经验；第三部分内容详细介绍了抗凝治疗的实验室诊断和检测、高凝状态检测等实用经验。该书将为临床医师进行安全、有效的抗凝治疗提供非常重要的信息，也适用于指导临床药师抗凝药物的临床合理应用。

衷心感谢各位译者和审校者的辛苦努力和工作。由于译者水平所限，译著中难免有疏漏和错误，恳请广大读者不吝指正。

译者
2012 年 3 月

抗凝治疗可能危险且复杂。抗凝治疗适应证众多,可供选择的药物各种各样,干扰抗凝治疗的临床风险因素数不胜数。影响抗凝治疗的问题的复杂性使得临床医师在获取所需关键信息时面临着巨大挑战。临床医师如何以一种快速而又简单的方式找到所有需要的基本信息?对此尚无简单的答案。

《抗凝治疗医护指南》集中探讨抗凝药的临床应用。基于临床医师如何构架和组织其思路,尤其是针对具体临床问题的本质,编者通过几种有效的方式来组织信息,侧重于以表格形式呈现信息。对于具有独特临床表现的患者,选择合适的抗凝药和给药剂量一直是参与抗凝治疗的每一位临床医师所面临的巨大挑战。具有特定 $CHADS_2$ 风险因子的患者卒中的风险多大?推荐的围手术期治疗是什么?对于经常性流产或妊娠期间出现严重并发症的妇女,推荐的筛选标准是什么?伴随肝脏或肾脏疾病的肝素诱导血小板减少症(HIT)患者采用凝血酶抑制药的剂量如何确定?所有以上及其他极富挑战性的抗凝问题,均可在本书中快速找到答案。

面对不断更新的临床需求,编者们为了提供安全、有效的抗凝治疗的挑战做出了很大的贡献。《抗凝治疗医护指南》可作为您抗凝知识库的重要组成部分。同时提醒所有临床医师,除必要时参考原始文献外,收集当地医师所拥有的、基于亲身治疗复杂病情的见解和经验同样重要。

Richard H. White, MD
Professor of Medicine, UC Davis School of Medicine
Chief of General Medicine and Director, UC Davis Anticoagulation Service
Sacramento, California

David A. Garcia, MD
Associate Professor
Division of Hematology/Oncology, University of New Mexico
    Health Sciences Center, Albuquerque, New Mexico
President, Anticoagulation Forum, Newton, Massachusetts

前　言

　　尽管抗凝药对血栓形成的防治效果有目共睹,但其应用一直伴随着显著升高的发病率和死亡率。数十年的经验、无数的临床试验以及诸多的专著都在探讨如何提高其使用的安全性;然而,抗凝药仍然是造成患者伤害最多的药物之一。自 20 世纪 40 年代抗凝药首次出现以来,临床使用药品数量便一直不断扩大。尽管抗凝药长期被安全用药研究所(Institute for Safe Medication Practices)等组织视为“高风险药物”,最近的一项分析发现,8.2%应用华法林的住院患者和 13.6%使用肝素患者经历了药物不良事件[1]。为了解决预防抗凝药相关不良事件所面临的挑战,抗凝治疗由多个领域的有经验的临床专业人员实施,无论是在住院部还是门诊,他们经常面对护理多个患者的难题以及疑难杂症的困扰。同样面临这一挑战,作为临床医师,我们(包括编者)在考虑一本及时更新的临床参考书是否能够提高抗凝药应用的安全性和有效性。我们的目的是编著一本独特的、袖珍的临床快速实践指南,这将使临床医师在面对可能出现的复杂临床情形时,能够快速得到循证医学信息和(或)专家指导意见。

　　为了达到这个目的,本书具有如下特点:

- 轻文本——有意精简“书籍风格文本”的量,使临床医师无须为寻求某一个“金点”而阅读整章内容。
- 重表格/数据——我们的目的是让临床医师快速找到他们所需的答案。
- 易理解——应用项目符号及临床精粹病例,不仅以一种简洁的方式呈现信息,而且强调了这些信息如何应用于临床实践。
- 全面性——没有一本书可以涵盖所有可预见的主题,但本书涵盖了大量临床医师面对的潜在难题。
- 专业性——所有著者均为其撰写领域的专家,所有章节均经过全体著者和编辑严格的审核。
- 贯穿患者治疗全程——本书涵盖的主题多种多样,包括对进行手术需抗凝过渡治疗的非卧床患者、进行体外膜肺氧合的儿科患者如何监护等。

- 广泛的学科适用性——本书是专门为医师设计的实用手册,对于不同科室患者进行抗凝治疗监护均有帮助。

编者对本书各部分的作者深表感谢,他们愿意承担不止一个项目,并提供他们的专业知识,以改善接受抗凝治疗患者的监护。他们牺牲了陪同家人及参与其他专业活动的时间,对此我们永远无以回报。

最后,感谢所有日复一日面对着此类药物挑战的所有临床医师。没有所谓"安全"的抗凝药,但你们努力以循证的方式确保了这些药物"安全"使用。因此,我们希望能代表患者向你们致谢。

编者

2010 年 12 月

注:《抗凝治疗医护指南》更新知识及附加信息可在线查阅:www. ashp. org/anticoag

参考文献

1. Classen DC, Jaser L, Budnitz DS. Adverse drug events among hospitalized Medicare patients: epidemiology and national estimates from a new approach to surveillance. *Jt Comm J Qual Patient Saf.* 2010;36(1):12–21.

编 者

William E. Dager, PharmD, BCPS
(AQ Cardiology), FCSHP, FCCP,
FCCM, FASHP
Pharmacist Specialist, UC Davis
    Medical Center
Clinical Professor of Medicine,
    UC Davis School of Medicine
Sacramento, California
Clinical Professor of Pharmacy,
    UC San Francisco School of Pharmacy
San Francisco, California
Clinical Professor of Pharmacy,
    Touro School of Pharmacy
Vallejo, California

Michael P. Gulseth, PharmD, BCPS
Program Director for Anticoagulation Services
Department of Pharmaceutical Services
Sanford USD Medical Center
Sioux Falls, South Dakota
Adjunct Assistant Professor of Pharmacy
South Dakota State University
Brookings, South Dakota

Edith A. Nutescu, PharmD, FCCP
Clinical Professor, Department of
    Pharmacy Practice & Center for
    Pharmacoeconomic Research
Director, Antithrombosis Center
College of Pharmacy and Medical Center
The University of Illinois at Chicago
Chicago, Illinois

Douglas C. Anderson, Jr., BSPharm, PharmD, CACP
Professor and Chair
Department of Pharmacy Practice
Cedarville University School of Pharmacy
Cedarville, Ohio

William E. Dager, PharmD, BCPS (AQ Cardiology), FCSHP, FCCP, FCCM, FASHP
Pharmacist Specialist, UC Davis Medical Center
Clinical Professor of Medicine, UC Davis School of Medicine
Sacramento, California
Clinical Professor of Pharmacy, UC San Francisco School of Pharmacy
San Francisco, California
Clinical Professor of Pharmacy, Touro School of Pharmacy
Vallejo, California

Paul P. Dobesh, PharmD, FCCP, BCPS (AQ Cardiology)
Associate Professor of Pharmacy Practice
College of Pharmacy
University of Nebraska Medical Center
Omaha, Nebraska

John A. Dougherty, MBA, PharmD, BCPS
Director of Pharmacy
Nemours Children Hospital
Clinical Assistant Professor
University of Florida College of Pharmacy
Orlando, Florida

John Fanikos, RPh, MBA
Director of Pharmacy Business
Department of Pharmacy Services
Brigham and Women's Hospital
Boston, Massachusetts

Robert Gosselin, CLS
Coagulation Specialist, Department of Medical Pathology & Laboratory Medicine
Specialty Testing Center
The University of California, Davis Health System
Sacramento, California

Michael P. Gulseth, PharmD, BCPS
Program Director for Anticoagulation Services
Department of Pharmaceutical Services
Sanford USD Medical Center
Sioux Falls, South Dakota
Adjunct Assistant Professor of Pharmacy
South Dakota State University
Brookings, South Dakota

Jessica B. Michaud, PharmD, BCPS
Clinical Assistant Professor
The University of Illinois at Chicago College of Pharmacy
Clinical Pharmacist
The University of Illinois Medical Center at Chicago
Chicago, Illinois

Edith A. Nutescu, PharmD, FCCP
Clinical Professor, Department of Pharmacy Practice & Center for Pharmacoeconomic Research
Director, Antithrombosis Center
College of Pharmacy and Medical Center
The University of Illinois at Chicago
Chicago, Illinois

Kirsten H. Ohler, PharmD, BCPS
Neonatal/Pediatric Clinical Pharmacist
Clinical Assistant Professor in
    Pharmacy Practice
College of Pharmacy and Medical Center
The University of Illinois at Chicago
Chicago, Illinois

Lance J. Oyen, PharmD, BCPS, FCCP,
    FCCM
Assistant Director, Clinical Services,
    Pharmacy Department
Associate Professor, Mayo College of
    Medicine
Clinical Pharmacist, Surgical/Trauma ICU
Mayo Clinic
Rochester, Minnesota

Gregory J. Peitz, PharmD, BCPS
Clinical Pharmacist, Adult Intensive
    Care/Cardiology
Department of Pharmaceutical and
    Nutrition Care
Adjunct Assistant Professor, Pharmacy
    Practice
University of Nebraska Medical
    Center
Omaha, Nebraska

Nancy L. Shapiro, PharmD, BCPS,
    FCCP
Clinical Associate Professor
Operations Manager, Antithrombosis
    Clinic
The University of Illinois at
    Chicago
Chicago, Illinois

Maureen A. Smythe, PharmD, FCCP
Coordinator of Student and Resident
    Education
Department of Pharmaceutical
    Services
Beaumont Hospital
Royal Oak, Michigan

Professor (Clinical) of Pharmacy
    Practice
Wayne State University
Detroit, Michigan

Sarah A. Spinler, PharmD, FCCP, FAHA,
    FASHP, BCPS (AQ Cardiology)
Professor of Clinical Pharmacy
Residency Programs Coordinator
Philadelphia College of Pharmacy
University of the Sciences in Philadelphia
Philadelphia, Pennsylvania

Zachary A. Stacy, PharmD, BCPS
Clinical Pharmacy Specialist, Cardiology
St. Luke's Hospital
Associate Professor of Pharmacy Practice
St. Louis College of Pharmacy
Saint Louis, Missouri

Toby C. Trujillo, PharmD, BCPS
    (AQ Cardiology)
Associate Professor
University of Colorado Denver School of
    Pharmacy
Clinical Specialist, Anticoagulation/
    Cardiology
University of Colorado Hospital
Aurora, Colorado

Daniel M. Witt, PharmD, FCCP, BCPS,
    CACP
Senior Manager, Clinical
    Pharmacy Research & Applied
    Pharmacogenomics
Kaiser Permanente Colorado
Aurora, Colorado

Ann K. Wittkowsky, PharmD, CACP,
    FASHP, FCCP
Clinical Professor
University of Washington School of
    Pharmacy
Director, Anticoagulation Services
University of Washington Medical Center
Seattle, Washington

A	apixaban	阿哌沙班
AAOS	American Association of Ortho-pedic Surgery	美国骨科医师学会
AAP	American Academy of Pediatrics	美国儿科学会
ACA	anticardiolipin antibody (also of-ten abbreviated as aCL)	抗心磷脂抗体（通常也缩写为 aCL）
ACC	American College of Cardiology	美国心脏病学会
ACC/AHA	American College of Cardiologists/American Heart Association	美国心脏病医师学会/美国心脏协会
ACCP	American College of Chest Phy-sicians	美国胸科医师学会
ACS	acute coronary syndrome	急性冠脉综合征
ACT	activated clotting time	活化凝血时间
AF	atrial fibrillation	心房颤动
AF-FIRM	Atrial Fibrillation Follow-up In-vestigation of Rhythm Manage-ment	心房颤动节律控制的随访研究（AFFIRM 研究）
AHA	American Heart Association	美国心脏协会
AHA/ASA	American Heart Association/A-merican Stroke Association	美国心脏协会/美国卒中协会
AIS	arterial ischemic stroke	动脉缺血性脑卒中
ALL	acute lymphoblastic leukemia	急性淋巴细胞白血病
ALT	alanine aminotransferase	谷丙转氨酶
AMI	acute myocardial infraction	急性心肌梗死
AP	antiplatelet	抗血小板
APC	activated protein C	活化蛋白 C

APLA syndrome	antiphospholipid antibody syndrome (also often abbreviated APS and APLS)	抗磷脂抗体综合征（通常也可缩写为 APS 或 APLS）
APLAs	antiphospholipid antibodies	抗磷脂抗体
aPTT	activated partial thromoboplastin time	活化部分凝血活酶时间
ASA	aspirin	阿司匹林
AS-SENT	Assessment of the Safety and Efficacy of a New Thrombolytic	新型溶栓药物安全性和疗效评估研究（ASSENT 研究）
AST	aspartate aminotransferase	谷草转氨酶
AT	antithrombin	抗凝血酶
AUC	area under the serum concentration versus time curve	血清浓度-时间曲线下面积
AVR	aortic valve replacement	主动脉瓣置换术
BID	twice daily dosing	每日服用 2 次
BMI	body mass index	体重指数
BP	blood pressure	血压
CABG	coronary artery bypass graft	冠状动脉旁路移植术
CAD	coronary artery disease	冠状动脉疾病
CAP	College of American Pathologists	美国病理学家协会
CBC	complete blood count (including platelets)	全血细胞计数（包括血小板）
CBS	Cystathionine β synthase	胱硫醚 β 合酶
CHD	coronary heart disease	冠心病
CI	confidence interval	置信区间
CLIA	Clinical Laboratory Improvement Amendments	临床实验室改进法案
CLSI	Clinical Laboratory Standards Institute (formely NCCLS or National Committee on Clinical Laboratory Standards	美国临床实验室标准协会（前 NCCLS，即美国临床实验室标准化委员会）
C_{max}	maximum serum concentration	血清峰浓度

CPK	creatine phosphokinase	肌酸磷酸激酶
CPR	cardiopulmonary resuscitation	心肺复苏
CrCl	creatinine clearance	肌酐清除率
CRRT	continuous renal replacement technique	持续肾脏替代治疗
CRU-SADE	Can Rapid risk sratification of Unstable angina patients Suppress Adverse outcomes with Early implementation of the ACC/AHA guidelines	对不稳定型心绞痛患者进行快速危险分层可以减轻早期实施 ACC/AHA 指南的不良结果吗？（CRUSADE 研究）
CSCT	colloidal-silica clotting time	胶体硅凝固时间
CT	computed tomographic	计算机断层成像
CVA	cerebrovascular accident	脑血管意外
CVAD	central venous access device	中心静脉通路装置
CVL	central venous line	中心静脉导管
D	dabigatran	达比加群
D5W	5% dextrose in water	5%葡萄糖水溶液
DBP	diastolic blood pressure	舒张压
Dec	decrease	减少
DIC	disseminated intravascular coagulation	弥散性血管内凝血
dl	deciliter	分升
dPT	dilute prothrombin time	稀释凝血酶原时间
dRVVT	Dilute Russell's viper-venom time	稀释印度蝰蛇毒时间
DTI	direct thrombin inhibitor	直接凝血酶抑制药
DVT	deep vein thrombosis	深静脉血栓
ECG	electrocardiogram	心电图
ECLS	extracorporeal life support	体外生命支持
ECMO	extracorporeal membrane oxygenation	体外膜式氧合
ELISA	enzyme-linked-immunosorbent assay	酶联免疫吸附试验

Enox	enoxaparin	依诺肝素
EU	European Union	欧盟
FDA	Food and Drug Administration	美国食品药品监督管理局
FFP	fresh frozen plasma	新鲜冷冻血浆
FVL	factor V Leiden mutation	凝血因子 V Leiden 突变
GAGs	glycosaminoglycans	葡糖氨基聚糖类
GCS	Glasgow Coma Scale	格拉斯哥昏迷评分标准
GI	gastrointestinal	胃肠道
Gp Ⅱ b/ⅢA	Glycoprotein Ⅱ b/ⅢA receptor	糖蛋白 Ⅱ b/ⅢA 受体
GUSTO	global use of strategies to open occluded coronary areries	开通闭塞性冠状动脉血管的全球治疗策略
HAT	Heparin-associated thrombocytopenia	肝素相关性血小板减少症
HCT	hematocrit	血细胞比容
Hb(HGB)	hemoglobin	血红蛋白
HIT	heparin-induced thrombocytopenia	肝素诱导的血小板减少症
HITTS	heparin-induced thrombocytopenia thrombosis syndrome (immune mediated)	肝素诱导性血小板减少合并血栓形成综合征(免疫介导)
hr	hour	小时
HR-ACT	high response activated clotting time	高响应活化凝血时间
HR	heart rate	心率
HTN	hypertension	高血压
IBD	inflammatory bowel disease	炎性肠病
ICD	implantable cardioverter defibrillator	置入型心律转复除颤器
ICH	intracerebral hemorrhage	颅内出血
IgG (IgA, etc.)	immune globulin G, etc.	免疫球蛋白 G,等

IM	intramuscular	肌内注射
Inc	increase	增加
INR	international normalized ratio	国际标准化比率
IPC	intermittent pneumatic compression	间歇气压疗法
ISI	International Sensitivity Index	国际敏感度指数
ISTH	international Society of Thrombosis and Haemostasis	国际血栓与止血协会
IUGR	intrauterine growth retardation	宫内发育迟缓
IV	intravenous	静脉注射
IVC	inferior vena cava	下腔静脉
KCT	kaolin clotting time	高岭土凝固时间
kD	kilodalton	千道尔顿
kg	kilogram	公斤
kg/m^2	kilogram/meter aquared	公斤/平方米
LA	lupus anticoagulant	狼疮抗凝物
LIA	latex immunoassay	胶乳免疫测定法
LMWH	low molecular weight heparin	低分子量肝素
LR ACT	low range activated clotting time	低浓度活化凝血时间
LV	left ventricular	左心室
mg	milligrams	毫克
Mg	magnesium	镁
MI	myocardial infarction	心肌梗死
min	minutes	分钟
ml/min	milliliter/minute	毫升/分钟
MODS	multiple organ dysfunction syndrome	多器官功能障碍综合征
MRI	magnetic resonance imaging	磁共振成像
MTHFR	methylene-terahydrofolate reductase	亚甲基四氢叶酸还原酶
MVP	mechanical valve prosthesis	机械瓣膜
MVR	multiple valve replacement	多瓣膜置换术

NA	not available	不适用
NHP	normal human plasma	正常人血浆
NIBSC	National Institute of Biological Standards and Controls	国家生物制品检定所
NINDS	National Institute of Neurological Disorders and Stroke	美国国家神经疾病和卒中研究院
NPSG	National Patient Safety Goal	美国国家患者安全目标.
NS	normal saline	生理盐水
NSAIDs	nonsteroidal anti-inflammatory drugs	非甾体消炎药
NSR	normal sinus rhythm	正常窦性心律
NSTE-MI	Non-ST segment elevation myocardial infarction	非 ST 段抬高心肌梗死
OR	operation room	手术室
PAD	peripheral arterial disease	外周动脉疾病
PCC	prothrombin complex concentrate	凝血酶原复合浓缩物
PCI	percutaneous coronary intervention	经皮冠状动脉介入治疗
PE	pulmonary embolism	肺栓塞
PF-4	platelet factor 4	血小板因子 4
PICC	peripherally inserted central catheter	经外周静脉置入中心静脉导管
Plt	platelet	血小板
POC	point of care	即时监护
PPH	primary pulmonary hypertension	原发性肺动脉高压
PRBCs	packed red blood cells	压积红细胞
PT	prothrombin time	凝血酶原时间
Pt yr	patient-year	病人年
R	rivaroxaban	利伐沙班
RACE	Rate Control vs. Electrical cardioversion for persistent atrial fibrillation study	持续性房颤控制心室率与/电转复窦律研究（RACE 研究）

RCT	randominzed clinical trial	随机临床试验
rFⅦa	Recombinant factor Ⅶ activated	重组活化凝血因子Ⅶ
RRR	relative risk reduction	相对危险度降低率
rt-PA	recombinant tissue plasminogen activator	重组组织型纤溶酶原激活剂
RVT	renal vein thrombosis	肾静脉血栓
SBP	systolic blood pressure	收缩压
SC	subcutaneous	皮下
SCAI	Society for Cardiac Angiography and Interventious	美国心血管造影和介入学会
SCD	sickle cell disease	镰状细胞病
SCr	serum creatinine	血清肌酐
SOB	shortness of breath	气促
SQ	subcutaneous	皮下
SRA	serotonin release assay	5-羟色胺释放试验
SSC	Scientific Subcommittee（part of ISTH)	科学小组委员会（国际血栓与止血协会组成部分）
SSRI	selective serotonin reuptake inhibiors	选择性5-羟色胺再摄取抑制药
STEMI	ST-segment elevation myocardial infarction	ST段抬高型心肌梗死
$T_{1/2}$	elimination half life	消除半衰期
TBW	total body weight	总体重
TE	thromboembolism	血栓栓塞
TEE	transesophageal echocardiography	经食管超声心动图
THR	total hip replacement	全髋关节置换术
TIA	transient ischemic attack	短暂性脑缺血发作
TIMI	thrombolysis in myocardial infarction	心肌梗死溶栓
TKR	total knee replacement	全膝关节置换术
TMA	thrombotic microangiopathy	血栓性微血管病
T_{max}	time of maximum serum concentration	达血清峰浓度时间

TNK	tenecteplase	替奈普酶
tPA	tissue plasminogen activator	组织型纤溶酶原激活药
TPN	total parenteral nutrition	全肠外营养
TT	thrombin time	凝血酶时间
TTE	transthoracic echocardiography	经胸超声心动图
UFH	unfractionated heparin	普通肝素
Vit K	vitamin K or phytonadione	维生素 K 或维生素 K_1
VKA	vitamin K antagonist	维生素 K 拮抗药
VKOR	vitamin K epoxide reductase	维生素 K 环氧化物还原酶
VTE	venous thromboembolism	静脉血栓栓塞
vWF	von Willebrand's factor	血管性血友病因子
WARSS/ APASS	Warfarin vs. Aspirin Recurrent Stroke Study/Antiphospholipid Antibodies in Stroke Study	华法林-阿司匹林复发性脑 卒中研究/抗磷脂抗体与脑 卒中研究
WHO	World Health Organization	世界卫生组织

目　录

第 I 部分:
抗凝药物治疗

第一章 抗凝治疗概述

引言

一些情况下抗凝治疗是必要的,而有些抗凝药治疗窗窄,当不合理使用时往往造成药物灾害,因而给医师临床用药带来了挑战。因此在预防或治疗血栓形成时应综合权衡其风险,严重时可出现生命危险。临床医师在使用抗凝药时,不仅要牢牢掌握所用药的药理学和药物动力学知识,还必须清楚药物使用的依据,同时理解患者的个体化差异对药物应用决策的影响。

本书提供抗凝药的应用思路及相关信息,将有助于临床医师安全、优化应用抗凝药。本章节提供了一些基本概念,主要基于参考文献和当缺少可借鉴资料时来自编者的经验总结。其中某些出自循证医学专家委员会的推荐。当然,本手册旨在提供见解以帮助用药决策过程,而并非替代医师的判断。

美国国家患者安全目标(National patient safety goals, NPSGS)联合委员会:抗凝作用,2010 版(NPSG 03. 05. 01,NPSG 3E)[1]

- 由于抗凝治疗时不良反应发生率较高,或预防静脉血栓栓塞(VTE)方法欠佳,一些监管机构已经开始对于相关过程表示关切。联合委员会批准的美国国家患者安全目标(NPSGs)就是一个很好的例子。NPSGs 关于抗凝作用的首要目标是减小抗凝药对患者造成损害的可能性。
- NPSGs 全文及要求参见:
  http://www. jointcommission. org/standards_information/npsgs. aspx.
- 值得注意的是,抗凝治疗相关不良事件的频繁报道推动了 NPSGs 的制定。因此,新药或不常使用的药物,可能不会引起足够的注意或监管,但这并不一定使它们的应用更容易。

可用资源表

表 1-1 涉及抗凝治疗的电子资源

参考资源	网站	注释
ACCP guidelines	http://chestjoural. chestpubs. org/content/133/6_suppl	涉及抗凝治疗最早最多的循证指南
AHA guidelines	http://my. americanheart. org/professional/guide-lines. jsp	由美国心脏协会常与其他协会共同定期出版的指南,内容包含各类不同血管疾病
FDA	http://www. fda. gov/	FDA定期通告由顾问委员会审查的对于上市药物及材料的警示
Clinical Tri-als. gov	http://www. clinicaltrials. gov/	介绍正在进行的药物临床试验
Pubmed	http://www. ncbi. nlm. nih. gov/pubmed/	卓越的免费医学搜索网站可用于搜索来自美国国立医学图书馆的资料
Anticoagula-tion Forum	http//www. acforum. org/	为抗凝治疗患者服务的多学科专业组织,网站公布多种有用临床资料
ClotCare	http://www. coltcare. com/clotcare/index. aspx	定期更新的网站,主要致力于提供专业抗凝治疗专业前沿信息;同时也为患者提供有用信息

成功的方法

应用专业组织专家的循证医学指南监护患者的注意事项:

● 代表美国胸内科医师学会(American College of Chest Physicians,ACCP)及美国心脏协会(American Heart Association,AHA)[美国心脏病学会(American College of Cardiology,ACC)共同出版]的专家小组提供循证建议,以帮助临床医师选择合适的患者监护方案。

通常情况下,这些指南被认定为最终意见。遵守这些指南则会导致忽略患者的个体差异。应该牢记,这些指南建立于现有证据基础之上。某些情况下,证据或试验可能不包括特定的情况或人群,或没有公布负面的例子。临床医师需要按照他们的目的审视和使用这些准则;应用循证方法是为了更好地帮助患者。

- 表1-2将介绍 ACCP 和 AHA 指南的证据质量分级系统。这些证据质量分级在随后的章节中会被广泛提及。

表 1-2 ACCP 抗栓和溶栓治疗循证临床实践指南的证据分级说明[2],a

推荐分级 (推荐强度/ 实证分级)	证据质量	应用
1A	具有一致性的随机对照临床试验(RCTs)或具有非常强有力证据的观察性研究	在大多数情况下,推荐用于大多数患者
1B	有严重缺陷的 RCTs 或证据有力的观察性研究	在大多数情况下,推荐用于大多数患者
1C	从病例序列研究、观察性研究中,或有严重缺陷的 RCTs 中得出的至少一个重要结果;间接证据也可被使用	在一些情况下,推荐用于大多数患者
2A	结果一致的 RCTs 或具有非常强有力证据的观察性研究	基于患者/社会的评价,合适的治疗方案可能会有所不同
2B	有严重缺陷的 RCTs 或证据有力的观察性研究	基于患者/社会的评价,合适的治疗方案可能会有所不同
2C	从病例序列研究、观察性研究中,或有严重缺陷的 RCTs 中得出的至少一个重要结果;间接证据也可被使用	可能同样需要其他治疗方法

a 1级证据被认定为"强"推荐,而 2 级被认定为"弱"推荐。A 级证据来自 RCTs 或具有非常强作用的观察性研究。B 级证据来自有缺陷的 RCTs 或证据有力的观察性研究。C 级证据来自观察性试验或有很大缺陷 RCTs。

表 1-3 科学报告中应用的 ACC/AHA 实证分级说明[3]

推荐分级 （分类/证 据分级）	证据质量
Ⅰ（A）	强烈推荐,治疗或手术是有帮助的;强大的数据支持
Ⅰ（B）	强烈推荐,治疗或手术是有帮助的;有限的数据支持
Ⅰ（C）	强烈推荐,治疗或手术是有帮助的;主要基于专家意见、监护标准或病例研究
Ⅱa（A）	推荐,治疗或手术是有帮助的;可用数据包含一些相互矛盾的证据
Ⅱa（B）	推荐,治疗或手术是有帮助的;可用数据包含一些相互矛盾的证据
Ⅱa（C）	推荐,治疗或手术是有帮助的;主要基于专家意见、监护标准或病例研究
Ⅱb（A）	推荐,可考虑治疗或手术;支持数据包含明显矛盾的证据
Ⅱb（B）	推荐,可考虑治疗或手术;可用数据包含明显相互矛盾的证据
Ⅱb（C）	推荐,可考虑治疗或手术;主要基于专家意见、监护标准或病例研究
Ⅲ（A）	推荐,不考虑治疗或手术;强大的数据支持
Ⅲ（B）	推荐,不考虑治疗或手术;有限的数据支持
Ⅲ（C）	推荐,不考虑治疗或手术;主要基于专家意见、监护标准或病例研究

评估抗凝药临床试验时的注意事项

● 临床试验经常有预选纳入和排除标准,重点评估正研究的概念。在一些抗凝血治疗的情况下,临床试验初期排除的患者人群(高龄、出血史、器官功能障碍、危重症、高凝状态)可能接受治疗。临床医师应意识到作为治疗血栓形成的基础的临床试验结果,对于被排除于入选标准之外的人群的治疗可能导致不同的治疗反应。

● 抗凝药或逆转疗法可能经常在没有得到充分研究的条件下使用。这种没被临床试验认可的药物应谨慎应用,尤其是当这些药物的最佳剂量、持续时间或使用方法尚未明确的情况下。

● 一些情况下,现有的抗凝疗法是基于上市后的经验演变而来的。原本在临床试验中被排除的群体可能会提供如何调整治疗的信号。在一些情况下,没有额外信息存在的有限单中心病例报告,可能会有助于实践。在其他情况下,应用基于理论但尚未验证的概念(例如,抗凝药华法林治疗 INR 值>2 时,重复使用其他胃肠外抗凝药 2 日以上)。

- 审阅从登记处收集的数据时,在提交之前,应考虑结构和潜在的数据清洗因素,以消除任何管理不善的可能。在对数据推断之前的信息编码可能产生某些偏差,或研究质量的限制。

表 1-4 评估临床试验时的其他注意事项

概念	注 释
研究人群	● 纳入和排除标准描述分析研究包括或不包括哪些人群。要确保基于试验考虑治疗的患者已列入 ● 合格受试者的数目与实际参与研究数目的对比能够说明在一般人群中重复观察时潜在的难题
方法	● 研究方法应为交叉设计。例如,一个地区种族差异或所用分析方法产生的结果,当在不同条件下实施,结果可能会有一定的局限性
结果	● 许多涉及抗凝药的新试验设计上是"非劣效性"的。如果与对照药相比存"非劣效性",务必仔细审查非劣效性标准,以确保其合理性。此外,与华法林对照时,如何很好控制华法林呢 ● 仔细考虑临床试验主要终点的临床意义。例如,许多整形外科的试验通常包含可推断无症状 DVT 的静脉造影术;许多人认为无症状 DVT 不及症状 DVT/PE 具有临床意义。这些结果可能具显著"统计学意义",但这有别于"临床意义" ● 应仔细评估数据的"稳健性"。有无任何迹象出现提示相同的研究人群会得出不同的结论?哪些人群被排除在外?哪些需要额外的分析以证实主要研究终点的结果或所下结论 ● 所有亚组分析被包括在初步研究设计中或在研究中进行析因分析由此产生正面导向?如果考虑采用析因分析监护患者,应谨慎 ● 在评估一项临床观察或报告结果时,应考虑数据可能的错误。单项、意外或非典型观察结果应额外单独分析加以确认 ● 与结论一致的数据趋势,比单个离群值创造更高的置信水平

续表

概念	注　释
局限性	确保研究明确定义了分析的局限性。研究应该尝试说明这些局限性如何影响结果的解读及应用。如进行额外数据分析评估局限性的影响是有用的
小结/结论	考虑数据和其局限性,确保所得出的结论是恰当的。经常出现所得结论超出所观察到的结果,重要的局限性被忽略掉;如果未考虑此种情况而应用该结论,可能对患者造成潜在伤害

meta 分析解读注意事项

● 进行药物推荐时,指南将努力纳入各种可获得的最佳证据。这经常被探讨类似试验的 meta 分析所影响。应该牢记,一些临床试验特别是小型的阴性结果试验可能不会发表。这可导致结论受阳性结果影响。在某些情况下,单一的大型试验可能主导着观察结果。这些数据标准应充分利用如漏斗情节等概念,来描述任何潜在的数据偏离。(参见参考文献 4 实例,这将有助于鉴别数据公布偏差)[4]。

● 在 meta 分析中,研究方法的差异和实际研究的患者人群可能影响报道的结果。这些足够检测轻微治疗效果的试验,通常包括各种患者人群。

● 随着时间推移,医学在技术和管理方法上的进步能够独立地影响结果。由于 meta 分析中试验通常在不同的时间段进行,这使得结果解释面临着难题。

患者的医治及考虑其所有的潜在需求

● 每个患者都是独一无二的。临床医师将他们的知识、经验和资源结合起来,如本手册,以应用和调整抗凝治疗方案。在一些情况下,可用信息的缺陷限制了其应用。实验结果或其他替代指标可能无法验证出血、血栓形成、发病率或死亡率等硬性结果。生活质量或限制性因素,如治疗计划的实施依从性、对治疗的负担能力或监测程度,均可影响抗凝治疗计划。

　　—非临床观察结果和患者描述并不总是一致。例如,如果患者出血,基于实验结果来提高抗凝水平可能并非最佳方案。实验室检测目的是协助确定适当的患者治疗方案,个别患者的情况可能无法解释。当信息仅仅来自电脑屏幕上时,即使有最先进的电子病历系统设施,也应谨慎考虑抗凝治疗。因为信息的延误或遗漏,关键信息[出血,考虑腰穿(LP),潜在的侵入性操作]可能会缺失,这可降低监护的质量。

— 某些事情被安排好,并不意味着预期的治疗被执行。履行处方存在困难情况下,分发处方或指令可能会耽搁或妨碍治疗(典型实例为当患者已经出院,但尚未开具处方)。

— 即使患者拿到了药物,并不等于患者一定服用。有时,这可能因为缺乏华法林的 INR 反应而被发现。所以要求护士/家庭来见证患者服药,以保证治疗被执行。

— 当安排门诊抗凝血患者追踪治疗时,治疗小组能决定患者是否需要进行规定的后续实验监测吗?他们能够使用处方药物,包括注射剂吗?患者能够负担得起规定的药物治疗吗?

● 要考虑患者的敏感度水平。临床试验可能没有研究危重患者,然而常规治疗可能要应用于这些人群。有时治疗计划可能是短期的,并应适应变化而调整。在一些情况下,治疗涉及多个药物或环境的改变。治疗计划应同时考虑短期目标和长期目标,以及哪些选择是可行的。有时,治疗计划中选用的药物可能不是基于循证上"最佳"的,而是根据患者的个体情况选用最有可能达到疗效的药物。

— 通常情况下,新药可能更佳,但如果经济上不合理,可能会导致不理想的结果。

— 在治疗过程中患者往往出于不同的医疗环境。这会影响治疗计划中药物的选择。

— 在相互作用药物或疾病状态等干扰因素下,方案应考患者的临床变化,以及必要时作出剂量调整。

● 承担实践治疗责任的从业者应努力打破过渡性监护障碍,避免导致不安全的监护。当接收患者时,获得其准确的用药史非常重要。而关于其抗血栓药物治疗史则尤为关键,这往往来自于电子病历,并可能与患者的当前方案不通用。出院的患者,应及时转交给负责治疗的医师,并传达关键信息。临床医师需要了解住院患者的监护经验如何影响患者的抗栓治疗。这是患者治疗的一个特别高风险时期,而患者常常并不明白他们的个人治疗计划,从而导致药物不良反应。此外,经常发生这种情况,出院时没有准确地完成药物核对过程。例如,患者返回家服用华法林(假设入院时判断正确),考虑其出院情况,此时华法林剂量不再是临床适当的。在急性疾病期间(急性失代偿性心脏衰竭或感染期间 INR 的升高),其他人可能基于效应的变更而修改方案;但一旦患者基线重建(心脏衰竭或感染已痊愈),无须重新调整至原来剂量。在这种情况下,出院后可能发生初始强化期。

- 每个患者都是独一无二的且属于特定人群。然而,类化某些临床情况就形成了一个"特定治疗人群"。例如老年患者、儿科患者、危重症患者、伴有某种并发病的患者、高凝状态的患者、抗凝治疗多重适应证的患者、器官功能受损等,本书将会经常讨论此类患者人群。

参考文献

1. Unknown. The Joint Commission National Patient Safety Goals. July 1, 2010; http://www.jointcommission.org/NR/rdonlyres/868C9E07-037F-433D-8858-0D5FAA4322F2/0/July2010NPSGs_Scoring_HAP2.pdf. Accessed August 7, 2010.

2. Guyatt GH, Cook DJ, Jaeschke R, et al. Grades of recommendation for antithrombotic agents: American College of Chest Physicians Evidence-Based Clinical Practice Guidelines (8th Edition). *Chest.* 2008;133(6 Suppl):123S–131S.

3. Kushner FG, Hand M, Smith SC Jr., et al. 2009 Focused Updates: ACC/AHA Guidelines for the Management of Patients With ST-Elevation Myocardial Infarction (updating the 2004 Guideline and 2007 Focused Update) and ACC/AHA/SCAI Guidelines on Percutaneous Coronary Intervention (updating the 2005 Guideline and 2007 Focused Update): a report of the American College of Cardiology Foundation/American Heart Association Task Force on Practice Guidelines. *Circulation.* 2009;120(22):2271–2306.

4. Wein L, Wein S, Haas SJ, et al. Pharmacological venous thromboembolism prophylaxis in hospitalized medical patients: a meta-analysis of randomized controlled trials. *Arch Intern Med.* 2007;167(14):1476–1486.

第二章 华 法 林

引言

包括华法林的维生素 K 拮抗药(vitamin K antagonists,VKAs),数十年来已成为临床广泛应用的口服抗凝药。华法林主要用于预防心房颤动所致卒中,预防生物和机械心脏瓣膜置换术所引起的血栓栓塞,以及治疗深静脉血栓形成、肺栓塞以及其他的静动脉血栓。由于华法林的治疗指数范围狭窄,剂量反应个体间高变异,饮食、疾病和其他药物对其药动学及药效学亦有显著的影响,这就要求用药时进行频繁监测和剂量调整,以维持华法林治疗的有效性和安全性。

药理学[1]

华法林和其他维生素 K 拮抗药均通过抑制维生素 K 依赖的凝血因子Ⅱ、Ⅶ、Ⅸ、Ⅹ在肝脏的合成来发挥作用。这些凝血因子(及抗凝蛋白 C 和抗凝蛋白 S)通过维生素 KH2 参与的 γ-羧基化活化而具有生物活性。在维生素 K 肝脏循环过程中,持续提供用于凝血因子合成的维生素 KH2,维生素 KH2 被氧化成维生素 KO,随后通过维生素 K 环氧化还原酶(vitamin K expoxide reductase,VKOR)转化成维生素 K,然后通过维生素 K_1 还原酶还原至维生素 KH2。华法林抑制 VKOR 和维生素 K_1 还原酶,使得无生物活性的维生素 KO 积聚及减少维生素 K 依赖性凝血因子合成。当之前形成的活性凝血因子按照它们的生物半衰期耗尽时,华法林的最佳抗凝效果就出现了(表 2-1)。

表 2-1 蛋白质与半衰期

维生素 K 依赖性蛋白质	消除半衰期
凝血因子Ⅱ	42～72h
凝血因子Ⅶ	4～6h
凝血因子Ⅸ	21～30h
凝血因子Ⅹ	27～48h
抗凝血蛋白 C	8h
抗凝血蛋白 S	60h

药动学/药效学[2]

华法林是 R 对映体和 S 对映体的外消旋混合物,它们的消除半衰期、代谢、氧化代谢途径及效能均不相同(表 2-2)。

表 2-2　R 型和 S 型异构体的差异

	R-华法林	S-华法林
消除半衰期	45h(20~70h)	29h(18~52h)
代谢	40%还原 60%氧化	10%还原 90%氧化
氧化代谢	1A2>3A4>2C19	2C9>3A4
效能	1.0(参比)	2.7~3.8×R-华法林

在美国境外上市的其他 VKAs 的药动学和药效学性质与华法林差异很大(表 2-3)。

经 Upsher-Smith Laboratories,Inc.,Maple Grove,MN 允许,Jantoven® 华法林图片见书末彩图。彩图也可用于其他品牌华法林,同时也可用于决定患者片剂规格和剂量。

表 2-3　其他维生素 K 拮抗药

	醋硝香豆素	苯丙香豆素
消除半衰期	R:9h S:0.5h	R:5.5d S:5.5d
氧化代谢	R:2C9>2C19 S:2C9	R:2C9 S:2C9 1/3 以原形消除
效能	对映体 S 体内清除较快,故对映体 R 活性更高	对映体 S 效能为对映体 R 1.5~2.5 倍以上

CYP2C9 基因型的遗传变异影响华法林的清除率,CYP2C*1/*2、CYP*1/*3、CYP*2/*3 杂合子患者,所需华法林剂量低于平均剂量。CYP*2/*2 和CYP*3/*3 纯合子患者所需华法林剂量甚至更少。此外,VKORC1 单体型影响华法林的反应性。目前正在研究许多涉及 CYP2C9 基因型和 VKORC1 单体型的剂量换算法,但可指导华法林给药剂量的基因检测,尚

未成为临床监护的常规。

临床精粹

- 进行华法林治疗的医师可能会遇到不能经肠道吸收华法林的患者。如果国际标准化比率（INR）在范围之内或接近范围，静脉注射华法林能阻止病情稳定患者出现问题。避免使用其他注射用抗凝药以及华法林重新给药。尽管在严重疾病、治疗疾病的药物和（或）维生素K的摄入减少等情况下口服华法林生物利用度相同，但这些患者在初始治疗时应减少静脉注射华法林的剂量。

- 由于华法林的半衰期很长，当制定剂量决策时，应考虑到最近7日的每一个用药。2~3日前用药对当日的INR值影响最大，这就要求作进一步剂量调整时应予以充分考虑。

维生素K的相互作用[3]

饮食中维生素K摄入的变化能改变华法林治疗的效果，因此应该指导患者认识富含维生素K的食物并维持稳定而持续的摄入。富含维生素K的食物列表如下（表2-4）。各种食物维生素K含量的完整列表引自于USDA。网址：www. nal. usda. gov/fnic/foodcomp/data/SR17/wtrank/sr17w430. pdf.

表2-4 富含维生素K的食物

西兰花	生菜
球芽甘蓝	甘蓝菜
卷心菜	芥菜
甜菜	香芹
韭黄	大葱
羽衣甘蓝	菠菜
莴苣	萝卜

临床精粹

- 住院患者经常有饮食变动，导致华法林需求和剂量的波动，这与门诊患者截然不同。此外，含维生素K的肠内或肠外营养补充剂，均会使问题复杂化。饮食及进食速率均能影响华法林剂量，对于临床医师来说，密切注意这种变化至关重要。

疾病状态相互作用

许多疾病状态可影响华法林的药动学和药效学特征（表2-5）。改善这些因素能影响华法林的剂量需求,当评估华法林治疗的 INR 反应时也应该考虑这些因素。

表2-5 药物-疾病状态相互作用[2]

临床条件	对华法林疗效的影响
高龄	因为维生素 K 储存的减少和(或)维生素 K 依赖性凝血因子的血浆浓度较低,对华法林的敏感性增加
妊娠	致畸;孕妇禁用
哺乳	不通过母乳排泄;哺乳期妇女可以使用
酒精中毒	● 急性中毒:抑制华法林的代谢,使 INR 急剧升高 ● 慢性中毒:诱导华法林的代谢,所需剂量增加
肝脏疾病	● 减少凝血因子产生,使 INR 基础值提高,可能诱导凝血病 ● 可能降低华法林的消除
肾脏疾病	降低 CYP2C9 活性,所需华法林的剂量减少
心衰	肝淤血导致华法林代谢降低
心脏瓣膜置换术	由于术后低蛋白血症,食物摄入量减少,身体活动减少,凝血因子浓度下降,导致对华法林敏感性的提高
营养状态	饮食中维生素 K 摄入的变化(有意的,或疾病、手术等的结果)改变华法林治疗的效果
应用管饲	可能由于吸收的变化或营养补充剂中维生素 K 含量改变,对华法林的敏感性降低
甲状腺疾病	● 甲状腺功能减退症:凝血因子分解代谢的减弱,导致所需剂量增加 ● 甲状腺功能亢进症:凝血因子分解代谢的增强,导致对华法林敏感性增加
吸烟及烟草使用	● 吸烟:可能诱导 CYP1A2,所需华法林剂量增加 ● 咀嚼烟草:可能包含维生素 K,所需华法林剂量增加
发热	凝血因子分解代谢的增强,导致 INR 的急剧增加
腹泻	通过肠道菌群减少维生素 K 的分泌,导致 INR 的急剧增加
急性感染/炎症	对华法林的敏感性增加
恶性肿瘤	通过多因素增加对华法林的敏感性

临床精粹

- 急性肝功能不全(发作性低血压、肝癌转移等)的住院患者对华法林极其敏感。当这些患者应用华法林时(每日 INR 和华法林调整)必须保持警惕,有时要求直到肝功能恢复才停用。这种情况下建议患者与主治医师密切协商。
- 甲状腺功能变化时,也需要引起临床医师的关注。换句话说,对待稳定补充左甲状腺素的甲状腺功能正常的患者应该像对待无甲状腺问题的患者一样。开始服用甲状腺素或增加甲状腺素剂量的甲状腺功能减退患者可能需要减少华法林剂量。接受甲状腺功能亢进治疗的患者可能需要增加华法林的剂量。
- 当心脏衰竭失代偿时,以前华法林治疗稳定的患者 INR 往往会升高。这往往需要在入院后 1~2 日保持或减少华法林剂量约 50%,但随着利尿和病情的改善,往往需要调回至之前的华法林剂量。医师往往不愿意恢复应用以前的剂量,因为他们认为"高剂量"会掩盖急性疾病与药物的因果关系。对于所有应用华法林治疗的患者,重要的是临床医师了解患者完整的临床状态,而不仅仅是"医治一些指标"。

药物-药物相互作用[4]

众多的处方药、非处方药以及天然药物或中草药制品对华法林的药动学和(或)药效学均有影响。添加或停用相互作用的药物能够极大影响华法林的剂量效应,对于服用华法林的患者,这个时候就要求对当前使用的药物进行常规评估,以便进行恰当的监测和剂量调整。及时治疗能避免显著的药物相互作用,并允许相互作用的药物与华法林同时服用。当华法林与药物相互作用时,起效时间、影响范围及失效时间差异很大,这就要求实施个体化的给药方案,并对具有潜在相互作用的药物在开始使用、停止使用或根据需要使用时进行监测(表 2-6 和表 2-7)。

临床精粹

- 通过改善华法林治疗、预防华法林药物伤害事件,针对华法林药物相互作用对患者和医务人员进行教育可降低住院率。继发于华法林药物相互作用的住院病例,也提供了一个教育处方医师、门诊病房及患者进行相互作用筛查的机会。
- 抑制对映体 S-华法林代谢的相互作用更为严重,可能需要预先调整华法林剂量或更换安全的替代疗法。涉及异构体 R 的相互作用较少,常可通过每日 INR 监测进行控制,通常很少导致 INR 的急剧升高。

- 要想明确判断一种药物,甚至是那些已知相互作用的药物,是否为造成住院患者 INR 升高的因素是很困难的,因为急性疾病也可能提高 INR。一个很好的实例是接受甲硝唑治疗的艰难梭菌结肠炎患者,当其 INR 急剧增加时,是由甲硝唑、严重腹泻、维生素 K 摄入不足或是上述所有因素导致很难判断。通常情况下,它取决于综合因素,并且当患者恢复时,推定的"药物相互作用"可能变得不太明显。

表2-6　华法林的药物相互作用

靶标	效应	反应	实例(非排他性的)			
凝血因子	合成增加	INR 下降	维生素 K			
	合成减少	INR 增加	广谱抗生素			
	分解代谢增加	INR 增加	甲状腺激素			
	分解代谢减少	INR 下降	甲巯咪唑		丙基硫氧嘧啶	
华法林的代谢	抑制	INR 增加	对乙酰氨基酚	别嘌醇	胺碘酮	唑类抗真菌药
			西咪替丁	氟喹诺酮	大环内酯类抗生素	甲硝唑
			普罗帕酮	SSRIs 类药物	他汀类药物	磺胺类抗生素
	诱导	INR 下降	巴比妥类药物	卡马西平	多西环素	灰黄霉素
			萘夫西林	苯妥英钠	扑米酮	利福平
止血	添加的抗血栓药效应	增加出血危险	阿司匹林	非甾体消炎药	水杨酸	GPIIb/IIIa 抑制药
	添加的抗凝血药反应	增加出血危险	肝素	低分子量肝素	直接凝血酶抑制药	溶栓药
吸收	减少	INR 下降	考来烯胺	考来替泊	硫糖铝	
未知		INR 下降	维生素 C	硫唑嘌呤	皮质类固醇激素	环孢素
		INR 增加	雄激素	氯贝丁酯	环磷酰胺	吉非罗齐

表 2-7　适应证和目标 INR[1]

适应证	目标 INR(范围)
心房颤动	2.5(2～3)
心房扑动	2.5(2～3)
心源性卒中	2.5(2～3)
左心室功能不全	2.5(2～3)
心肌梗死	2.5(2～3)
静脉血栓栓塞(治疗和预防)	2.5(2～3)
心脏瓣膜病	2.5(2～3)
瓣膜置换术,生物	2.5(2～3)
瓣膜置换术,机械	2.5(2～3)
主动脉瓣,双叶	2.5(2～3)
主动脉瓣,其他	3(2.5～3.5)
二尖瓣,所有	3(2.5～3.5)

剂量方案

可用剂型

华法林上市品种多样,包括品牌药(香豆定)、品牌非专利药(Jantoven)、各种各样的无品牌非专利药,其生物利用度均为 100%。片剂以各种颜色标记以区分药物规格。10mg 片剂不包含染料,可用于疑似或确诊染料过敏的患者。华法林也可用于静脉制剂,可静脉推注 1～2 分钟,用于华法林吸收障碍的 NPO 患者,或用于怀疑口服给药依从性差的患者(表 2-8)。

表 2-8　片剂规格和颜色(见彩色插页)

片剂规格	颜色	片剂规格	颜色
1mg	粉红色	5mg	桃色
2mg	淡紫色	6mg	青色
2.5mg	绿色	7.5mg	黄色
3mg	黄褐色	10mg	白色
4mg	蓝色		

初始剂量

获取 INR 基础值,该值可用于识别具有凝血功能障碍的患者,华法林方案以起始剂量开始。有两种华法林初始剂量方法可用。

平均每日给药方案[2,5]

虽然患者之间的剂量要求差异很大,从低至≤1mg/d,到≥20mg/d,以达到治疗 INR 值为 2.0～3.0,但平均剂量要求约为 5mg/d。华法林治疗时,"平均每日给药法"使用初始剂量为每日 5mg,随后根据 INR 效应进行剂量调整。一个常用方法是前两日使用 5mg 的剂量,用第 3 日监测的 INR 值指导第 3、4 的剂量调整,随后用第 5 日的 INR 值指导第 5～7 日的剂量调整。下文将介绍医疗机构混合使用每日 5mg,共 3 日(已知华法林敏感性增加的患者每日剂量为 2.5mg)。这种方法适用于不便于每日监测 INR 的门诊患者。同时,也可用于临床症状平稳的住院患者(表 2-9)。

表 2-9 华法林初始给药列线图

	非敏感患者	敏感患者
初始剂量	5mg/d×3 日	2.5mg/d×3 日
INR 基础值		
<1.5	7.5～10.0mg/d×2～3 日	5.0～7.5mg/d×2～3 日
1.5～1.9	5mg/d×2～3 日	2.5mg/d×2～3 日
2.0～3.0	2.5mg/d×2～3 日	1.25mg/d×2～3 日
3.1～4.0	1.25mg/d×2～3 日	0.5mg/d×2～3 日
>4.0	停药直至 INR<3.0	停药直至 INR<3.0
后续剂量和监测	继续增加剂量,并频繁监测,直至达到治疗范围的下限	

灵活的初始剂量列线图[2,6~8]

对于可每日监测 INR 的住院患者,灵活的起始剂量列线图可能大有益处。疗程最初的 4～6 日,已开发出利用每日 INR 结果指导华法林剂量的几种算法。这些方法可以 5mg 或 10mg 的起始剂量开始,但 10mg 引起抗凝过度的可能性更大。

将华法林剂量列线图及算法应用于稳定、健康的门诊患者是非常重要的。而许多此类研究都有明显的排除标准,以至于大量的住院患者被排除在外,是否包括或考虑了相互作用药物的变化等信息却无法提供。剂量列线图为华法林剂量调整提供了一个合理的出发点,但并非"绝对的"。全面的患者评估和临床诊断是华法林剂量方案中必不可少的。

临床精粹

● 临床医师在开始治疗时,需要明确所有可能增加华法林敏感性的因素,包括药物之间的相互作用、老龄化、种族、营养不良以及各种疾病,如心脏衰竭、急性感染等。由于这些原因,急性危重患者开始华法林治疗时,应以低剂量开始如每日 2.5～3.0mg。

维持剂量[2]

一旦达到治疗 INR 范围,并且华法林治疗基本上处于稳定状态,剂量的调整应基于常规 INR 监测和相关因素评估,这些因素可能导致 INR 在治疗范围内或上下变动。考虑到患者可用的片剂大小,剂量调整要基于每周剂量百分率的变化(或在某些情况下每日剂量)。如同初始治疗算法,维持治疗的算法必须使用大量的临床判断。当 INR 测试结果出乎意料或不适合临床时,应考虑实验室结果误差(表 2-10)。

表 2-10 华法林的维持剂量列线图

目标 INR 2～3	调整	目标 INR 2.5～3.5
INR<1.5	● 维持剂量增加 10%～20% ● 考虑使用每日维持剂量的 1.5～2 倍 ● 如认为导致 INR 下降的因素是暂时的,可考虑恢复之前的维持剂量(例如,漏服华法林)	INR<2.0
INR 1.5～1.8	● 维持剂量增加 5%～15% ● 考虑使用每日维持剂量的 1.5～2 倍 ● 如认为导致 INR 下降的因素是暂时的,可考虑恢复之前的维持剂量(例如,漏服华法林)	INR 2.0～2.3
INR 1.8～1.9	● 如最近两次 INR 值在范围内时;或 INR 值在范围之外且对此无确切解释时;或根据临床医师的判断,该 INR 并不代表患者血栓栓塞的风险增加时,则无须调整剂量	INR 2.3～2.4

目标 INR 2~3	调整	目标 INR 2.5~3.5
INR 1.8~1.9	● 如需调整剂量,增加 5%~10% ● 考虑使用每日维持剂量的 1.5~2 倍 ● 如认为导致 INR 下降的因素是暂时的,可考虑恢复之前的维持剂量(例如,漏服华法林剂量)	INR 2.3~2.4
INR 2.0~3.0	目标范围	INR 2.5~3.5
INR 3.1~3.2	● 如最后两个 INR 值在范围内时;或 INR 值在范围之外且对此无确切解释时;或根据临床医师的判断,INR 并不代表患者血栓栓塞的风险增加时,则无须调整剂量 ● 如需调整剂量,减少 5%~10% ● 如认为导致 INR 下降的因素是暂时的,可考虑恢复之前的维持剂量(例如,急性酒精中毒)	INR 3.6~3.7
INR 3.3~3.4	● 维持剂量减少 5%~10% 如认为导致 INR 下降的因素是暂时的,可考虑恢复之前维持剂量(例如,急性酒精中毒)	INR 3.8~3.9
INR 3.5~3.9	● 考虑维持 1 个剂量 ● 维持剂量减少 5%~15% ● 如认为导致 INR 下降的因素是暂时的,可考虑恢复之前维持剂量(例如,急性酒精中毒)	INR 4.0~4.4
INR≥4.0	● 用药直至 INR 小于治疗范围的上限 ● 考虑口服小剂量的维生素 K ● 维持剂量减少 5%~20% ● 如认为导致 INR 下降的因素是暂时的,可考虑恢复之前维持剂量(例如,急性酒精中毒)	INR≥4.5

INR 监测频率[1,2]

INR 的监测频率,应遵循临床应用(初始剂量还是维持剂量;稳定还是不稳定治疗等)以及实际问题(患者方便性、假期、周末等)。若在特定的情况下后续给药间隔需要延长,有必要制订一个较为保守的剂量方案(表2-11)。

表 2-11 临床监测频率

临床情况		监测频率
初始治疗	住院患者	每日监测
	灵活的初始剂量的门诊患者	前 4 日需每日监测,随后 3～5 日内监测 1 次
	平均每日固定剂量方法的门诊患者	每隔 3～5 日监测 1 次,直至 INR 大于治疗范围的下限,随后 1 周内监测 1 次
	出院后	如稳定,3～5 日内监测 1 次;如不稳定,1～3 日内监测 1 次
	治疗的第一个月	至少每周监测 1 次
维持治疗	病情稳定的住院患者	每 1～3 日监测 1 次
	病情不稳定的住院患者	每日监测 1 次
	出院后	如稳定,3～5 日内监测 1 次;如不稳定,1～3 日内监测 1 次
	患者病情稳定时,常规后续监测	每 4～6 周监测 1 次
	患者病情不稳定或不可靠时,常规后续监测	每 1～2 周监测 1 次
	抗凝过度	1～2 日内监测 1 次
	调整剂量	1～2 周内监测 1 次
	调整剂量为≤2 个星期前	2～4 周内监测 1 次

临床精粹

● 对住院患者的 INR 监测频率的相关数据目前尚缺乏。考虑到患者在高敏环境下的不稳定性、药物相互作用可能性的增加、饮食中维生素 K 日摄入量的变化,许多医院规定每日监测 INR 值及华法林剂量。这将确保患者至少在理论上每日进行重估。

● 许多医院把华法林的给药时间统一定为晚上，使得能在同一日 INR 检查后进行剂量调整，这样大多数患者可以在家里用药。

伴有或不伴并发症的非治疗性 INR 管理方案[1,9]

尽管一般准则适用于非治疗性 INR 以及出血或血栓栓塞并发症患者的方案管理，但也应考虑患者实际情况。对于那些医疗资源有限或是居住在偏远地区的患者，建议在"必要"的基础上开具一些 2.5mg 的维生素 K 片剂。对于 INR 反应变异很大的患者，相比交替给药（如周一和周五 7.5mg，其他日 5mg），每日固定剂量的华法林（5mg/d、5.5mg/d 等），及补充小剂量维生素 K（膳食口服补充 50～100μg）可能对其更有益处。最重要的是，作出任何干预之前，需要考虑 INR 超出范围的临床资料（表 2-12）。

表 2-12　INR 策略

INR	策　略
血栓栓塞复发	用高强度的肝素/LMWH/磺达肝癸钠进行典型的持续治疗
INR<1.5	如合适，增加维持剂量 使用过渡性疗法，直到 INR 高于治疗范围的下限
<5	如合适，使用较低的维持剂量 考虑停止用药，直到 INR 值低于治疗范围的上限
5.0～8.9	停止一剂或两剂；或停止剂量并给予维生素 K（口服≤5mg） 如 24 小时内 INR 仍升高，重复给予维生素 K（1～2mg，口服）
≥9	维持当前华法林，同时加用维生素 K（5～10mg，口服） 如必要，增加维生素 K
严重出血且 INR 较高	维持当前华法林，同时加用维生素 K（缓慢静脉滴注 10mg）并辅以新鲜血浆，凝血酶原复合物，或重组因子Ⅶa；如必要每 12 小时重复给予维生素 K
危及生命的出血	维持当前华法林，并给予凝血酶原复合物浓缩剂或重组因子Ⅶa辅以维生素 K（缓慢静脉滴注 10mg）；必要时重复

临床精粹

● 当所需剂量低于 2.5mg 时，可将维生素 K 改为口服给药。

出血风险评估[10～12]

出血是应用华法林治疗时最重要的不良反应。目前两个评分系统已开发以评估应用华法林患者发生严重出血的风险。这些评分系统有助于明确口服抗凝药的风险与受益,并可指导患者过度抗凝的管理(表 2-13)。

表 2-13 出血风险评分系统

评分系统	标准	点得分	严重出血的风险	
门诊患者出血风险指数	年龄>65 岁	1分	得分	严重出血
	消化道出血史	1分	0	0.8%/分(年)
	卒中病史	1分	1~2	2.6%/分(年)
	一种或多种糖尿病,HCT<30%,Scr>1.5mg/dl 或近期心肌梗死	1分	3~4	9.7%/分(年)
出血	肝或肾脏疾病	1分	得分	严重出血
	酒精滥用	1分	0	1.9%/分(年)
	恶性肿瘤	1分	1	2.5%/分(年)
	高龄(年龄>75 岁)	1分	2	5.3%/分(年)
	血小板计数减少或功能下降	1分	3	8.4%/分(年)
	再出血风险	2分	4	10.4%/分(年)
	高血压(未控制的)	1分	≥5	12.3%/分(年)
	贫血	1分		
	遗传因素(CYP2C9 的多态性)	1分		
	跌倒高风险人群	1分		
	卒中	1分		

临床精粹

● 对患者进行出血知识的教育:对于使用华法林的患者来说,轻微的鼻出血、刷牙后牙龈出血、瘀斑增加等都是常见的不良反应。但是,对于不常出现这些情况的患者来说,出现这些情况可能是 INR 升高的预兆。因此需对患者进行教育让其了解如何治疗这些症状,患者亦需要对特定症状进行医疗监护的建议。对易于发生微量鼻出血的患者应告知其要注意鼻腔保湿,以减少鼻出血的发生。服用华法林的患者往往容易出现瘀伤;但几日后瘀伤面积不应扩展。

● 红色或褐色的尿液,红色或黑色柏油样大便,往往是更严重的出血症状。当出现这些症状时需要严密医疗监护和 INR 检查。痔疮或经常便秘的患者使用卫生纸时会发现血。在这种情况下,大便软化剂有帮助。然而,对于近期开始服用华法林或之前没有出现这类问题的患者也应进行评估。粪便测试阳性结果和红黑色柏油样大便,可能是更严重疾病的症状,如恶性肿瘤或抗凝过度。出现隐匿性消化道出血的华法林患者,进一步评估发现有5%~25%的概率找到恶性肿瘤源。各种来源的任何出血,如不能轻易恢复,均需要行医疗监护和 INR 检查。

参考文献与关键文章

1. Ansell J, Hirsh H, Hylek E, et al. Pharmacology and management of the vitamin K antagonists: American College of Chest Physicians Evidence-based Clinical Practice Guidelines (8th ed.). *Chest.* 2008;133(suppl 6): 160s–198s.

2. Wittkowsky AK. Warfarin. In: Murphy JE, ed. *Clinical Pharmacokinetics.* 4th ed. Bethesda, MD: ASHP; 2008.

3. Booth SL, Centurelli MA. Vitamin K: a practical guide to the dietary management of patients on warfarin. *Nutr Rev.* 1999;57(9 pt 1):288–296.

4. Wittkowsky AK. Drug interactions with oral anticoagulants. In: Colman RW, Marder VJ, Clowes AW, et al. *Hemostasis and Thrombosis. Basic Principals and Clinical Practice.* (5th ed.). Philadelphia, PA: Lippincott Williams & Wilkins; 2006.

5. Kovacs MJ, Anderson DA, Wells PS. Prospective assessment of a nomogram for the initiation of oral anticoagulant therapy for outpatient treatment of venous thromboembolism. *Pathophysiol Haemost Thromb.* 2002;32:131–133.

6. Fennerty A, Dolben J, Thomas J, et al. Flexible induction dose regimen for warfarin and prediction of maintenance dose. *Br J Med.* 1984;288:1268–1270.

7. Roberts GW, Helboe T, Nielsen CBM, et al. Assessment of an age-adjusted warfarin initiation protocol. *Ann Pharmacotherapy.* 2003;37:799–803.

8. Crowther MA, Harrison L, Hirsh J. Warfarin: less may be better. *Ann Intern Med.* 1997;127:332–333.

9. Schulman S, Beyth RJ, Kearon C, et al. Hemorrhagic complications anticoagulant and thrombolic treatment: American College of Chest Physicians Evidence-Based Practice Guidelines (8th ed.). *Chest.* 2008;133(suppl 6): 275s–298s.

10. Beyth RJ, Quinn LM, Landefeld CS. Prospective evaluation of an index for predicting risk of major bleeding in outpatients treated with warfarin. *Am J Med.* 1998;105:91–99.

11. Aspinall SL, DeSanzo BE, Trilli LE, et al. Bleeding risk index in an anticoagulation clinic: assessment by indication and implications for care. *J Gen Intern Med.* 2005;20:1008.

12. Gage BF, Yan Y, Milligan PE, et al. Clinical classification schemes for predicting hemorrhage: results from the National Registry of Atrial Fibrillation (NRAF). *Am Heart J.* 2006;151:713–719.

第三章 普通肝素

引言

普通肝素是最常用的经胃肠外给药的抗凝药物之一。普通肝素被广泛地应用于预防或治疗血栓栓塞的各种病例。它可以全身给药、封管或涂在人工材料和导管表面,用来预防血栓并发症。肝素为现有使用时间最长的抗凝药物之一,随时间的推移,其应用不断发展,但能对其有效性进行精确评估的试验仍很少。尽管新型抗凝药物不断涌现,但肝素起效快、失效快和易于逆转,因而仍被广泛使用。

药理学[1,2]

- 普通肝素(unfractionated heparin,UFH)是由不同化合物组成的一种高硫酸黏多糖,三分之一为具有抗凝活性的戊多糖成分。
- UFH 与抗凝酶形成复合物而起到间接的抗凝作用,它可增强抗凝酶的亲和力以及抗凝因子 II a(必须是 18 糖序列)和 X a(必须是 5 糖序列)的抗凝活性;并使凝血因子 IX a、XI a 和 XII a 失活。
- 在较高浓度下,戊多糖序列以外的肝素链会通过肝素辅助因子 II 抑制凝血酶,或通过抗凝酶和肝素辅助因子 II 单独抑制因子 X a 的增殖。
- UFH 不能溶解已形成的凝块,但可以预防凝块的扩散和发展。
- 证据表明各种 UFH 制品之间不存在抗凝活性差异。

适应证

表 3-1　UFH 的批准适应证

静脉血栓栓塞的预防和治疗	动脉和心脏手术中预防凝血
肺栓塞的预防和治疗	周围动脉栓塞的预防和治疗
急性和慢性弥散性血管内凝血的 　诊断和治疗	输血,体外循环及透析过程中抗凝 实验室用血液样本的抗凝
心房颤动伴血栓	

25

药动学/药效学

表 3-2　UFH 的药动学性质[3~5]

UFH 性质	
来源	提取自猪肠黏膜或牛肺(美国已不采用)
分子量(道尔顿)	平均分子量 15 000(在 3000～30 000 范围内)
皮下注射(SC)生物利用度	20%～70%(剂量依赖性)(表 3-3)
抑制活化的凝血因子	凝血因子 IIa、Xa、IXa、XIa 和 XIIa
与非目标蛋白的结合	非特异性与蛋白和其他细胞结合;在急性病期间,肝素结合蛋白包括急性期反应物的浓度会有所变化,并影响 aPTT
抗凝血因子 Xa 活性与抗凝血因子 IIa 活性比值	1:1
起效	给予足够剂量时起效很快;静脉给药(IV)起效快于皮下注射(SC)
主要消除途径	低浓度时通过酶促降解,高浓度时经肾脏清除;均为零级和一级动力学过程 清除率(CL):0.015～0.12L/(h·kg) 肺栓塞患者有较高清除率
半衰期(SC)	30～150min(取决于剂量和给药部位以及在高剂量时较低的清除率);肝病和肾病终末期患者半衰期可能轻微延长
分布容积	0.07L/kg(在 0.04～0.14L/kg 范围内);可代表血容量;大剂量时可分布到组织(分流术时)
鱼精蛋白的效应	能完全中和肝素的作用

- UFH 的药动学过程会受年龄、血栓栓塞的部位、肝肾功能不全以及肥胖等因素的影响而发生改变。

表 3-3　肝素的生物利用度[5]

口服	● UFH 口服给药,不能被胃肠道吸收
IV	● 100% ● 静脉推注后再连续输注,抗凝作用起效很快;某些情况下(例如,在心脏手术过程中),可以反复静脉推注给药以维持预期效应
SC	● 约 30%;高剂量时可达到 70% ● 因为 UFH 与多种微孔蛋白和细胞非特异性结合,且 SC 生物利用度低,抗凝量-效关系在个体内和个体间会有显著的变异 ● SC 的抗凝作用通常可持续 8～12 小时;当同时使用血管收缩药或患者病危时,UFH 的生物利用度会降低

临床精粹

● 可以检测使用 UFH 后 aPTT/抗凝血因子Ⅹa 活性比值来验证在一个特定的治疗给药间隔下,给药剂量是否合适。如果间隔 12 小时给药后该值很低,则可考虑给药间隔为 8 小时。如果间隔 8 小时给药后,该值在目标范围的高值区或者比目标值高,则可考虑给药间隔 12 小时给药以方便使用。可重复测定谷值以确证给药方案。当采用 SC 给药方案时,应对凝血、出血和依从性进行风险性评估。

● 不建议肌内注射,因为吸收不稳定且有形成血肿的风险。

UFH 标准和效能的变化

2009 年,美国药典(USP)更新了关于肝素专论的内容,使之与世界卫生组织(WHO)的标准一致。更新资料导致肝素效能下降 10%[USP 每单位(U)肝素的效能较国际单位(IU)低 10%]。这一转变引发了临床医师对可能会减少肝素用药剂量的关注。迄今为止,尽管仍在积累和考察数据,但形成的共识是这一改变不大可能影响临床结果。临床医师应注意到这一变化,如有必要可制订替代方案[6]。

启动治疗

UHF 通常为非胃肠道给药,采用 IV 或 SC 注射。某些情况下,肝素也用于其他途径,例如器械或透析前进行涂层或冲洗。也可在制造时植入导管衬里。

UFH 用于冲洗导管

● 经常在导管内灌注生理盐水和肝素,以防止凝血。生理盐水是外周

　　静注管道的首选溶剂。
● 不同的导管灌输肝素的浓度和剂量有所不同,请参照导管制造商的建议。应考虑维持抗凝效能的最低肝素剂量。

表 3-4　成人所选装置用肝素封管的实例

导管	肝素	体积
中线导管	10U/ml	3ml
经外周静脉植入中心静脉导管(PICC),非通道和通道	10U/ml	5ml
静脉输液港	100U/ml	3~5ml

● 当使用与肝素配伍禁忌溶剂时,可考虑首先用生理盐水冲洗,再灌注肝素。
● 某些情况下会使用高剂量肝素,此时应考虑可能会有足够的剂量进入循环引起全身性抗凝作用。

临床精粹

● 冠状动脉介入治疗(PCI)期间导管冲洗:在 OASIS 5 试验中使用磺达肝素的 PCI 患者,使用静注用肝素 200U 冲洗导管,以减少导丝上血栓形成[7]。

静脉注射或皮下给药

静脉推注给药

● 需要立即抗凝时使用的典型的给药途径。如果不需要即刻的抗凝作用,不必静脉推注。
● 参考指南设立静脉推注最大剂量和输注速率,以此进一步安全评估以预防意外的肝素过量(见剂量上限部分)。
● 连续静脉输注优于间隔静脉推注。间隔的静脉推注导致抗凝峰值,在某些观察中认为与大出血的高风险有关。
● UFH 的剂量一般基于患者的体重而定。(表 3-9)
　　— 在开始治疗的最初 24 小时内,相对于传统的给药方案(先静脉推注 5000U 剂量,然后以 1000U/h 的速率输注),基于体重的给药方案更可能超过 aPTT 的疗效阈值[9]。

28

表 3-5 与"预设"静脉推注剂量和输注速率相比,支持按体重给药的证据,和达到最小 aPTT 目标值的重要性[9],a

N=115[静脉血栓栓塞(VTE)=80]			
时间	标准的 UFH 静脉推注剂量:5000U 以 1000U/h 速度开始滴注	UFH 按体重给药 80U/kg 至 18U/(kg·h)(总体重)	P 值
24h aPTT			
治疗剂量	35%	57%	<0.001
亚治疗剂量	58%	15%	<0.001
超治疗剂量	7%	27%	<0.001
48h aPTT			
治疗剂量	44%	65%	<0.001
亚治疗剂量	49%	18%	<0.001
超治疗剂量	8%	18%	<0.001
小/大出血	2%/1%	2%/0	
VTE 复发（3 个月）	8/32(25%)	2/41(5%)	

[a]这一分析的关键是,基于体重设定的给药剂量(采用总体重)导致在最初的 24~48 小时内 aPTT 值在目标范围内或高于目标范围的比例更高。同时不增加出血风险,而且 VTE 复发率降低到五分之一。一些研究认为出血风险的增加与高 aPTT 值或治疗延长期的高剂量给药有关,建议超过 48 小时之后谨慎使用超治疗剂量用药[10,11]

剂量上限

- 应考虑按总体重调整剂量设定最大值,使抗凝过度的可能性最小化。对于不同的适应证,剂量上限有所不同。
  - 静脉推注:除了动脉疾病或手术过程中,静脉推注剂量超过 4000~5000U 可能不会增加任何临床益处,应当避免。
  - 对于获得抗凝效果,并不需要大剂量静脉推注。一项分析表明,在心导管植入术前给予肝素 3000U 即可达到有效的 aPTT 值,其中有一半超过 140 秒。只有在肝素剂量小于 32U/kg(体重>92kg)时,才会出现低 aPTT 值[8]。
- 静脉滴注:静脉滴注速率视情况而定,通常以 12~18U/(kg·h)开始,也可升至 25U/(kg·h)[12]。除非另有具体说明,对初始滴注速率设定上限,可以避免意外的药物过量。有时根据 aPTT 值等变化,可能需要调整至更高的输注速率。

— 已有研究表明,当日剂量超过 31 000U/d 时,出血的风险可能增加[13]。

— 急性冠脉综合征(ACS)中,当日剂量大于 1677U/h(>40 000U/d)时,尽管 aPTT 仍然很低,但是如果测得抗凝血因子 Ⅹa 活性大于 0.35U/ml,可能无须增加剂量[14]。

临床精粹

● 设置一个最大"封顶"静脉推注剂量和单独的输注速率,可以避免从错误的体重(或者体重单位错误,如以磅作为公斤体重计算),或错误的数字(如原本是 800,但按 8000 计算)得到的错误剂量。适应证不同,剂量上限可能会有所不同。相比于肺栓塞(PE),ACS 可以考虑设置较低的上限剂量。PE 消除增加时,可能采用较高的剂量。

表 3-6 UFH 初始的推荐剂量[1,14~17]

	适应证	静脉推注剂量	维持剂量
IV	VTE 的治疗[深静脉血栓(DVT)或 PE]	80U/kg (或 5000U)	18U/(kg·h);建立实验室 aPTT 范围;根据抗凝血因子活性为 0.3~0.7IU/ml 进行校准
IV	PCI(合用糖蛋白Ⅱb/Ⅲa 抑制药)	50~70U/kg	加静脉推注剂量[一般目标低响应激活全血凝固时间(activated clotting time of whole blood, ACT)为 200~250s]
	PCI(无糖蛋白Ⅱb/Ⅲa 抑制药)	60~100U/kg	加静脉推注剂量(目标低响应 ACT 为 250~350s)
	急性 ST 段抬高心肌梗死(STEMI)患者接受全剂量重组组织型纤溶酶原激活药(rt-PA)	60U/kg 最高值:4000U	12U/(kg·h) 最高值:1000U/h (一般目标 aPTT 为 50~70s)a

续表

	适应证	静脉推注剂量	维持剂量
IV	急性 STEMI（与 rt-PA 联合用药）	40U/kg 最高值：3000U	7U/(kg·h) 最高值：800U/h （目标 aPTT 为 50～70s）[a]
	不稳定型心绞痛或非 ST 段抬高心肌梗死（NSTEMI）	60U/kg 最高值：4000U	12U/(kg·h) 最高值：1000U/h；某些单位使用更高的阈值以更快达到目标范围
SC	DVT 的预防		5000U,q8～12h（注：低/中度风险，老年患者，低体重患者可考虑间隔 12 小时给药） 参见第十章
	VTE 的治疗（监测 DVT 或 PE）	250U/kg（或 17 500U）	250U/kg,q12h
	VTE 的治疗（监测 DVT 或 PE）	333U/kg	250U/kg,q12h
IM	避免肌注，因经常发生血肿		

[a]aPTT 范围取决于试剂对肝素的灵敏度，每个实验室不同。治疗 VTE 时 aPTT 目标范围的选择可能与抗凝血因子Ⅹa 活性标准的中上部分一致。同时进行溶栓治疗或 ACS 的抗凝血因子Ⅹa 活性目标范围尚不清楚。参见第六章（表 6-5）溶栓治疗时肝素的推荐剂量

UFH 静脉注射转换为皮下给药
- 依剂量变化，在 1～2 小时内起效，3 小时左右达峰效应。当 SC 给予全治疗剂量 UFH 时，可能需要几日达到稳态药效学评估值。
- 由于 SC 给药生物利用度较低且具有变异性，为了快速达到有效的抗凝效果，开始时应给予较高剂量的 UFH。
- 治疗 VTE 时，需要考虑给药后 6 小时目标 aPTT 值（或相当于抗凝血因子Ⅹa 活性 0.3～0.7U/ml）[17]。

临床精粹
- 在某些不适合使用低分子量肝素（LMWH）的情况下，可每 8～12 小时

皮下注射给予 UFH。可根据表 3-7 中的 IV 输注速率估算剂量。aPTT 值可能需要几日的时间才能达到稳态。长期进行皮下注射时 UFH 诱导的血小板减少症（HIT）的风险尚不明确。如果注射部位有出血，应考虑检查 aPTT 值和使用针头的大小。对于体重轻的老年患者采用 5000U 的 UFH 剂量，可能会使 aPTT 值处于有效范围内。

表 3-7 IV 治疗 VTE 时的转换，估算皮下注射方案

皮下注射（SQ）剂量 q 12h＝[最后 IV 输注速率/h×24][1.2]/2

"[1.2]"反映 SC 给药时生物利用度大约有 20% 的损失

通过此法确定的常用 VTE 治疗剂量 250U/kg，q12h；超过 VTE 治疗时常用 IV 输注速率 18U/kg 的 20%

UFH 在部分手术中的应用

表 3-8 部分成人侵入性操作中 UFH 用量实例[18~20]

	适应证	首次剂量	维持剂量
IV 给药	冠状动脉旁路移植术（CABG）	80～350U/kg	（目标高响应 ACT 250s 至 >400s）
	用泵 CABG	400U/kg	（目标高响应 ACT≥400s）
	脱泵 CABG（合用阿司匹林缓释片 650mg）	180U/kg	3000U，q30min（目标高响应 ACT≥350s）
	血管重建	100～150U/kg	50U/kg，q45～50min
	透析（正常出血风险）	50U/kg	500～1500U/h（目标低响应 ACT 高于基础值 80%）
	透析（出血风险增加）	10～25U/kg	250～500U/h（目标低响应 ACT 高于基础值 40%）
其他	透析（极高出血风险或活动性出血）	用 5000～20 000U 冲洗透析器，并用 0.5～2L 生理盐水冲洗	用生理盐水间歇性冲洗透析器（目标血流量≥250ml/min）

32

续表

- 维持血液透析回路所需的肝素剂量可变,除患者自身外,还取决于透析方法(周期性、延长时间,连续性等)、透析回路性质
- 某些血液透析机按程序使用预设的肝素浓度(例如 1000U/ml)进行持续输注
- 相比于持续肾替代治疗(~1100U/h),长期每日透析所需的肝素量可能较少(~650U/h)
- 与 CRRT 相比,透析疗程延长的患者需要的肝素量更少

临床精粹

- 肥胖是 VTE 的危险因素之一,因此尽快达到充分的抗凝效果至关重要。肝素的分布容积与血容量相关,如果没有设定上限或进行相应的调整,那么过度肥胖患者(BMI≥40kg/m² 或 >200kg)基于体重决定的剂量存在药物过量的危险。剂量上限可以减少抗凝作用过度的危险;无论如何,应仔细测量 aPTT 值(或抗凝血因子 Ⅹa 活性),及时调整输注速率,在急性血栓栓塞的情况下尽快达到抗凝目标值。表 3-9 提供了关于这种情况下如何决定肝素剂量的建议。

表 3-9　根据体重设计肥胖患者 UFH 用量时的注意事项

来源	
Raschke R 等[4]	表 3-5[采用实际体重(ABW)]
Yee W 等[19]	在 24 小时内 ABW 更可能得到有效范围的 aPTT 值 输注速率中位数:13U/(kg·h) 病态肥胖:18U/(kg·h)有可能严重超量 静脉推注最大剂量 10 000U;最大输注速率 1500U/h 最大体重:184kg(该患者采用 1700U/h 剂量治疗)
Rosborough TK[20] 抗凝血因子 Ⅹa 活性监测	负荷剂量(U):450×估计血容量(L) 起始输注(U/h):344.335×估计血容量(L)×257.962−年龄(年)×4.951 估计血容量(L): 　男性:0.3669×身高(m³)+0.032 19×体重(kg) 　　　　+0.6041 　女性:0.3561×身高(m³)+0.030 08×体重(kg) 　　　　+0.1833 体重:中位数 77kg(范围在 30~184kg)

来源	
Myzienski AE 等[21]	文献综述和病例报告表明,1 名 388kg 的患者建议剂量为:理想体重(IBW)+0.4(ABW-IBW)
Riney JN 等[22]	达到与抗凝血因子 Ⅹa 活性 0.3~0.7U/ml 相当的 aPTT 值 体重指数(BMI)≥40kg/m² :11.5U/(kg·h)(平均体重 141kg±32kg) BMI 25~39.9kg/m² :12.5U/(kg·h)(平均体重 89kg ±16kg) 正常:13.5U/(kg·h)(平均体重 62kg±11kg)

● 考虑使用总体重和一个预设的最大输注速率"上限"(如 2000U/h),这样可以增加一项剂量评估的标准,以限制发生意外超量的情况

监测和剂量调整

表 3-10   用于监测 UFH 的实验室检查(参见第十八章)

	监测
aPTT	由于使用试剂的批号不同导致不同分析批次目标范围产生变化;通常监测低强度肝素抗凝作用时,使用 aPTT,如 VTE 预防治疗;如果存在抗凝酶缺乏,这种测定法可以鉴定是否出现对肝素反应降低
抗凝血因子 Ⅹa 活性	和 aPTT 一样,抗凝血因子 Ⅹa 活性选择性用于监测低强度肝素抗凝作用,如 VTE 预防治疗;如果出现高浓度的凝血因子Ⅷ,这种测定法可以鉴定对肝素反应降低的出现
低响应 ACT	通常用于心脏介入手术,如 PCI;测量中等强度肝素抗凝作用;不同的试验之间 ACT 值可能不同(在 ACT 范围的上部,Hemochron 值>MedTronic 值)
高响应 ACT	用于高强度肝素化治疗,如胸心外科手术;在治疗 VTE 的浓度下,可能无法检测到肝素
鱼精蛋白滴定	参见第十八章

表 3-11 选定 UFH 适应证中的目标抗凝血因子Ⅹa 活性水平
(这些值尚未通过临床试验证实)[23]

适应证	目标抗凝血因子Ⅹa 活性水平
VTE 的预防	0.1~0.3U/ml
VTE 的治疗	0.3~0.7U/ml
ACS	建议目标值 0.35~0.7U/ml(未验证),并可能取决于联用的并发疗法(如溶栓剂)
妊娠	0.35~0.7U/ml

表 3-12 开始给予 UFH 后的 24~48 小时内达到 aPTT 治疗值可降低
VTE 复发风险的临床试验[a]

	UFH 剂量	VTE 复发
Raschke R 1992[9]	基于体重的静脉推注剂量 5000U 和滴注剂量 24 000U/24h	参见表 3-5 3 个月时,基于体重给药的 VTE 复发的发病率要低 5 倍
Hull 1997[24]		24h 时,aPTT < 有效范围:发病率 23.3% 24h 时,aPTT>有效范围,VTE 复发率(P=0.02)为 4%~6% 表明 aPTT 尽早达到目标范围的重要性
Anand 1996 5 项临床试验[25]	30 000U/24h	aPTT 低于治疗剂量范围 24 小时:6.3% aPTT>治疗范围下限:7% 表明,如果给予剂量 30 000U/d,尚无证据证实尽早达到 aPTT 范围而提高了疗效
Anand 1996 3 项临床试验[26]	静脉推注 5000U +≥1250U/h	低 aPTT:与治疗范围 aPTT 的差异比为 1.3(在 24h 和 48h)P=0.56 建议至少输注剂量 1250U/h

[a]争议之处:实验结果的不同是由于 aPTT 值在 24~48 小时后在目标范围内波动,还是由于使用 24 000~30 000U 导致,目前尚不明确。在急性血栓栓塞情况下,较低的日剂量和低于治疗剂量范围的 aPTT 值可能与血栓栓塞复发增多有关

临床精粹

● 大多数临床试验采用 aPTT 比值比较治疗 VTE 的 UFH 和 LMWH。如果目前采用的肝素测定法更灵敏,根据抗凝血因子 Ⅹa 活性滴定法确定的 aPTT 范围而得到的用药剂量,即使低于剂量的 UFH 也能被检测到。当肝素的测定方法更灵敏时,临床试验中对 LMWH 和 UFH 到达预设的 aPTT(60～80 秒)进行比较时,这可能产生有利于 LMWH 的偏差(如,aPTT 目标 80～110 秒对应抗凝血因子 Ⅹa 活性 0.3～0.7U/ml)[27]。

表 3-13　VTE 治疗中采用 aPTT 调整连续
输注肝素剂量的列线图实例[a]

aPTT(秒)	剂量调整		注释
	基于体重	非体重[b]	
<35	静脉推注 40～80U/kg 以 3U/(kg·h) 增加	静脉推注 2500～5000U 以 200～250U/h 增加	如果需要紧急抗凝作用,考虑静脉推注
35～49	静脉推注 20～40U/kg 以 2U/(kg·h) 增加	静脉推注 2500U 以 100～200U/h 增加	
50～59(50～70);参见以下临床精粹	以 1U/(kg·h) 增加	以 50～100U/h 增加	如果目标位于在抗凝血因子 Ⅹa 活性滴定范围的上部,以 50～70U/h 增加
60～90[c](70～90);参见以下临床精粹	无变化	无变化	(70～90U/h)如果针对上端滴定范围
91～105	以 1U/(kg·h) 减少	以 50～100U/h 减少	

续表

aPTT(秒)	剂量调整		注释
	基于体重	非体重[b]	
105～125	以 2U/(kg·h)减少	以 100～200U/h 减少	或者:停药 30～60min
>124	以 3U/(kg·h)减少	以 200U/h 减少	或者:停药 1～2h

[a]每列线图应考虑在每个实验室中使用的试剂范围。此列线图例假定 aPTT 治疗范围为 60～90s,是基于 VTE 治疗的抗凝血因子 Xa 活性滴定法 0.3～0.7IU/ml。aPTT 范围需要由每个实验室校准,即便是相同试剂的不同批号也会有所不同。参见第十八章

[b]基于患者的体重,剂量按 50～100U/h 增加

[c]aPTT 范围为 60～90s,相当于血浆肝素浓度抗凝血因子 Xa 活性 0.3～0.7U/ml 或鱼精蛋白滴定法 0.2～0.4U/ml。对于一种特定的试剂,范围可能有所不同,取决于肝素测定方法灵敏度。静脉滴注速率变动后 4～8h、无静脉推注则 4h,如给予静脉推注则 6～8h 重复检测 aPTT(图 3-1)

临床精粹

● 选择滴定曲线的上端作为 aPTT 范围,以保证在急性 VTE 治疗中有足够的抗凝效果(在此例中,为 70～90 秒)。

表 3-14 VTE 治疗中采用抗凝血因子 Xa 活性调整
肝素连续输注剂量列线图(U/(kg·h))[28],a

抗凝血因子 Xa 活性 (U/ml)	剂量调整	注释
≤0.2	静脉推注 26～30U/kg 增加速率 3～4U/(kg·h)	如果需要紧急抗凝,考虑静脉推注
0.21～0.29	静脉推注 15U/kg 增加速率 2U/(kg·h)	如果需要紧急抗凝,考虑静脉推注;或者 0.21～0.39
0.3～0.7	无变化	或者:0.4～0.7 活性更强(VTE 治疗)

续表

抗凝血因子Ⅹa活性（U/ml）	剂量调整	注释
0.71～0.8	以1U/(kg·h)减少	
0.81～0.99	以2U/(kg·h)减少	或者:如果有显著的出血风险,停药30～60min
≥1.0	停止输注1～2h以3U/(kg·h)减少	

a 当输注速率发生改变后4～8h,重复测定抗凝血因子Ⅹa活性。如果没有静脉推注给药,可以尽早采血检测(4～6h)(图3-1)。一旦连续两次抗凝血因子Ⅹa活性为0.3～0.7U/ml,则每24h采血一次

表 3-15 VTE 治疗中调整肝素 SC 给药剂量列线图的实例

aPTT(秒)	剂量调整	下一次 aPTT 测定
<40	每12h增加36～48U/kg	给药后6h
40～59	每12h增加24～36U/kg	给药后6h
60～90	无变化	次日晨,然后每日测定(长期使用肝素,可能只需较少频次监测)
91～103	每12h减少6～12U/kg	给药后6h
104～124	每12h减少12～24U/kg	给药后6h
>124	每12h减少24～36U/kg	给药后6h

- 初始剂量为250U/kg,每12小时皮下注射一次(或17 500U,每12小时一次)
- IV 转为 SQ:24 小时的总剂量乘以 1.2(假设生物利用度损失 20%,可能会高于20%),然后分成每12小时皮下注射一次(表3-7)
- 给药 6 小时后(间隔中)采血测定 aPTT 值
- 妊娠期患者,可考虑每8小时或12小时检测 aPTT,以确定给药间隔更改为 8 小时是否必须;不同机构的治疗范围在 60～90 秒,相当于抗凝血因子Ⅹa活性滴定法测定的抗凝血因子Ⅹa活性0.3～0.7U/ml,或鱼精蛋白滴定法的 0.2～0.4U/ml;参见表3-13注释

- 静脉推注对 aPTT 值的影响取决于给药剂量，最长可达 8 小时。
- 相比于连续输注，静脉推注后不久测定 aPTT，可能得出偏高的抗凝效果。
- 取决于静脉推注剂量（虚线），aPTT 将上升到比持续输注（点线）更高的程度。这种情况下测定的 aPTT（实线）将随着时间推移而下降至反映输注速率的值。

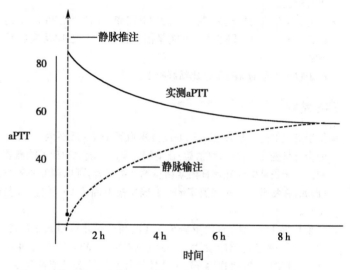

图 3-1　静脉推注给药以及对用于调整持续输注速率的经时实验室检测值的影响

临床精粹

- 图 3-1 描述了静脉推注剂量对测定的 aPTT（或抗凝血因子 Ⅹ a 活性）和随后剂量调整的影响。静脉推注给药后过早测定 aPTT 值可能比没有静脉推注给药的观察值要高。这可能导致维持原有剂量或者减量。随后 aPTT（或抗凝血因子 Ⅹ a 活性）可能会低于目标范围，造成达目标值的延迟。可以在开始输注 UFH 后 6 小时内检测 aPTT 值，以确定输注速率是否足够（aPTT 值接近基线值）。UFH 静脉推注剂量＞5000IU 也会对 8 小时后检测的 aPTT 值产生影响。

肝素耐药[1]

- 抗凝血酶减少(aPTT 测定法的益处)、凝血因子Ⅷ过多(抗凝血因子Ⅹa 活性测定法的益处)或纤维蛋白原过多均可导致无法测得肝素响应。可以考虑应用以下方法检测:替代测定法(抗Ⅹa)、抗凝血酶、凝血因子Ⅷ、输注速率大于 25U/(kg·h)时的纤维蛋白原以及亚治疗测定方法。如果需要进一步核实,考虑将样本送至外单位实验室进行验证。

- 急性血栓患者可能经常需要更高的 UFH 剂量以达到疗效,因为这些患者对 UFH 的消除更快,可能是因为肝素与急性期反应物结合增加。

- 已观察到清醒时 aPTT 值比睡眠时要低[28]。

临床精粹

- 由于潜在的药动学影响,aPTT 或抗凝血因子Ⅹa 活性值在 24 小时内会有所变化。睡眠时(清晨)比清醒时要高。随之剂量可能需要增减。对于长期输注和每日频繁调整剂量的患者,可以调整监测方案(例如,在每日同一时间测定 aPTT 或抗凝血因子Ⅹa 活性)以简化治疗。

- 如果怀疑 UFH 耐药,给予静脉推注给药后立即检测 aPTT 值,以确认是否测定到响应发生。如果静脉推注 5000U,30 分钟后无响应(aPTT 或抗凝血因子Ⅹa 活性增加),则需要核查测定法(除 aPTT、ACT 外进行抗凝血因子Ⅹa 活性测定)或考虑替代的抗凝方法。

卒中患者的注意事项

- 考虑到出血风险,在治疗初期和剂量调整期通常不静脉推注给予 UFH。

- 通常起始剂量为 12～15U/(kg·h)最大初始速率为 1000～1500U/h。

- 在动脉支架置入中,与糖蛋白Ⅱb/Ⅲa 药物合用时,肝素用法取决于设备和所用方法。

- 输注速率改变后 4～8 小时重复测定 aPTT;如果未静脉推注给药,4 小时后测定;如果静脉推注给药,6～8 小时内测定。

表 3-16 连续性肾脏替代治疗中 UFH 的剂量[30],a

APTT(秒)	剂量调整
<35	静脉推注剂量 1000~2500U 以 200U/h 增加
35~49	静脉推注剂量 1000U 以 50~100U/h 增加[b]
50~65[c]	无变化
66~75	以 50~100U/h 减少[b]
76~90	以 100~200U/h 减少 或者:停用 30~60 分钟
>90	以 200U/h 减少 或者:停用 1~2 小时

[a]每个列线图应考虑每个实验室所用的试剂范围。每个实验室需要校准 aPTT 范围,即使是同一种试剂,批号不同 aPTT 值也会有所不同。参见第十八章。方法之一是初始剂量 25U/kg(范围 10~30U/kg),然后以 5~10U/(kg·h)静脉输注(范围 5~25U/(kg·h))。aPTT 目标值应是对照值的至少 1.5 倍,或在确定的经过校准的抗凝血因子 Xa 活性 0.3~0.7U/ml 范围内。不同透析方法之间存在变异

[b]根据患者体重,剂量以 50~100U/h 增加或减少

[c]各机构特有的治疗 aPTT 范围为 45~75 秒之间,相当于抗凝血因子 Xa 活性 0.3~0.7U/ml 的血浆肝素浓度,或鱼精蛋白滴定法的 0.2~0.4U/ml。由于特定试剂对肝素的测定方法灵敏度不一,aPTT 范围会有所不同

- 滤过量和肝素的需要量可能取决于所使用的材料(过滤器)。
- 自身抗凝患者具有高出血风险,可能不能耐受抗凝回路。
- 局部用肝素(高出血风险的患者和过滤器寿命过短而不能接受):连续静脉输注 UFH(500IU/ml)至动脉输血导管(例如,9×血流量[ml/min])。连续静脉输注鱼精蛋白(5mg/ml)至静脉导管,起始比例为 1:100(鱼精蛋白 1mg/100U UFH)。检查回路 aPTT(给予 UFH 后的动脉输血导管)和患者 aPTT(肝素化前动脉输血导管)。回路 aPTT 目标值>55 秒,患者 aPTT<45 秒。

体外膜式氧合法(extracorporeal membranous oxygenation,ECMO)**或体外生命支持**(extracorporeal life support,ECLS)

- 静脉输注速率可能是每个中心特有的。曾使用 20U/(kg·h)的输注速率。
- 静脉输注速率超过 60U/(kg·h)会导致效果下降。
- 导致抗凝血酶水平的降低。对抗凝血酶的替代以及肝素需要量的影响尚不清楚。
- 可能需要通过床边 ACT 进行剂量的调整(通常每 1~2 小时)。
- 静脉输注速率和目标值可能取决于患者的年龄、回路、出血情况和套管插入位点。

临床精粹

- 在 ECLS/ECMO 中,即使静脉输注速率无变化,测定 ACT 或 aPTT 也可能有所不同。如果患者病情与剂量的调整不一致,考虑增加其他检测进行证实。儿科患者可使用小型 PEDI-TUBE 以尽量减少失血。确保可以连续正确测定 ACT。

表 3-17 肝素配伍禁忌

阿替普酶	氟哌利多	酒石酸羟甲左吗南
阿米卡星	重组人活化蛋白 C	甲泼尼龙
异戊巴比妥	马来酸麦角新碱	米托蒽醌
两性霉素 B	红霉素	硫酸吗啡
阿托品	非尔司亭	奈西立肽
氯氮䓬	庆大霉素	去甲肾上腺素
环丙沙星	氟哌啶醇	邻甲苯海拉明枸橼酸盐
克拉霉素	乳酸氟哌啶醇	戊烷脒
可待因	透明质酸酶	苯妥英钠
阿糖胞苷	氢化可的松	硫酸多黏菌素 B
柔红霉素	磷酸盐	丙氯拉嗪
地西泮	盐酸羟嗪	异丙嗪
多柔比星	去甲氧基柔红霉素	奎奴普丁/达福普汀
多西环素	硫酸卡那霉素	
	左氧氟沙星	

副作用、注意事项、禁忌证

表 3-18　UFH 的副作用、注意事项和禁忌证

副作用	注意事项	禁忌证
● 出血 ● 血小板减少症 ● HAT，HIT，HITT 　（参见第十五章） ● 局部刺激 ● 超敏反应 ● 长期应用 　— 脱发 　— 异常勃起 　— 高钾血症 　— AST/ALT 升高 　— 骨质疏松症	● 致命的用药差错 ● 超敏反应 ● 出血 　— 出血障碍 　— 亚急性细菌心内膜炎 　— 活动性胃肠道疾病 　— 连续性胃肠道插管引流 　— 严重高血压 　— 出血性卒中史 　— 近期有侵入性手术，包括蛛网膜下腔麻醉 　— 近期胃肠道出血 　— 严重肝病 　— 年龄＞60 岁 ● 肝素耐药 　（＞35 000U/24h） ● 血小板减少症，HAT，HIT，HITTS ● 高钾血症 ● 骨质疏松症 ● 药物相互作用包括口服抗凝药和血小板抑制药	● 严重血小板减少症 ● 有肝素诱导血小板减少症史（近期） ● 未控制的活动性出血，由 DIC 引起的除外（见附录Ⅰ） ● 疑似颅内出血 ● 无法在适当的时间间隔里测试凝血功能

不良反应—临床注意事项

● aPTT 过高：导致这个结果可能是由于样本稀释不当，尤其是如果 INR 突然升高或 Hgb/NCT 降低。考虑用外周静脉血重复测定。

● 持续的异常值：核查使用的包装/添加的混合物浓度或小瓶浓度；确认

患者接受或采用替代的测定法交叉核对,如 ACT、抗凝血因子 Ⅹa 活性、aPTT 或 INR。一些患者可不明原因地对某个特定的检测无响应。

临床精粹

- 如不清楚给予肝素的精确含量,可考虑更换一袋或一管实验室已精确验证过含量的药物。
- 出血:考虑停止静脉输注;必要时可用鱼精蛋白或其他血液制品逆转[31]。
- 逆转:参见第七章。应用极高剂量后可能会出现肝素反跳现象(心胸外科),确保反复给予鱼精蛋白,通过测定 aPTT 或抗凝血因子 Ⅹa 活性评估连续抗凝作用[32]。

肝素诱导的血小板减少症(HIT)(参见第十五章)

表 3-19 2008 年,美国胸内科医师学会(ACCP)推荐在使用
UFH 和 LMWH 时进行血小板计数监测[33]

2008 年 ACCP 血小板计数监测指南			
肝素	风险	血小板计数监测	水平
是	＞1%	推荐	1C
是	0.1%～1%	推荐	2C
UFH	UFH 超过 100 天	基线,并在 24h 以内	1C
UFH 静脉推注后 30 分钟内	类过敏性反应	立即与之前的计数相比较	1C
治疗量 UFH		每 2～3 天(第 4～14 天或直至停止使用 UFH)	2C
预防用 UFH	术后(HIT 风险＞1%)	每 2 天(第 4～14 天或直至停止使用 UFH)	2C
预防	Medical/OB(HIT 风险在 0.1% 至 1%)	每 2～3 天(第 4～14 天或直至停止使用 UFH)	2C
	Medical/OB 或 UFH 导管冲洗(HIT 风险在 0.1% 至 1%)	不推荐	2C

特殊人群的注意事项

● 低体重/老年：低体重或老年患者可能对 UFH 更敏感或更易产生响应。"预先设定剂量"、固定剂量都不是以体重为基础决定剂量，因此抗凝作用可能高于预期水平。

● 肥胖者用药（表 3-9）。

● 孕妇用药：参见第十六章。

● 儿童用药：参见第十七章。

参考文献

* 关键文章

* 1. Hirsh J, Bauer KA, Donati MB, et al. Parenteral anticoagulants: American College of Chest Physicians Evidence-Based Clinical Practice Guidelines (8th Edition). *Chest.* 2008;133:141S-159S.

2. Kandrotas RJ. Heparin pharmacokinetics and pharmacodynamics. *Clin Pharmacokinet.* 1992;22:359-374.

3. Lexi-Comp Inc. Heparin. Accessed October 21, 2010.

4. Dager W, Roberts J. Heparin, low-molecular-weight heparin and fondaparinux. In: Murphy J, ed. *Clinical Pharmacokinetics.* 5th ed. Bethesda, MD: American Society of Health-System Pharmacists; in press.

5. Bara L, Billaud E, Gramond G, et al. Comparative pharmacokinetics of a low molecular weight heparin (PK 10 169) and unfractionated heparin after intravenous and subcutaneous administration. *Thromb Res.* 1985;39:631-636.

6. Smythe MA, Nutescu EA, Wittkowsky AK. Changes in the USP heparin monograph and implications for clinicians. *Pharmacotherapy.* 2010;30:428-431.

7. Yusuf S, Mehta SR, Chrolavicius S, et al.; Fifth Organization to Assess Strategies in Acute Ischemic Syndromes Investigators. Comparison of fondaparinux and enoxaparin in acute coronary syndromes. *N Engl J Med.* 2006;354:1464-1476.

8. Laslett L, White R. Predictors of the effect of heparin during cardiac catheterization. *Cardiology.* 1995;86:380-383.

* 9. Raschke RA, Reilly BM, Guidry JR, et al. The weight-based heparin dosing nomogram compared with a "standard care" nomogram. A randomized controlled trial. *Ann Intern Med.* 1993;119:874-881.

10. Walker AM, Jick H. Predictors of bleeding during heparin therapy. *JAMA.* 1980;244:1209-1212.

11. Anand SS, Yusuf S, Pogue J, et al.; Organization to Assess Strategies for Ischemic Syndromes Investigators. Relationship of activated partial thromboplastin time to coronary events and bleeding in patients with acute coronary syndromes who receive heparin. *Circulation.* 2003;107:2884-2888.

12. Cipolle RJ, Rodvold KA. Heparin. In: Evans WE, Schentag JJ, Jusko WJ, eds. *Applied Pharmacokinetics: Principles of Therapeutic Drug Monitoring.* 2nd ed. Spokane, WA: Applied Therapeutics; 1986:908–943.

13. Morabia A. Heparin doses and major bleedings. *Lancet.* 1986;1:1278–1279.

14. ACC/AHA 2007 Guidelines for the Management of Patients with Unstable Angina/ Non–ST-Elevation Myocardial Infarction: executive summary. *Circulation.* 2007; 116:803–877.

15. Harrington RA, Becker RC, Cannon CP, et al. American College of Chest Physicians Evidence-Based Clinical Practice Guidelines (8th ed.): antithrombotic therapy for non–ST-segment elevation acute coronary syndromes. *Chest.* 2008;133: 670S–707S.

16. Goodman SG, Menon V, Cannon CP, et al. American College of Chest Physicians Evidence-Based Clinical Practice Guidelines (8th ed.): acute ST-segment elevation myocardial infarction. *Chest.* 2008;133(6 Suppl):708S–775S.

* **17. Kearon C, Kahn SR, Agnelli G, et al. American College of Chest Physicians Evidence-Based Clinical Practice Guidelines (8th ed.); antithrombotic therapy for venous thromboembolic disease. *Chest.* 2008;133:454S–545S.**

18. Tanaka KA, Thourani VH, Williams WH, et al. Heparin anticoagulation in patients undergoing off-pump and on-pump coronary bypass surgery. *J Anesth.* 2007;21: 297–303.

19. Yee Yee WP, Norton LL. Optimal weight base for a weight-based heparin dosing protocol. *Am J Health-Syst Pharm.* 1998;55:159–162.

20. Rosborough TK, Shepherd MF. Achieving target anti-Factor Xa activity with a heparin protocol based on sex, age, height, and weight. *Pharmacotherapy.* 2004;24: 713–719.

21. Myzienski AE, Lutz MF, Smythe MA. Unfractionated heparin dosing for venous thromboembolism in morbidly obese patients: case report and review of the literature. *Pharmacotherapy.* 2010;30:105e–112e.

22. Riney JN, Hollands JM, Smith JR, et al. Identifying optimal initial infusion rates for unfractionated heparin in morbidly obese patients. *Ann Pharmacother.* 2010;44: 1141–1151.

* **23. Olson JD, Arkin CF, Brandt JT, et al.; College of American Pathologists Conference XXXI on Laboratory Monitoring of Anticoagulation Therapy. Laboratory monitoring of unfractionated heparin therapy. *Arch Pathol Lab Med.* 1998;122:782–788.**

24. Hull RD, Raskob GE, Brant RF, et al. Relation between the time to achieve the lower limit of the APTT therapeutic range and recurrent venous thromboembolism during heparin treatment for deep vein thrombosis. *Arch Intern Med.* 1997;157: 2562–2568.

25. Anand SS, Bates S, Ginsberg JS, et al. Recurrent venous thrombosis and heparin therapy: an evaluation of the importance of early activated partial thromboplastin time results. *Arch Intern Med.* 1999;159:2029–2032.

26. Anand S, Ginsberg JS, Kearon C, et al. The relation between the activated partial thromboplastin time response and recurrence in patients with venous thrombosis treated with continuous intravenous heparin. *Arch Intern Med.* 1996;156: 1677–1681.

27. Raschke R, Hirsh J, Guidry JR. Suboptimal monitoring and dosing of unfractionated heparin in comparative studies with low-molecular-weight heparin. *Ann Intern Med.* 2003;138:720–723.

28. Smith ML, Wheeler KE. Weight-based heparin protocol using anti-Factor Xa monitoring. *Am J Health-Syst Pharm.* 2010;67:371–374.

29. Decousus HA, Croze M, Levi FA, et al. Circadian changes in anticoagulant effect of heparin infused at a constant rate. *Br Med J.* 1985;290:341–344.

30. Fischer KG. Essentials of anticoagulation in hemodialysis. *Hemodial Int.* 2007;11: 178–189.

31. Schulman S, Beyth RJ, Kearon C, et al.; American College of Chest Physicians. Hemorrhagic complications of anticoagulant and thrombolytic treatment. *Chest.* 2008;133(6 Suppl):257S–298S.

32. Teoh KH, Young E, Blackall MH, et al. Can extra protamine eliminate heparin rebound following cardiopulmonary bypass surgery? *J Thorac Cardiovasc Surg.* 2004;128(2): 211–219.

* 33. Warkentin TE, Greinacher A, Koster A, et al.; American College of Chest Physicians. Treatment and prevention of heparin-induced thrombocytopenia. *Chest.* 2008; 133(6 Suppl):340S–380S.

第四章　低分子量肝素和磺达肝素

引言

低分子量肝素(low molecular weight heparins,LMWHs)和合成戊多糖的应用对如何管理抗凝治疗,特别是急性期,具有显著影响。由于其使用便利,在许多临床情况下,这些药物已经取代普通肝素(unfractionated hepa-rins,UHF)。

药理学和药动学[1~8]

- 在美国销售的 LMWH 有 3 种:达肝素(Fragmin)、依诺肝素(Lovenox)和亭扎肝素(Innohep)。
- 磺达肝素(Arixtra)是市面上唯一的合成戊多糖。
- 所有这些产品均发挥"间接"抗凝作用,需要抗凝血酶(antithrombin, AT)参与来发挥效能。

表 4-1　LMWH 和磺达肝素的作用机制

LMWHs	磺达肝素
• 通过特定的戊多糖序列与 AT 结合而产生抗凝效能 • 同时抑制凝血因子 Ⅹa 和凝血因子 Ⅱa 活性,但对于抑制凝血因子 Ⅹa 活性更具特异性	• 通过特定的戊多糖序列与 AT 结合而产生抗凝效能 • 选择性抑制凝血因子 Ⅹa 活性

临床精粹

- 由于磺达肝素是一种人工合成的产品,对动物制品过敏或有宗教禁忌要避免来源于动物制品的患者,可以选择磺达肝素。

48

表 4-2 LMWH 和磺达肝素的药理作用和临床特性

特性	LMWH(UFH 的化学或酶解聚作用)	磺达肝素（化学合成）
分子量(道尔顿)	平均 4500~5000	1728
皮下生物利用度	~90%	100%
活化凝血因子的减少	因子 $Xa > IIa$	因子 Xa
与靶标蛋白以外的蛋白结合	很少	很少
抗 Xa：抗 IIa	2：1 至 4：1	100%抗 Xa
主要消除途径	主要经肾	肾
半衰期(SC 给药途径)	3~5h	17~21h
鱼精蛋白作用	部分中和	无影响

适应证、剂量和给药[1~9]

● 由于 LMWHs 和磺达肝素起效快,可以经皮下注射开始给药和维持治疗。避免初始时使用静脉推注给药,以防止急性静脉血栓形成(尽管静脉推注仍然用于急性动脉血栓形成或血液透析装置中,以防止透析回路中血栓形成)。

临床精粹

LMWHs 和磺达肝素给药剂量

● 在治疗 VTE 中,应采用实际体重来计算 LMWHs 和磺达肝素的剂量[11]。

● 对于 LMWHs,在治疗 VTE 中,不建议设定剂量的最高限值或"剂量上限"。实行"剂量上限"可能会导致高体重患者剂量不足和潜在的 VTE 复发风险增加。

● 治疗 VTE 时磺达肝素的剂量基于多种不同的体重分类(参见表 4-3)。

表 4-3　LMWHs 和磺达肝素的治疗用途和推荐剂量

治疗性用药	依诺肝素	达肝素	亭扎肝素	磺达肝素
髋关节置换术后VTE的预防	30mg SC q 12h, 术后 12～24h 开始给药 或 40mg SC q 24h, 术前 10～12h 开始给药	2500U SC, 术后 6～8h 给药, 然后 5000U SC q 24h 或 5000U SC q 24h, 术前当晚开始给药	75U/kg SC q 24h,手术前晚或术后 12～24h 开始给药[a] 或 4500U SC q 24h, 术前 12h 开始给药[a]	2.5mg SC q 24h,术后6～8h 开始给药
髋骨折术后VTE的预防	30mg SC q 12h, 术后 12～24h 开始给药[a]	2500USC, 术后 6～8h 给药, 然后 5000U SC q 24h	不适用	2.5mg SC q 24h,术后6～8h 开始给药
膝关节置换术后VTE的预防	30mg SC q 12h, 术后 12～24h 开始给药	2500U SC, 术后 6～8h 给药, 然后 5000U SC q 24h[a]	75U/kg SC q 24h,手术前晚或术后 12～24h 开始给药	2.5mg SC q 24h,术后6～8h 开始给药
腹部外科手术后VTE的预防	40mg SC q 24h, 术前 1～2h 开始给药	2500U SC, 术前 1～2h 给药, 然后术后 12h SC 2500U,再 5000U SC q 24h	3500U SC q 24h,术前 1～2h 开始给药[a]	2.5mg SC q 24h,术后6～8h 开始给药
急性内科疾病中VTE的预防	40mg SC q 24h	5000U SC q 24h	不适用	2.5mg SC q 24h
VTE 的治疗 (DVT +/－ PE)	1mg/kg SC q 12h 或 1.5mg/kg SC q 24h	100U/kg SC q 12h 或 首月 200U/kg SC,第2～6个月,150U/kg SC q 24h[b]	175U/kg SC q 24h	体重＜50kg, 5mg SC q 24h 体重 50～100kg, 7.5mg SC q 24h 体重＞100kg, 10mg SC q 24h

治疗性用药	依诺肝素	达肝素	亭扎肝素	磺达肝素
不稳定型心绞痛或无Q波心肌梗死	1mg/kg SC q 12h[c]	120U/kg SC q 12h(最大剂量10 000U)	不适用	2.5mg SC q 24h[a] 注:加用 UHF 预防导丝钩上血栓形成。参见表3-4
急性STEMI	年龄<75岁:单次静脉推注30mg 加 1mg/kg SC,接着1mg/kg SC q 12h(头两次SC剂量上限为100mg) 年龄≥75岁:0.75mg/kg SC q 12h(无静脉推注剂量,头两次 SC 剂量上限为75mg) 一旦发现有STEMI,所有患者应尽快服用阿司匹林并维持 75～325mg,每日1次,除非存在禁忌证	不适用	不适用	不适用

[a]非 FDA 批准的适应证

[b]治疗恶性肿瘤患者 VTE 的给药方案已获批准

[c]在临床试验中已研究首次皮下注射给药,再另静脉推注 30mg 的给药方案

临床精粹

LMWH 剂量取整：

由于 LMWHs 装在预充式注射器中使用，剂量可能需要取整至一个合适的注射器容量。关于剂量取整或指定一个剂量的注意事项如下：

- LMWHs 具有足够宽的治疗窗，大多数情况下不需要常规监测。
- 体重变化，尺度不同，体液改变等。
- 肾功能可影响使用剂量（特别是依诺肝素），考虑向下取整。
- 针对某些治疗用途（如心房颤动），可能无明确的证据证明其有益性，也无数据支持特定的给药方法。
- 在准备个体化剂量注射器启动治疗时，可能发生用药差错和延迟。
- 预制好的注射器缺乏安全性特征。
- 不同批次之间存在差异性。
- 低体重患者（如<50kg）剂量取整时可能导致剂量百分比发生较大的变化。
- 不是所有预充式注射器均有刻度。
- 喷射出"气泡"可能导致注射部位出现更多伤痕。在注射之前，不建议填充预制好的 LMWH 针头。

注射给药时间控制：应考虑在急性血栓形成时迅速开始注射治疗，减少因患者离开或未按约定进行抗凝血因子 Xa 活性测定而导致的治疗延迟或漏服用药的潜在可能。每晚一次的预防性用药方案可以减少药物漏服可能。

监测[1~11]

- LMWHs 有可预见的剂量-抗凝血效应反应；因此，大多数患者无须常规剂量调整和抗凝活性监测。
- PT/INR，aPTT 和 ACT 并非监测抗凝效应合适的实验室指标，因为 LMWHs 和磺达肝素对这些指标影响甚微。
- LMWHs 对因子 Ⅱa 影响极微；因此，aPTT 轻微的延长可能见于 LMWH 过量的情况。

表 4-4　LMWHs 和磺达肝素的监测参数

基线监测参数	治疗中监测参数[a]
在开始治疗前获得并记录实验室基线值	治疗期间至少 3～4 天监测一次
全血细胞计数（CBC）和血小板计数	CBC 和血小板计数
血清肌酐（SCr）	SCr
肌酐清除率（CrCl）	CrCl

[a]门诊患者院外使用 LMWH 和磺达肝素的实验室监测频次尚未确定

临床精粹

监测抗凝血因子 Xa 活性的作用：

- 尽管尚存争议，但测定抗凝血因子 Xa 活性的显色法已在临床实践中被广泛使用，用以衡量患者对 LMWH 或磺达肝素反应(参见第十八章)。
- 由于缺乏监测效果证据，不常规推荐监测患者对 LMWH 的反应。但在某些高风险情况下可以考虑，如病态肥胖症患者(体重超过 150kg 或体重指数超过 50kg/m²)，极低体重患者(体重低于 50kg)，严重肾功能损害(CrCl＜30ml/min)，新生儿和儿科患者，孕妇和接受长期治疗的患者(＞1 个月)。
- 当测量抗凝血因子 Xa 活性时，应在 LMWH 给药 2～3 次达到稳态浓度后获取样本。
- 峰浓度通常在皮下给药后 4 小时达到，因此，在剂量相关的适当时间取样至关重要。
- 谷浓度更有助于排除药物的蓄积，如肾衰竭患者，通常是在下一次 LMWH 给药前测定抗凝血因子 Xa 活性。
- 由于文献报道的目标浓度并不一致，一般推荐每日 2 次给药预防 VTE 时抗凝血因子 Xa 活性峰浓度为 0.1～0.4U/ml，但更为保守的范围为 0.2～0.4U/ml。对于每日 2 次给药治疗 VTE，建议抗凝血因子 Xa 活性峰浓度为 0.4～1.1U/ml，但更为保守的治疗范围为 0.5～1.0U/ml。对于每日给药 1 次的患者，由于每次用药剂量的增加，已有建议提出抗凝血因子 Xa 活性峰浓度应为 1～2U/ml，但支持的数据有限。(对于急性冠状动脉综合征，参见第十三章)
- 目前根据抗凝血因子 Xa 活性调整剂量的特定算法尚未获广泛评估，依据有限。在与剂量相关的正确时间核查抗凝血因子 Xa 活性浓度至关重要(皮下给药 4～6 小时达到峰浓度或在特定环境下给药前测定谷浓度)。儿科患者建议使用的一次给药方法也适用于成人。

表 4-5　治疗 VTE 时根据抗凝血因子Ⅹa 活性调整 LMWH 剂量的列线图例

抗凝血因子 Ⅹa 活性	停止下一次 用药	改变剂量	下一次抗凝血因子 Ⅹa 活性水平
<0.35U/ml	否	↑25%	下一次给药后 4h
0.35～0.49U/ml	否	↑10%	下一次给药后 4h
0.5～1.0U/ml	否	否	第二日,然后每周,然后每月
1.1～1.5U/ml	否	↓20%	下次给药之前
1.6～2.0U/ml	3h	↓30%	下次给药之前和下一次给药后 4h
>2U/ml	直至抗凝血 因子Ⅹa 活性 <0.5U/ml	↓40%	下次给药之前 q 12h,直至抗凝 血因子Ⅹa 活性<0.5U/ml

来源:改编自参考文献 12

常见副作用、注意事项和禁忌证

表 4-6　LMWH 和磺达肝素的常见副作用、注意事项和禁忌证[13~16]

LMWHs	磺达肝素
出血 脊柱和硬脑膜外血肿 血小板减少症 肝素诱导的血小板减少症(HIT) 骨量减少 荨麻疹/过敏反应	出血 脊柱和硬脑膜外血肿 血小板减少症(? HIT)
逆转:参见第七章关于 LMWH 和磺达肝素的逆转	
鱼精蛋白可作为 LMWH 效应的"部分"逆转药 鱼精蛋白能中和大约 60%的抗凝血因子Ⅹa 活性	无特异性逆转药
如果 LMWH 是在之前 8 小时内给药,则每 100IU(或 1mg)的 LMWH 应给予鱼精蛋白 1mg 如果 LMWH 是在之前 8～12 小时内给药,则抗凝 血因子Ⅹa 活性每 100U 应给予鱼精蛋白 0.5mg 如果给予 LMWH 超过 12 小时,则不推荐使用 硫酸鱼精蛋白	

接受椎管内操作的患者 LMWH 和磺达肝素给药时间的建议（参见表 8-5）

表 4-7　当采用椎管内操作时，LMWH 和磺达肝素给药时间的建议

抗凝药	抗凝药给药和脊髓穿刺针插入或硬膜外置管之间的最短时间	抗凝药给药和脊髓穿刺针插入或硬膜外置管之间的最短时间	抗凝药给药和移除硬膜外导管之间的最短时间	抗凝药给药和脊髓穿刺针插入或硬膜外置管之间的最短时间(假设已经止血)
磺达肝素治疗或预防用药	36～48h[a]	置管时避免使用	置管时最好避免使用；最好在下一剂给药前移除导管，此时抗凝作用最弱	2h
治疗用 LMWH（依诺肝素 1mg/kg SC q 12h 或依诺肝素 1.5mg/kg SC q 24h 或达肝素 100U/kg，SC q 12h 或达肝素 200U/kg SC q 24h 或亭扎肝素 175U/kg SC q 24h）	24h[a]	置管时避免使用	置管时最好避免使用；最好在下一剂给药前移除导管，此时抗凝作用最弱	2h
预防用 LMWH（依诺肝素 30mg SC q 12h 或依诺肝素 40mg SC q 24h 或达肝素 5000U SC q 24h）	10～12h[a]	置管时避免使用	置管时最好避免使用；最好在下一剂给药前移除导管，此时抗凝作用最弱	2h

[a] 肾功能不全患者，将需要较长的消除时间

55

特殊人群的注意事项[4,11,16]

妊娠和儿科患者

妊娠(参见第十六章)和儿科患者(参见第十七章)LMWH 的剂量和监测涵盖在相应章节中。

病态肥胖伴 VTE 患者给药注意事项

总体重似乎可作为决定肥胖患者 LMWHs 剂量的最佳依据。

表 4-8　肥胖患者应用 LMWH 的剂量的注意事项[11]

LMWHs
治疗 VTE 患者时,不推荐设置最大剂量(或"剂量上限"),事实上最大剂量可能导致这些患者剂量不足,使潜在的血栓栓塞并发症风险增加
对于需预防 VTE 适应证,现有的数据表明固定剂量 LMWH 对肥胖患者可能不足,需要考虑增加 25~30% 剂量,或基于体重按 50U/(kg·d)调整剂量
虽然达肝素产品信息建议治疗 VTE 的每日最大剂量限制在 18 000U,但在临床实践中,这可能导致体重>100kg 的患者由于存在潜在的剂量不足而导致血栓栓塞并发症的风险升高
对肥胖和癌症患者而言,相比于依诺肝素每日给药一次(1.5mg/kg),每日 2 次(1mg/kg,每 12 小时 1 次)给药时血栓栓塞复发率更低
采用每日 3 次的给药方案,以配合各种可用的不同容量的注射器,尚未被评估
关于达肝素和亭扎肝素的数据有限,因此每日 2 次用药与每日 1 次用药相比孰优孰劣尚不明确;决定采用何种用法可能需要考虑患者的体重以及注射器容量
对于依诺肝素:对肥胖患者大腿部位皮下注射导致测定的抗凝血因子Ⅹa 活性低于腹部皮下注射给药

临床精粹

● 对于病态肥胖伴 VTE,但肾功能良好的患者,磺达肝素 10mg 可作为备选治疗方案。

体重过轻患者给药注意事项

低体重患者(<50kg),当给予固定预防剂量 LMWH 或磺达肝素时,可能存在药物蓄积和出血并发症的风险。由于有出血并发症增加的担忧,体

重低于 50kg 的手术患者禁用磺达肝素预防 VTE。体重低于 50kg 的患者治疗 VTE 时,磺达肝素剂量降至每日 5mg。

肾功能不全患者给药注意事项

由于 LMWH 经肾脏清除,清除速率减慢可导致体内药物浓度和出血风险的增加。因 LMWH 和磺达肝素药理学性质不同,实际的蓄积程度也有所差异。

表 4-9　肾功能不全患者 LMWH 和磺达肝素的剂量和监测注意事项[4,11,16],a

抗凝药	药动学注意事项	剂量和监测建议	药品说明书建议
达肝素	CrCl<30[b]ml/min:长达 1 周的治疗无蓄积 CrCl 30～50ml/min:无显著蓄积	CrCl<30[b]ml/min:预防用药最长 1 周,无须调整剂量;治疗用药需考虑监测抗凝血因子Ⅹa活性 使用>1 周:考虑监测抗凝血因子Ⅹa活性,如显示有蓄积则调整剂量 CrCl 30～50ml/min:无须调整剂量	CrCl<30[b]ml/min:慎用
依诺肝素	CrCl<30[b]ml/min:有 40%～50% 的蓄积 CrCl 30～50ml/min:有 15%～20% 的蓄积	CrCl<30[b]ml/min:考虑剂量减少 40%～50%,并监测抗凝血因子Ⅹa活性 CrCl 30～50ml/min:长期应用时(>10～14 天)考虑剂量减少 15%～20%,并监测抗凝血因子Ⅹa活性	CrCl<30[b]ml/min: 预防:每日 30mg SC 治疗:每日 1mg/kg SC
亭扎肝素	CrCl<30[b]ml/min:有 20% 的蓄积 CrCl 30～50ml/min:无蓄积	CrCl<30[b]ml/min:考虑剂量减少 20%,并监测抗凝血因子Ⅹa活性 CrCl 30～50ml/min:无须调整剂量	CrCl<30[b]ml/min:慎用

续表

抗凝药	药动学注意事项	剂量和监测建议	药品说明书建议
磺达肝素	CrCl<30^{b}ml/min：有55%的蓄积 CrCl 30~50ml/min：有40%的蓄积	CrCl<30^{b}ml/min：禁用 CrCl 30~50ml/min：如果长期用药（>10天），可能发生药物蓄积，需要调整剂量 可以考虑测定抗凝血因子Ⅹa活性以指导剂量调整（注：这种情况下抗凝血因子Ⅹa活性测定需要为磺达肝素专门校准，许多实验室并不提供这一选项）	CrCl<30^{b}ml/min：禁用 CrCl 30~50ml/min：慎用^c

[a]在肾功能不全情况下采用抗凝血因子Ⅹa活性测定以调整给药剂量尚未被验证，充其量是一个有争议的做法。对于出血风险加大的患者，可考虑测定抗凝血因子Ⅹa活性谷浓度来评估是否有潜在药物蓄积风险

[b]对于CrCl<20ml/min的患者，数据非常有限。对血液透析的患者，仅有有限的数据用于透析回路的血栓预防，但不适用于预防和（或）治疗静脉或动脉血栓形成。因此，在获取更多数据之前，血液透析的患者或CrCl<20ml/min的患者，仍然选择普通肝素。在临床试验中，测定肌酐清除率可能采用的是总体重，因此比采用理想体重评估的值要高

[c]轻度肾功能不全患者(CrCl 30~50ml/min，已有报道这些患者体内药物蓄积大约达40%)，长期使用磺达肝素时应谨慎(>7~10天)

癌症患者

- 对于癌症和急性栓塞需要长期抗凝的患者而言，LMWHs效果优于华法林。优点在非转移性疾病上可得到明显体现。
- 开始的4周内建议采用较高剂量的LMWH(依诺肝素1mg/kg，每日2次；或达肝素200U/kg，每日1次)以提供一个更强的抗凝水平，因为此时血栓复发的风险最高。
- 初始治疗阶段，依诺肝素1mg/kg，每日2次给药可能优于每日1次。
- 达肝素是唯一具有治疗癌症患者静脉栓塞指征的LMWH。
- 目前，连续使用LMWH超过6个月的治疗优越性或安全性尚不

明确。

老年患者

- 老年患者肾功能减退,在特定的情况下,需减少治疗用依诺肝素的剂量(可能不适合其他抗凝药,因为药物蓄积的程度可能较低)。
- 考虑到一些老年患者体重较轻,30～40mg 剂量接近全治疗剂量。
- 在决定老年患者在家使用 LMWH 或磺达肝素前,应考虑有关节炎的患者是否有能力进行自我注射。

危重症患者

- 水肿患者或使用血管加压药的患者,LMWH 的生物利用度可能会降低。
- 在特定情况下,危重症患者的抗凝血酶水平可能较低(如大面积创伤、肾衰竭),从而导致抗凝水平的降低。抗凝血因子Ⅹa 活性测定方法需要与抗凝血酶结合,因此可能无法识别(参见第十八章)。
- 尚无明确的数据可以指导这些情况下如何调整后续剂量。

参考文献

1. Hirsh J, Bauer KA, Donati MB, et al. Parenteral anticoagulants: American College of Chest Physicians Evidence-Based Clinical Practice Guidelines (8th ed.). *Chest.* 2008;133:141S–159S.

2. Wittkowsky AK, Nutescu EA. Thrombosis. In: Koda-Kimble MA, Young LY, Alldredge BK, et al., eds. *Applied Therapeutics: The Clinical Use of Drugs.* 9th ed. Baltimore, MD: Lippincott Williams & Wilkins; 2008:15.1–15.36.

3. Haines ST, Witt D, Nutescu EA. Venous thromboembolism. In: DiPiro J, Talbert R, Yee G, et al. eds. *Pharmacotherapy: A Pathophysiologic Approach.* 7th ed. New York, NY: McGraw-Hill; 2008:331–372.

4. Nutescu EA, Dager W. Heparin, low molecular weight heparin, and fondaparinux. In: Gulseth M, ed. *Managing Anticoagulation Patients in the Hospital.* 1st ed. Bethesda, MD: American Society of Health-System Pharmacists; 2007:177–202.

5. Haines ST, Nutescu EA. Venous thromboembolism. In: Chisholm M, Schwinghammer T, Wells B, et al., eds. *Pharmacotherapy Principles and Practice.* 1st ed. New York, NY: McGraw-Hill; 2007:133–160.

6. Hirsh J, O'Donnell M, Eikelboom JW. Beyond unfractionated heparin and warfarin: current and future advances. *Circulation.* 2007;116(5):552–560.

7. Keam SJ, Goa KL. Fondaparinux sodium. *Drugs.* 2002;62:1673–1685.

8. Nutescu EA, Shapiro NL, Chevalier A, et al. A pharmacologic overview of current and emerging anticoagulants. *Cleve Clin J Med.* 2005;72(suppl 1):S2–S6.

9. Nutescu EA, Wittkowsky AK, Dobesh PP, et al. Choosing the appropriate antithrombotic agent for the prevention and treatment of VTE: a case-based approach. *Ann*

Pharmacother. 2006;40:1558–1571.

10. Laposata M, Green D, Van Cott EM, et al. College of American Pathologists Conference XXXI on Laboratory Monitoring of Anticoagulant Therapy: the clinical use and laboratory monitoring of low-molecular-weight heparin, danaparoid, hirudin and related compounds, and argatroban. *Arch Pathol Lab Med.* 1998;122:799–807.

11. Nutescu EA, Spinler SA, Wittkowsky AK, et al. Low molecular weight heparins in renal impairment and obesity: available evidence and clinical practice recommendations across medical and surgical settings. *Ann Pharmacother.* 2009;43:1064–1083.

12. Monagle P Michelson AD, Bovill E, et al. Antithrombotic therapy in children. *Chest.* 2001;119 (suppl 1):344S–370S.

13. Gouin-Thibault I, Pautas E, Siguret V. Safety profile of different low-molecular eight heparins used at therapeutic dose. *Drug Saf.* 2005;28:333–349.

14. Horlocker TT, Wedel DJ, Rowlingson JC, et al. Regional anesthesia in the patient receiving antithrombotic or thrombolytic therapy. *Reg Anesth Pain Med.* 2010;35:64–101.

15. Crowther MA, Warkentin TE. Bleeding risk and the management of bleeding complications in patients undergoing anticoagulant therapy: focus on new anticoagulant agents. *Blood.* 2008;111:4871–4879.

16. Lim W, Dentali F, Eikelboom JW, et al. Meta-analysis: low-molecular-weight heparin and bleeding in patients with severe renal insufficiency. *Ann Intern Med.* 2006;144: 673–684.

第五章　肠外直接凝血酶抑制药

引言

　　肠外直接凝血酶抑制药(direct thrombin inhibitors,DTIs)的作用不依赖于抗凝血酶,通常用于不推荐使用普通肝素(UFH)的情况下,如肝素诱导的血小板减少症、抗凝血酶缺乏,或用于急性冠状动脉综合征。此类抗凝药的作用方式不同于其他抗凝药,尽管其实验室评估类似。由于其使用经验有限,因此获得独立于其他抗凝药的管理及实验室检测目标范围至关重要。

药理学[1,2]

- 当前应用的 DTI 可直接结合到凝血酶的催化(活性)位点或底物结合位点(exocite 1),抑制凝血酶的活性。凝血酶还具有肝素结合位点(exocite 2)。
- 所有市售 DTIs 均直接结合到凝血酶中发挥酶活性的催化(活性)位点。
- 结合到凝血酶上的催化(活性)位点,从而抑制凝血酶的多种作用,包括裂解纤维蛋白原和血小板活化,这两者均参与血栓形成。
- 二价 DTIs(比伐卢定、地西卢定和来匹卢定)还可结合到凝血酶的底物识别位点(exocite 1),纤维蛋白原也与此位点结合。
- DTIs 不结合于 exocite 2,从而能够抑制凝血酶与纤维蛋白结合(结合在凝血块上的凝血酶)所产生的效应。
- 除其他众多介导血管完整性的因素外,DTIs 也可阻断凝血酶活化血小板,刺激颗粒释放,表面受体表达和聚集。
- 水蛭素类似物(来匹卢定和地西卢定)可以紧密结合于凝血酶,从而导致抑制延长。
- 比伐卢定通过凝血酶裂解,因此其灭活与肾或肝功能无关。淤血中可能无效,血液滤过可加速其消除。
- 静脉推注比伐卢定 5～10 分钟内对 ACT 值产生影响。
- 达比加群酯是一种口服的 DTI(详见第九章)。

药动学/药效学

表 5-1　抗凝药的药动学[3~5]

药物	阿加曲班	比伐卢定	来匹卢定	地西卢定
来源	合成	水蛭素类似物	水蛭（医用水蛭）	重组酵母
结合凝血酶	3.9×10^{-8} mol/L	1.9nmol/L	2×10^{-14} mol/L	2.6×10^{-13} mol/L
给药途径	IV	IV	IV/SC	SC
血浆半衰期（健康受试者）	31~51min	25min	1.3h	2h
主要消除途径	肝	酶	肾	肾
原型药物经肾排泄分数(Fe)	16%	20%	35%	40%~50%
对 INR 的影响（取决于 DTI 的数量，这可能与样品中 aPTT 或 ACT 的水平升高有关）	中等	轻微	小	小

适应证/剂量/给药方式

● 上市后的经验推荐使用较低剂量，尤其是重症患者。

DTI 的初步给药方案取决于抗凝适应证、患者的临床表现以及所需的肠外抗凝强度，其使用与肝素类似。可能影响给药剂量的具体因素如下：

● 存在血栓症

● 器官功能受损

● 存在活动性出血或出血的危险因素

注意使用 DTI 时 ACT 测定值可能随检测方法响应的高低而异。

有时，皮下注射给予来匹卢定或地西卢定可能会取得较好的效果。这种情况下可以考虑以下剂量：

● 预防血栓形成：15mg，皮下注射，每 12 小时 1 次（来匹卢定或地西卢

定)

- 目前正在对治疗剂量进行研究,皮下注射 25～50mg,每 12 小时 1 次(来匹卢定)

对 aPTT 监测和滴定剂量已经在探索中。当 aPTT 值超过参比值 2 倍时,应停用,当 aPTT 降低至对照值 2 倍以下时,再重新以低剂量给药。冲洗导管剂量建议,请参阅第十五章。

临床精粹

阿加曲班用于治疗肝素诱导的血小板减少症(HIT)的给药剂量

- 亚洲人的平均剂量($1\mu g/(kg \cdot min)$);低于西班牙裔或非裔美国人的观察剂量[6]
- 危重症:$0.6\mu g/(kg \cdot min)$;非危重症:$1.4\mu g/(kg \cdot min)$[7]
- 基于体重[7]:
  - 标准:$1.6\mu g/(kg \cdot min)$;总体重的调整增量为 $0.5\mu g/(kg \cdot min)$
  - 肝/危重症:$0.5\mu g/(kg \cdot min)$;调整增量为 $0.1\mu g/(kg \cdot min)$;总体重(除去多余的体液重)
  - 体重>50%IBW:初始剂量 $1\mu g/(kg \cdot min)$

表 5-2 针对特定适应证 DTI 的剂量和给药[3,5,7~11]

适用证	阿加曲班	比伐卢定	来匹卢定	地西卢定
HIT:一般静脉注射给药	不采用静脉推注 $2\mu g/(kg \cdot min)$；平均剂量:临床试验采用剂量 $1.6\mu g/(kg \cdot min)$ 最大剂量:$10\mu g/(kg \cdot min)$ 极少数情况下以 $>3\mu g/(kg \cdot min)$ 的滴速给药用于急性/危重症患者的初始剂量为 $0.5\sim1.2\mu g/(kg \cdot min)$	不适用于 HIT;目前的报告建议用 $0.08\sim0.17mg/(kg \cdot h)$,取决于治疗目标和患者的敏感程度不采用静脉推注 aPTT 的目标值为参比值的 1.5～2.5 倍	临床试验平均剂量为 0.09 ～ 0.1mg/(kg \cdot h) 仅当急性发作、危及生命的血栓存在时行静脉推注方案 1(很少使用):静脉推注:0.4mg/kg(体重高达 110kg 时使用剂量 44mg),至少 15～20s 静脉推注完毕维持静脉滴注 0.15mg/(kg \cdot h)	由于数据有限不适用a

续表

适用证	阿加曲班	比伐卢定	来匹卢定	地西卢定
	肝功能衰竭患者降低剂量aPTT目标值为基线值的1.5～3倍		方案2: 静脉推注:除非急性HITTS,否则不予静脉推注 维持静脉滴注:0.1～0.15mg/(kg·h)(体重110kg时最大静脉滴注速度为16.5mg/h);急性/危重症患者的维持静脉滴注速度<0.1mg/(kg·h);根据肾功能进行调整aPTT目标值为基线的1.5～2.5倍	
急性冠脉综合征(ACS)/经皮冠状动脉介入治疗(PCI)/经皮腔内冠状动脉成形术(PTCA)	静脉推注:350μg/kg 静脉滴注:25μg/(kg·min) ACT目标值:300～450s	静脉推注:0.75mg/kg 静脉滴注:行PCI后若需要,1.75mg/(kg·h)静脉注射剂量;如果静脉滴注结束超过2h拔掉导管,继续0.25mg/(kg·h)静脉滴注(或静脉推注0.1mg/kg),aPTT目标值为65～70s	静脉推注:0.4mg/kg 静脉滴注:0.15mg/(kg·h) ACS患者静脉滴注超过数日;有报道aPTT目标值为60～100s	由于数据有限不适用[a]

续表

适用证	阿加曲班	比伐卢定	来匹卢定	地西卢定
	合用 GPⅡb/Ⅲa 抑制药:250μg/kg,随后静脉滴注 25μg/(kg·min),直至 ACT 达到 275~450s;ACT<275s,150μg/kg,静脉推注	ACT 目标值:无 CrCl<30ml/min: 1mg/(kg·h) 透析:0.25mg/(kg·h)		
不稳定型心绞痛	N/A	静脉滴注:0.2 mg/(kg·h)	N/A	
髋关节置换手术后预防深静脉血栓(DVT)形成	N/A	N/A	N/A	皮下注射:局部麻醉后术前5~15min,15mg q 12hᵃ

ᵃ地西卢定最近才在美国上市,与其他药物相比数据有限

表 5-3 肝素诱导的血小板减少症患者肾功能衰竭、肝功能衰竭以及肝性肾功能衰竭时的抗凝剂量[3,12,13]

	阿加曲班ᵃ	比伐卢定	来匹卢定	地西卢定
肝功能衰竭患者剂量的调整	Child Pugh 分级>6分(参见附录 B)或总胆红素>26μmol/L 减少剂量使其小于或等于 0.5μg/(kg·min)	通过酶消除,可能不需要基于肝功能调整剂量	没有确切的数据;在危重症和肝功能衰竭的情况下可以考虑较低剂量	没有确切的数据;在危重症和肝功能衰竭的情况下可以考虑较低剂量

	阿加曲班[a]	比伐卢定	来匹卢定		地西卢定
肾功能衰竭患者剂量的调整（血液透析参见表5-4）	肾功能不全的调整剂量不明确 血液透析对消除没有明显的影响 据报道 HIT 患者 CrCl 每下降30ml/min 剂量降低 0.1~0.6μg/(kg·min)	通过酶消除，仅肾功能不全可能无须大幅度调整剂量 CrCl>60ml/min：0.12~0.15mg/(kg·h)； CrCl 为 30~60ml/min：0.06~0.1mg/(kg·h)；CrCl <30ml/min：0.03~0.05mg/(kg·h) （危重症患者所需剂量为治疗范围内的较低剂量）	CrCl (ml/min)： >60 45~60 30~44 15~29 <15	静脉滴注速度(mg/(kg·h))： 0.15 0.075 0.045 0.0225 可能取决于透析方法，参见表5-4	CrCl(ml/min)： ≥31~60 起始治疗为 5mg q 12h 皮下注射 至少每日监测 aPTT 和血清肌酐；如果 aPTT 超过参比值的 2 倍： 1. 中断治疗直至该值返回到参比值的 2 倍以内 2. 根据初始 aPTT 异常的程度，减少剂量继续治疗； <31：启用 q 12h 皮下注射 1.7mg 的治疗
		血液透析期间大幅度清除			至少每日监测 aPTT 和血清肌酐；如果 aPTT 超过参比值的 2 倍： 1. 中断治疗，直至该值返回到参比值的 2 倍以内 2. 考虑进一步减少剂量

续表

	阿加曲班[a]	比伐卢定	来匹卢定	地西卢定
肝性肾功能衰竭剂量的调整	效果延长从低剂量开始，然后逐步增加假设初始aPTT不稳定	通过酶清除，可无须根据肝功能调整剂量	效果延长从低剂量开始，然后逐步增加假设初始aPTT不稳定	未知，但可能采用低剂量
监测aPTT目标值	参比值的1.5～3.0倍	参比值的1.5～2.5倍	参比值的1.5～2.5倍	小于参比值的2倍（预防DVT形成）

以患者aPTT基线值作为参比值

[a]治疗严重肾功能衰竭阿加曲班普遍优于来匹卢定。比伐卢定治疗肝、肾功能衰竭可能具有药动学的优势

表5-4　血液透析时给予DTIs的注意事项[11,13~16]

药物	血液透析的注意事项（表15-3）
阿加曲班	对于调整剂量是否必要，意见尚不一致， 仅在血液透析期间维持回路的抗凝，已对三种方案进行了研究，发现： 1）如果ACT<基线值的140%，静脉推注一剂250μg/kg，允许2小时后再静脉推注一剂250μg/kg 2）静脉推注250μg/kg，随后静脉滴注2μg/(kg·min) 3）血液透析前4h启用2μg/(kg·min)，ACT目标值为140～180s
比伐卢定	使用比伐卢定治疗时(不仅是为了维持回路)，重要的是要考虑有些药物被透析清除了，可能需要增加给药速度。在血液透析期间优化给药策略可能依赖于血液透析持续的时间和需要维持的aPTT值以及血栓形成的风险；血液透析2h时考虑监测aPTT，以评估延长操作期间(>8h)需要临时增加静脉滴注速度初始剂量 治疗HIT或抗凝血酶缺乏症 1）间歇性血液透析患者：0.07mg/(kg·h) 2）病程延长的血液透析：0.09mg/(kg·h) 3）持续肾脏替代治疗：0.07mg/(kg·h) 注：基于总体重，透析过程中及透析后静脉滴注[a]

续表

药物	血液透析的注意事项（表 15-3）
来匹卢定	当使用来匹卢定治疗时（不仅是为了维持回路），需要注意血液透析或血液滤过可能消除来匹卢定；肾功能衰竭且需要血液透析患者的剂量低至 0.005mg/(kg·h)；aPTT 的响应可能取决于目前肾功能保留程度 血液透析期间仅用于维持回路的抗凝；透析前 0.10mg/kg IV

ᵃ目标 aPTT 可能依赖于透析回路和与血栓形成有关的并发症的频率。如果只需要抗凝以维持回路，aPTT 为基线的 1.5～2 倍，可考虑取代肝素

DTI 的剂量和给药方案

● ACS 应用比伐卢定的剂量：在 Replace Ⅱ ACS 试验中 ACT 的目标是静脉推注一剂以维持 ACT 超过 225 秒。在随后的 ACS 试验中，无须监测比伐卢定的 ACT[17]。
● 比伐卢定对 ACT 的影响可以在静脉推注几分钟内观察到。
● 来匹卢定用于治疗 HIT 的剂量：无近期试验证明；仅存在急性血栓时静脉推注[5]。与凝血酶紧密结合的药物当 aPTT 返回到基线值后可能会产生后续抗血栓作用。
● 任何 DTI：在无急性血栓栓塞的情况下，为了尽量减少出血，aPTT 的目标比值为基线值的 1.5～2 倍。

监测

表 5-5　肝素诱导的血小板减少症患者 aPTT 的目标范围

aPTT 范围	临床适应证
低：1.5～2.0 倍基线	单一的 HIT、抗凝血酶缺乏症或血栓并发症的治疗当存在出血风险增加时
高：2.0～2.5 倍基线	阿加曲班：2～3 倍基线 肝素诱导的血小板减少血栓形成综合征（HITTS），出血风险轻微时

DTI 方案监测要点

- 肝素或 DTI 对 aPTT 试剂的敏感性可能存在差异。因此 DTI 的 aPTT 范围目标与肝素不同,不同 DTIs 之间亦不相同。此外,由于 aPTT 检测的差异,DTI 的目标范围在体系之间可能会有所不同。
- 重症患者如肾、肝、心功能不全,可在明显低于临床试验观察剂量时达到目标 aPTT 值。
- 大多数报道的剂量经验是基于 aPTT 监测,而非基于血清 DTI 浓度;因此由于 aPTT 检测的差异,观察到的实际剂量可能会有所不同。
- 监测 DTI 静脉滴注的其他方法包括直接测量 DTI 的血药浓度,应用 ecarin 凝血时间,或使用校正后的凝血酶时间。
    - 与 aPTT 相比尽管利用这些监测方法已经观测到更一致的结果,但尚未观察到可降低出血或血栓形成的发病率。
- 由于患者变化的动态临床表现,调整剂量可能是必须的。监测 aPTT 值应该考虑这一点,且需调整静脉滴注速度,防止低于或超过目标范围[18]。

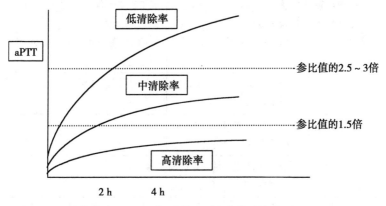

图 5-1 开始静脉滴注 DTI 时,测量 aPTT 值的注意事项

初始 aPTT 可能依赖于血浆清除率。早期 aPTT 在目标范围的上限可能预示清除 DTI 的能力下降

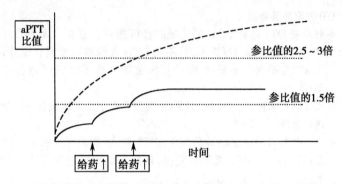

图 5-2 存在显著的出血风险时,DTI静脉滴注滴定至目标范围内的可选方法
虚线表示在治疗早期无法识别的 DTI 清除减少的情况下,潜在 aPTT 值在
目标之上。实线描述的是当存在显著出血问题时开始以较低流速静脉滴注
且尽量减少超出目标的风险策略(引自:改编自参考文献 18)

表 5-6 DTI 调整标准实例[a]

药物_____				
起始静脉滴注剂量_____(_____/h) 开始静脉滴注后绘制 aPTT _____ h 静脉滴注时每日早晨绘制 APTT/INR/CBC			aPTT 基线值_____ INR 基线值_____ 若滴注速度过快请告知医师_____	
aPTT	按百分比率 调整速度	调整速度	复测 aPTT	注释
少于_____ s	静脉滴注速度增加 40%	增加速度	4~6h	
_____到 _____ s	静脉滴注速度增加 20%	增加静脉滴注	4~6h	
目标 aPTT _____	无变化	无变化		每日早晨绘制 aPTT/INR
_____到 _____ s	静脉滴注速度减少 20%	降低静脉滴注速度	4~6h	

续表

大于_____ s	静脉滴注速度减少 40% 停用 1~2h[b]	降低静脉滴注速度 _____ 停用 1~2h[b]	4~6h	静脉滴注速度较低（根据药物确定）和 aPTT＞100s（基于医院试剂不同可能有所区别），停用 2h；如果以更快的速度静脉滴注（根据药物确定），停用 1h

临床血栓症：来匹卢定/比伐卢定的目标是基线的 2.0~2.5 倍（阿加曲班为基线的 2~3 倍）

临床无明显的血栓形成：aPTT 目标值为基线 1.5~2/2.5 倍

速度调整单位(mg/h、μg/(kg·min)、mg/(kg·h)) 可能会因研究机构与所用药物的不同而有所差异

阿加曲班：使用阿加曲班时按照以下方式调整初始剂量[b]

— 亚洲人：1μg/(kg·min)

— 肝功能不全(Child Pugh 分级＞6 分)：0.5μg/(kg·min)（见附录 B）

— 危重症：0.6~1.0μg/(kg·min)

— 严重多系统器官功能损伤：0.2~0.5μg/(kg·min)

— 参见表 15-2 和表 15-3

[a]aPTT 的目标值由药物、基线值和血栓存在决定

[b]全身水肿时应用干体重计算

表 5-7　启用和调整 DTI 给药方案时监测注意事项

启用 DTI

- 若之前没有绘制，则绘制 aPTT 和 INR 基线；如果无法获得真正的 aPTT 基线，使用实验室标准以帮助确定目标值
- 评估肾、肝、心脏功能给出减少剂量的潜在原因
- 启用 DTI 取决于使用的目的和适用证

监测 DTI(图 15-1、15-2)

- 在预定的 2~6 小时内绘制 aPTT，以减少超过或低于选定 aPTT 目标值的风险；请注意重症患者的初始值可能不在稳态

- 上调剂量使任何 aPTT 值显著低于 1.5 倍基线
- 若开始静脉滴注后较短时间就升到目标范围的上端或在达到稳态之前就高于目标范围,考虑下调剂量
- 当存在任何出血证据时,追踪血栓进展、血小板计数(HIT)、患者和 HCT(或血红蛋白)
- 若正在应用 DTI,开始应用华法林之前绘制了 INR,同时考虑 aPTT 来确定 DTI 的数量对 INR 的影响
- 随着 DTI 浓度的增加,观察到在较高程度的抗凝强度时,aPTT 剂量-效应曲线平缓,aPTT 变化较小(参见第十八章)
- 在需要较高抗凝程度的情况下,如侵入性心脏手术或特定的外科手术(即冠状动脉介入治疗、冠脉搭桥或体外膜式氧合)需使用活化凝血时间(ACT)
- DTI 通过干扰实验室检测,可独立提高 INR 值;在缺失华法林的情况下,这不应该解释为抗凝程度的提高;对 INR 的影响程度往往与目前 DTI 的浓度有关,也可通过 aPTT 的提高强度来表示;较高剂量任何 DTI 均可显著提高 INR 值;阿加曲班提高 INR 的效应最强,其次为比伐卢定,最后为来匹卢定,其对 INR 的影响最小

临床精粹

- 由于 DTI 在高浓度时 aPTT 出现平台,当给予极高剂量的 DTI 时,可以考虑联合 aPTT 和 INR。如果 aPTT 并不随着剂量继续增加,而是达到一个目标的 aPTT,但是 INR 在继续升高,那么可能遇到的是 aPTT 剂量-反应曲线的平台。在这种情况下,由于 DTI 的血清水平可能仍在上升,INR 可用来指导滴定剂量的评估。

从 DTI 过渡到华法林[3,6,11~23]

注:aPTT 和 INR 对 DTI 和华法林的响应随检测方法不同而异。

- DTI 单独治疗时需绘制 INR 基线及 aPTT。
- 启用华法林并确定所需增加的 INR 在 1.5~2.0 点或选定一个预选的 INR,可以认为 DTI 诱导 INR 延长(伴随最小的 aPTT 变化)。
- 一旦达到重叠日的数量、血小板恢复至所需以及达到 INR 的目标,停用 DTI 4~8 小时,并重新检查 INR 和 aPTT。
- 停用 DTI 后,随后 INR>2 且伴随 aPTT 接近基线(表明 DTI 在很大程度上被清除),则可终止 DTI 治疗。如果静脉滴注速度非常慢,且 aPTT 值在目标范围内,DTI 的效应可能需要更长的时间减弱,这表明药物消除较慢(图 15-1)。如果 INR 小于 2 或在下限范围处并伴随 aPTT 继续显著升高,可能需要重新启用 DTI 静脉滴注。

- 如果华法林产生足够的抗凝响应,可选择使用显色 Ⅹa 因子或因子 Ⅱ 来评估[20~22]。
  — 因子 Ⅹ<11%=INR>3.5
  — 因子 Ⅹ 为 11%~42%相当于 INR 2.0~3.5
  — 因子 Ⅹ>42%=INR<2
- 因子 Ⅱ 目标值的 20%~35%相当于 INR 2~3

注:检测方法之间可能出现轻微差异(%)。

表 5-8　DTls 对特定分析的影响[21]

药物	疗效
来匹卢定	增加蛋白 C 和蛋白 S 假阳性狼疮抗凝比率 降低纤维蛋白原、因子 Ⅱ 和因子 Ⅸ
阿加曲班	增加蛋白 C 和蛋白 S 增加稀释印度蝰蛇毒时间(dRVVT) 降低纤维蛋白原、因子 Ⅱ 和因子 Ⅸ
比伐卢定	增加蛋白 C 和蛋白 S 假阳性狼疮抗凝比率 降低因子 Ⅸ

无效:D-二聚体,血管性血友病因子;显色纤溶酶原,蛋白 C,抗凝血酶(观察到轻微升高)

特殊人群

冠状动脉旁路搭桥术(CABG)

- HIT 罕见,除最近应用过肝素外。
- 肝素是带泵 CABG 首选的抗凝药,除非患者有不使用的理由。
- 需进行 CABG 患者的用药选择。
— 手术过程无泵。
— 延缓进程直至无法检测到肝素抗体(几个月)。
— 使用替代抗凝药。
- 建议在 CABG 期间,若出现 HIT,则给予替代抗凝药。

临床精粹

- 与肝素不同,由于比伐卢定可被淤血中的凝血酶、手术范围内回路外的小凝血块裂解和灭活,因此不建议进行低强度的抗凝治疗。

表 5-9　开胸手术过程中使用 DTI 的注意事项[11,24,25]

药物	泵吸式	静脉推注	CABG 时的静脉滴注速度	建议目标值	调整(如需要)
来匹卢定	添加 0.2mg/kg 至预充液	0.25mg/kg	0.5mg/kg	3.0～4.5μg/ml	
比伐卢定(带泵手术)[a]	添加 50mg 到预充液	0.25～1.50mg/(kg·h)	0.53～3.00mg/(kg·h)	维持激活凝血时间:2.5 倍基线值	
比伐卢定(无泵手术)[a]	—	0.75mg/(kg·h)	1.75mg/(kg·h)	ACT＞300 秒	速度:+/−0.25mg/(kg·h)或间歇静脉推注:0.1～0.5mg/kg;移植结束前 20 分钟停止
阿加曲班(带泵手术)[b]	0.05mg/kg	静脉推注0.1mg/kg	5～10μg/(kg·min)	ACT:300～400 秒	
阿加曲班(无泵手术)[b]		5mg	2～5μg/(kg·min)	ACT:＞200 秒	

[a]手术结束时可以利用血液滤过降低比伐卢定的浓度。在 CHOOSE-ON 试验中,添加 50mg 至预充液,2.5mg/(kg·h)之后静脉推注 1mg/kg 直至按计划预定心肺分流术之前 15 分钟[24]。ACT 目标值是基线 2.5 倍或更高。额外静脉推注 0.1～0.5mg/kg 剂量可用于亚治疗 ACT。启动再循环,重新连接动脉和静脉,夹紧动脉过滤器,输入残留的血液,用生理盐水填充体心肺分流,再循环并增加一剂 50mg 的静脉推注剂量,随后连续静脉滴注 50mg/h 至回路中,直到确定无重新建立心肺分流的必要

[b]阿加曲班的病例报告有限。在 CABG 病例中使用阿加曲班抗凝效果不一致

- 停止抗凝：在移植恢复流速前结束常规操作。
- 如果手术期间在一个细胞储存器中使用比伐卢定，添加柠檬酸盐以防止凝血。
- 低温可能减缓比伐卢定的清除并导致一些积累。
- 在手术过程中诱发的低温也可能会关闭凝血级联反应。根据不同的情况，可能需要减少或停止抗凝。

表 5-10　儿童患者使用 DTIs 的注意事项

药物	剂　　量
阿加曲班	肝功能正常，可使用近成人剂量；<6 个月患儿可能具有较低的清除率，需要较低剂量；在一定的情况下可使用较高剂量
来匹卢定	如果肾功能正常，可采用与成年人相同的基于体重的给药方案，0.1mg/(kg·h)（非静脉推注）

儿童患者的使用
- HIT 患儿考虑使用替代抗凝药的剂量。
  - 清除率可能与体重相关。
  - 婴儿或新生儿的使用剂量不明确。
  - 体外膜式氧合（ECMO）或侵入性操作包括心脏手术可能需要较高剂量。在 ECMO 期间，由于肾功能下降，可能需要较低剂量来匹卢定。

孕妇和哺乳期患者的使用

表 5-11　妊娠及哺乳期间 DTIs 的应用

药物	分类	妊娠信息	哺乳信息
来匹卢定	B	来匹卢定可以穿透怀孕老鼠的胎盘，但其能否透过人类胎盘尚不明确	可进入母乳；咨询处方医师
比伐卢定	B	虽然动物研究显示对胎儿无伤害，但孕妇使用的安全性和有效性尚未确定；比伐卢定与阿司匹林联合使用，可能会对产妇或胎儿产生不利影响，尤其是在孕晚期；只有确切需要时才考虑妊娠期间使用	是否分泌至母乳中尚未明确；应慎用

续表

药物	分类	妊娠信息	哺乳信息
阿加曲班	B	动物实验未观察到不良事件;在孕妇中无充分和良好对照的研究 孕妇只有确切需要时,才能使用阿加曲班	是否在母乳中分泌尚不明确/不推荐
地西卢定	C	发现在大鼠和家兔中致畸;尚未在孕妇中进行评估;只有受益明显大于致畸风险时才能使用	是否在母乳中分泌尚不明确/不推荐

体外膜式氧合(ECMO)/体外生命支持(ECLS)的患者使用

表 5-12　体外膜肺氧合(体外生命支持)时,从普通肝素
(UFH)过渡到 DTI 的注意事项

DTI 的剂量	剂量取决于治疗目标和患者的具体情况;在某些情况下采用静脉推注给药
切换	当准备静脉滴注 DTI 时停止使用肝素 初始每隔 1 小时绘制 aPTT;目标 aPTT 值可能会介于参比值的 1.5~2.5/3 倍之间 观察 aPTT 变化趋向是否保持在目标范围内 如果变化相当稳定且在目标范围内,考虑延长 aPTT 或 ACT 监测采血间隔

aPTT 或 ACT 的目标值可能依赖于 ECMO 回路和对回路中出血及血栓风险的床边临床评估;低流量的回路可保证更高的目标

新的回路可能较少形成血栓,然而尚未获取使用较低目标范围的数据

在选定的情况下,通过 ECMO 回路可以进行血液滤过,加快比伐卢定的清除

对于儿童患者,考虑使用更小体积 PEDI-TUBE™以减少失血

血管栓子外科清除术期间冲洗

● 来匹卢定:0.1mg/ml 的 250ml 溶液

副作用、注意事项、禁忌证

表5-13　副作用、注意事项和禁忌证

	阿加曲班	比伐卢定	来匹卢定	地西卢定
副作用	＞10% 心血管系统—胸痛、低血压 胃肠道—胃肠道出血 泌尿生殖系统—泌尿生殖道出血和血尿 1%～10% 心血管系统—血管扩张、心搏骤停、室性心动过速、心动过缓、心肌梗死、房颤、心绞痛、冠状动脉移植相关的出血、心肌缺血、脑血管疾病、血栓 中枢神经系统—发热、头痛、疼痛、颅内出血 皮肤—皮肤反应 胃肠道—恶心、腹泻、呕吐、腹痛 泌尿生殖系统—尿路感染 血液—血细胞比容下降、血红蛋白下降 局部—注射部位或接触点出血 神经肌肉和骨骼—背部疼痛 肾—肾功能异常 呼吸—呼吸困难、咳嗽、咯血、肺炎 其他—败血症、感染	＞10% 心血管系统—低血压 中枢神经系统—疼痛、头痛 胃肠道—恶心 神经肌肉和骨骼—背部疼痛 1%～10% 心血管系统—高血压、心动过缓、心绞痛 中枢神经系统—失眠、焦虑、发热、精神紧张 胃肠道—呕吐、消化不良、腹痛 泌尿生殖系统—尿潴留 血液—大出血；需要输血，血小板减少 局部—注射部位疼痛 神经肌肉和骨骼—盆腔疼痛	＞10% 血液—贫血、穿刺部位出血、血肿 1%～10% 心血管系统—CHF、心包积液、心室颤动 中枢神经系统—发热 皮肤—湿疹、斑丘疹 胃肠道—消化道出血/直肠出血 泌尿生殖系统—阴道出血 肝—转氨酶增加 肾—血尿 呼吸—鼻出血	＞10% 血液—出血、血肿 2%～10% 注射部位肿块 伤口分泌物 贫血 深部血栓性静脉炎 恶心 0.02%～2% 心血管系统—低血压 中枢神经系统—发热、头晕、脑血管障碍 胃肠道—呕吐、呕血 肾—血尿 呼吸—鼻出血 其他—Hb下降，受损处愈合，腿痛 罕见—过敏的/过敏反应

续表

	阿加曲班	比伐卢定	来匹卢定	地西卢定
注意事项	患者出血风险增加： ● 严重高血压 ● 腰部穿刺 ● 椎管内麻醉 ● 大手术 ● 出血性疾病 ● 胃肠道溃疡 ● 肝功能损害	血栓形成先前存在增加出血风险的疾病状态老年患者；增加出血风险由于出血的危险性增加避免使用肌内注射	严重高血压(HTN)近期大手术史近期大出血史近期脑血管意外(CVA)史肝功能障碍胃肠道溃疡细菌性心内膜炎血管或器官异常形成抗体—重复剂量的患者可能需要更多的监护	之前存在严重HTN所获得抗体肝功能不全/肝损伤与其他抗凝药同时使用形成抗体—重复剂量的患者可能需要更多的监护
禁忌证	明显的大出血阿加曲班过敏者	活动性大出血比伐卢定或相关组分过敏者	水蛭素产品过敏者活动性大出血	水蛭素产品过敏者活动性大出血

来匹卢定相关的过敏反应[26,27]

● 在 HIT 的情况下避免来匹卢定静脉推注可能会减少过敏反应的风险。

● 过敏反应发生率
  — 首次使用：～0.015%
  — 静脉推注后再次使用：～0.15%
  — 抗水蛭素抗体：40%(3%具有剂量效应,需要较低剂量)

参考文献

* 关键文章

1. Kaplan KL. Direct thrombin inhibitors. *Expert Opin Pharmacother.* 2003;4:653–666.

2. Mann MJ, Tseng E, Ratcliffe M, et al. Use of bivalirudin, a direct thrombin inhibitor, and its reversal with modified ultrafiltration during heart transplantation in a patient with heparin-induced thrombocytopenia. *J Heart Lung Transplant.* 2005;24:222–225.

* 3. **Dager WE, Dougherty JA, Nguyen PH, et al. Heparin-induced thrombocytopenia: a review of treatment options and special considerations. *Pharmacotherapy.* 2007;27:564–587.**

4. Gosselin RC, Dager WE, King JH, et al. Effect of direct thrombin-inhibitors: bivalirudin, lepirudin and argatroban, on prothrombin time and INR measurements. *Am J Clin Path.* 2004;121:593–599.

* 5. **Warkentin TE, Greinacher A, Koster A, et al. Treatment and prevention of heparin-induced thrombocytopenia. American College of Chest Physicians Evidence-Based Clinical Practice Guidelines (8th ed.). *Chest.* 2008;133:340S–380S.**

6. Hursting MJ, Verme-Gibboney CN. Risk factors for major bleeding in patients with heparin-induced thrombocytopenia treated with argatroban: a retrospective study. *J Cardiovasc Pharmacol.* 2008;52:561–566.

7. Keegan SP, Rolik EM, Ernst NE, et al. Effects of critical illness and organ failure on therapeutic argatroban dosage requirements in patients with suspected or confirmed heparin-induced thrombocytopenia. *Ann Pharmacother.* 2009;43:19–27.

8. Ansara AJ, Arif S, Warhurst RD. A weight-based argatroban dosing nomogram for the treatment of heparin induced thrombocytopenia. *Ann Pharmacother.* 2009;43:9–18.

9. Lubenow N, Eichler P, Leitz T, et al. Lepirudin for prophylaxis of thrombosis in patients with acute isolated heparin-induced thrombocytopenia: an analysis of 3 prospective studies. *Blood.* 2004;104:3072–3077.

10. Huhle G, Hoffmann U, Hoffmann I, et al. A new therapeutic option by subcutaneous recombinant hirudin in patients with heparin-induced thrombocytopenia type II: a pilot study. *Thromb Res.* 2000;99:325–334.

* 11. **Hassell K. The management of patients with heparin-induced thrombocytopenia who require anticoagulant therapy. *Chest.* 2005;127:1S–8S.**

12. Hursting MJ, Murray PT. Argatroban anticoagulation in renal dysfunction: a literature analysis. *Nephron Clin Pract.* 2008;109:c80–c94.

13. Fischer KG. Hirudin in renal insufficiency. *Semin Thromb Hemost.* 2002;28:467–482.

14. Kiser TH, Burch JC, Klem PM, et al. Safety, efficacy, and dosing requirement of bivalirudin in patients with heparin-induced thrombocytopenia. *Pharmacotherapy.* 2008;28:1115–1124.

15. Kiser TH, Fish D. Evaluation of bivalirudin treatment for heparin-induced thrombocytopenia in critically ill patients with hepatic and/or renal dysfunction. *Pharmacotherapy.* 2006;26:452–460.

16. Vanholder R, Camez A, Veys N, et al. Pharmacokinetics of recombinant hirudin in hemodialyzed end-stage renal failure patients. *Thromb Haemost.* 1997;77: 650–655.

17. Lincoff AM, Bittl JA, Harrington RA, et al. REPLACE-2 Investigators. Bivalirudin and provisional glycoprotein IIb/IIIa blockade compared with heparin and planned glycoprotein IIb/IIIa blockade during percutaneous coronary intervention: REPLACE-2 randomized trial. *JAMA.* 2003;289:853–863.

18. Dager WE. Considerations for drug dosing post coronary artery bypass graft surgery. *Ann Pharmacother.* 2008;42:421–424.

19. Arpino PA, Hallisey RK. Effect of renal function on the pharmacodynamics of argatroban. *Ann Pharmacother.* 2004;38:25–29.

20. Brown PM, Hursting MJ. Lack of pharmacokinetic interactions between argatroban and warfarin. *Am J Health Syst Pharm.* 2002;59:2078–2083.

21. Gosselin RC, King JH, Janatpour KA, et al. Comparing direct thrombin inhibitors using aPTT, ecarin clotting times, and thrombin inhibitor management testing. *Ann Pharmacother.* 2004;38:1383–1388.

22. Arpino PA, Demirjian Z, Van Cott EM. Use of the chromogenic factor X assay to predict the international normalized ratio in patients transitioning from argatroban to warfarin. *Pharmacotherapy.* 2005;25:157–164.

23. Trask A, Gosselin RC, Diaz J, et al. Warfarin initiation and monitoring with clotting factors II, VII and X levels. *Ann Pharmacother.* 2004;38:251–256.

24. Koster A, Dyke CM, Aldea G, et al. Bivalirudin during cardiopulmonary bypass in patients with previous or acute heparin-induced thrombocytopenia and heparin antibodies: results of the CHOOSE-ON trial. *Ann Thorac Surg.* 2007;83:572–577.

25. Greinacher A. The use of direct thrombin inhibitors in cardiovascular surgery in patients with heparin-induced thrombocytopenia. *Semin Thromb Hemost.* 2004;30: 315–327.

26. Eicher P, Friesen HJ, Lubenow N, et al. Antihirudin antibodies in patients with heparin-induced thrombocytopenia treated with lepirudin: incidence, effects on aPTT, and clinical relevance. *Blood.* 2000;96:2373–2378.

27. Greinacher A, Lubenow N, Eicher P. Anaphylactic and anaphylactoid reactions associated with lepirudin in patients with heparin-induced thrombocytopenia. *Circulation.* 2003;108:2062–2065.

第六章　溶栓药合并抗凝药使用时的注意事项

引言

当今,溶栓药如阿替普酶、瑞替普酶和替奈普酶,在急性心肌梗死、卒中和静脉血栓栓塞及周围动脉血栓形成的治疗中发挥着至关重要的作用。溶解血块而不是防止血栓扩散是溶栓药区别于其他抗凝药的一个显著特征,为保证立即进行非外科灌注治疗闭塞动脉时的重要选择。尽管临床使用溶栓药优点明显,但具有很高的出血风险,尤其是颅内出血,因此选择这些溶栓药时必须慎重,以使风险收益率达到最优。

药理学和药动学[1~9]

目前美国市场上供应的有 5 种溶栓药:尿激酶、链激酶、rt-PA(阿替普酶)、瑞替普酶(Retivase)与替奈普酶(TNKase)。

作用机制

- 所有这些溶栓药均通过水解精氨酸-缬氨酸结合位点,从而将纤维蛋白原转换为纤维蛋白溶酶而作用于内源性纤维蛋白溶解系统。纤维蛋白溶酶裂解纤维蛋白和纤维蛋白原导致血块溶解,同时降解凝血因子 V、Ⅷ。

- 尿激酶和链激酶激活全身纤维蛋白溶酶原,从而引起全身纤维蛋白溶酶原向纤维蛋白溶酶转化。随着临床反复用药,体内纤维蛋白溶酶的量可能减少,纤维蛋白及纤维蛋白原降解产物可能发挥全身抗凝效应。

- 重组组织型纤溶酶原激活药、瑞替普酶与替奈普酶都是纤维蛋白特异性溶栓药。在缺乏纤维蛋白的情况下,如此少量纤溶酶原转化为纤维蛋白溶酶导致溶栓作用更限于局部。

- 值得注意的是:对于在治疗初始时纤溶酶原水平明显低于正常的患者,可以预测到给予正常剂量溶栓药的治疗效果可能减弱或低于预期。

溶栓药的药理及临床特性

表 6-1 现有溶栓药的特点

性质	尿激酶	链激酶	阿替普酶（rt-PA）	瑞替普酶	替奈普酶（TNK）
分子量(kD)	35	47	70	39	70
半衰期(min)	13～20	23	4～8	14～18	23～37
纤维蛋白的特异性	低	低	中	中	高
是否具有抗原性	否	是	否	否	否
纤维蛋白溶酶原结合性	直接	间接	直接	直接	直接
FDA 批准的适应证	肺栓塞（PE）	心肌梗死（MI），PE，深静脉血栓（DVT）	MI，PE，卒中，导管阻塞	MI	MI
开放心肌梗死溶栓(TIMI)3级流量[a]—90min	N/A	40%～50%	46%～75%	60%～63%	63%

[a]TIMI 3 级流量:完全灌注定义为正常流量,完全填充了远端冠状动脉床。TIMI 0 级流量表示无灌注,1 和 2 级代表心肌的部分灌注

适应证、剂量及给药方案[10~32]

不论是单剂量或多剂量静脉推注,还是在特定时间段不断给予静脉滴注均取决于所用化合物的半衰期。

使用溶栓药的临床精粹

- 辅助应用抗栓治疗(抗血小板和抗凝药)通常是为了保持动脉或静脉血管的通畅。但是,应根据不同的适应证提出如何和何时使用辅助疗法的具体建议。为了使治疗的安全性和有效性达到最佳,确保及时给予与溶栓相关的辅助治疗至关重要。

● 许多溶栓药基于体重（实际体重）制订给药方案，启动治疗前获得准确的体重信息对于得到最佳治疗效果至关重要。

表6-2　针对不同患者群体溶栓药的建议剂量

患者分组	尿激酶	链激酶	阿替普酶	瑞替普酶	替奈普酶（TNK）
STEMI	N/A	静脉注射：1500 000 IU IV 至少 60min 冠状动脉：静脉推注 20 000IU，然后2000～4000IU/min 静脉滴注 30～90min	加速静脉滴注方案：患者体重＜67kg：15mg IV 至少 1～2min，然后 0.75mg/kg IV 至少 30min，再 0.5mg/kg IV 至少 1h 患者体重＞67kg：100mg IV 至少 1.5h；15mg IV 至少 1～2min，然后 50mg IV 至少 30min，再 35mg IV 至少 1h 3h 静脉滴注方案：患者体重＜65kg：1.25mg/kg IV 至少 3h；在第 1h 内给予总剂量的 60%，其中静脉推注 6%～10%，随后2h给予 20%/h	10U IV 至少 2min；除非出现严重出血或过敏，30min 后再 IV 10U	根据体重确定剂量，并静脉推注至少 5s；总剂量不应超过 50mg ＜60kg：30mg 60～69kg：35mg 70～79kg：40mg 80～89kg：45mg ≥90kg：50mg

患者分组	尿激酶	链激酶	阿替普酶	瑞替普酶	替奈普酶（TNK）
			患者体重>65kg：IV 100mg至少 3h；在第 1h 内给予 60mg，其中静脉推注 6~10mg，随后 2h 给予 20mg/h 100mg IV 至少 2h		
PE	负荷剂量：4400IU/kg IV 至少 10min；维持剂量：4400IU/（kg·h）IV 12h	负荷剂量：250 000IU/kg IV至少30min 维持剂量：100 000IU/（kg·h）IV 24h	全身溶栓失败后采用导管治疗：一例报告成功采用 10~30mg 范围内的总剂量，使用 5~10mg 增量	10U IV 至少 2min；除非出现严重出血或过敏，30min 后再 IV 10U	全身溶栓失败后采用导管治疗：一例报告成功采用 5~20mg 范围内的总剂量，用 2.5mg 增量
DVT	负荷剂量：4400IU/kg IV 至少 10min；维持剂量：4400IU/（kg·h）IV 12h	负荷剂量：250 000IU/kg IV至少30min 维持剂量：100 000IU/（kg·h）IV 72h	导管疗法：没有单一的给药方案已被证明优于其他方案；小样本研究报告的给药选择有 ● 0.01mg/（kg·h）（24h 内最大剂量 20mg）长达 96h	N/A	N/A

患者分组	尿激酶	链激酶	阿替普酶	瑞替普酶	替奈普酶（TNK）
			● 5mg 静脉推注，随后 0.01mg/（kg·h）静脉滴注 ● 10mg 静脉推注，随后 1~2mg/h 静脉滴注		
缺血性卒中	N/A	N/A	症状发作 3~4.5h 内，推荐最大剂量为 0.9mg/kg 或 90mg 患者体重＞100kg：9mg 静脉推注至少 1min，然后 81mg 静脉滴注至少 1h 患者体重＜100kg：0.9mg/kg 静脉推注至少 1min，然后静脉滴注 0.81mg/kg 至少 1h	N/A	N/A

续表

患者分组	尿激酶	链激酶	阿替普酶	瑞替普酶	替奈普酶（TNK）
导管阻塞	每根导管内腔 IV 5000 IU/2ml 超过 1～2min；停留 1～4h，然后取出，在重新连接之前用 0.9%氯化钠冲洗导管；如果导管冲洗不净，可采用 10 000U 重复冲洗	N/A	2mg 注入导管并保留 30min～2h；如果导管仍阻塞在 2h 内可以再给一剂	N/A	N/A
外周动脉阻塞（内动脉）给药[a]	240 000IU/h IV 2h，然后 120 000IU/h 给药 2h，再然后 60 000 IU/h 给药 20h 或 120 000IU/h IV 2h，然后 60 000IU/h 给药至血块溶解 或 120 000IU/h IV 长达 48h	N/A	0.02～0.1mg/（kg·h）给药长达 36h 或 不根据体重静脉滴注剂量范围为 1～10mg/h，2.5mg/h 和 5mg/h 为最常用剂量，持续时间为 2～24h 或直至血块溶解	一个有 15 例患者的小样本研究采用 0.5～1.0U/h 给药 12～32h 的剂量方案[29] 一个有 26 例患者的较大样本研究使用的剂量为 0.5～2.0U/h（平均 0.9U/h）的 20U 的总剂量（平均 20.1U±5.5U）[30]	N/A

86

续表

患者 分组	尿激酶	链激酶	阿替普酶	瑞替普酶	替奈普酶 （TNK）
外周动脉阻塞（内动脉）给药[a]				一个样本量为81例患者的研究使用了0.5U/h平均静脉滴注19.5h及10.3U的总剂量[31]	
胸腔积液/脓胸		250 000IU/100ml生理盐水于2～4h内缓慢注入胸膜内	N/A	N/A	N/A
人工瓣膜血栓形成	4400IU/kg静脉推注至少30min,然后4400U/h或1500 000IU IV至少3h	150 000～250 000IU的负荷剂量IV至少30min,然后100 000U/h IV或1500 000IU IV至少3h	10mg静脉推注,然后90mg IV至少3～5h	N/A	N/A

[a]很少用随机试验研究外周动脉疾病情况下动脉内溶栓。因为此患者群体的给药方案高度可变,每个人给予的给药方案可能不同。此处不能完全解释医师可能遇到的所有给药方案

监测[10~22]

ST 段抬高心肌梗死(STEMI)的监测参数
- 常规
  - — aPTT 基线、PT/INR、血细胞比容、血小板计数、纤维蛋白原(链激酶治疗)
  - — 治疗过程中的凝血参数:aPTT、PT/INR、纤维蛋白原水平(链激酶)
  - — 生命体征基线及治疗期间的生命体征(BP、HR)
  - — 出血当溶栓药已起效时,尤其是打算进行侵入性操作时
- 治疗
  - — 心电图异常参数的改善
  - — 胸痛的缓解
  - — 再灌注心律失常的表现
  - — 早期心肌酶峰值(主要为肌酸激酶或磷酸激酶)
  - — 闭塞动脉通畅——TIMI 的血流
- 中毒
  - — 临床出血迹象(血管穿刺部位、血尿、胃肠道出血、大便潜血阳性)
  - — 颅内出血——神经功能检测出现认知、传导或感觉功能受损

PE/DVT 的监测参数
- 常规
  - — aPTT 基线、PT/INR、血细胞比容、血小板计数、纤维蛋白原水平(链激酶治疗)
  - — 治疗过程中的凝血参数:aPTT、PT/INR、纤维蛋白原水平(链激酶)
  - — 生命体征基线和治疗期间的生命体征(BP、HR)
  - — 氧饱和度和血流动力学参数
- 治疗
  - — 呼吸急促、胸痛、腿痛症状的缓解,血流动力学的改善
  - — 心电图异常参数的改善
  - — 右心室功能改进的超声心动图
- 中毒
  - — 临床出血迹象(血管穿刺部位、血尿、胃肠道出血、大便潜血阳

性)

— 颅内出血——神经功能检测出现认知、传导或感觉功能受损

卒中的监测参数

● 常规

— aPTT 基线、PT/INR、血细胞比容、血小板计数

— 治疗过程中的凝血参数：aPTT、PT/INR

— 生命体征基线和治疗期间的生命体征(BP、HR)

● 治疗

— 出现神经缺损症状的缓解

● 中毒

— 临床出血迹象(血管穿刺部位、血尿、胃肠道出血、大便潜血阳性)

— 颅内出血——神经功能检测出现认知、传导或感觉功能受损

导管闭塞的监测参数

● 治疗

— 血液或导管内容物吸引术

● 中毒

— 临床出血迹象(血管穿刺部位、血尿、胃肠道出血、大便潜血阳性)

外周动脉闭塞的监测参数

● 常规

— aPTT 基线、PT/INR、血细胞比容、血小板计数、纤维蛋白原水平(链激酶治疗)

— 治疗过程中的凝血参数：aPTT、PT/INR、纤维蛋白原水平(链激酶)

— 生命体征基线和治疗期间的生命体征(BP、HR)

● 治疗

— 腿痛、下肢缺血、恢复灌注症状的缓解

— 病情改善的血管造影依据

● 中毒

— 临床出血迹象(血管穿刺部位、血尿、胃肠道出血、大便潜血阳性)

— 颅内出血——神经功能检测出现认知、传导或感觉功能受损

副作用、注意事项、禁忌证[10~17]

表 6-3 溶栓治疗的禁忌证

绝对禁忌证

- 颅内出血(ICH)史
- 已知的结构性脑血管病变(如动静脉畸形)
- 已知的颅内恶性肿瘤(原发性或转移性)
- 缺血性卒中 3 个月内,除 4.5 小时内的急性缺血性卒中外
- 疑似主动脉夹层动脉瘤
- 活动性出血或出血体质(不包括月经期)
- 3 个月内严重的闭合性头部或面部创伤
- 严重的未控制的高血压

相对禁忌证

- 慢性、严重、控制不佳的高血压史
- 严重的未控制的高血压症状(收缩压大于 180mmHg 或舒张压大于 110mmHg)
- 缺血性卒中超过 3 个月、老年痴呆症、已知的且不包括在禁忌证中的颅内病变
- 外伤或延长的(大于 10 分钟)心肺复苏或大手术(3 周内)
- 近期(2~4 周内)内脏出血
- 血管穿刺
- 之前应用过链激酶(超过 5 日前)或有过敏反应
- 妊娠
- 活动性消化性溃疡
- 目前使用抗凝药:INR 越高,出血风险越大

出血风险[9~17,33,34]

导致使用溶栓药后出血风险增加的患者特点

- 在发生卒中和 MI 患者中,最重要的出血并发症是颅内出血(ICH)(表 6-4)。
- 由于参加 PE 的随机临床试验的患者很少(患者总数<800 例),颅内出血的实际发病率及出血风险因素与其他适应证相比较不明确。
- 出血的风险因素在很大程度上取决于溶栓的适应证,接受治疗的卒

中患者较 STEMI 患者具有更高的颅内出血率。
- 可以预测卒中患者出血率升高的特性
  - 较大范围的神经系统受损与较高的颅内出血率有关
  - 一些情况下,患者年龄越大,颅内出血率越高,但并非所有的分析均如此
  - 糖尿病
  - 溶栓药剂量越大,风险越高
- 可以预测 STEMI 患者出血率升高的特性
  - 老年人
  - 体重偏轻
  - 有卒中史
  - 收缩压或舒张压升高
  - 女性

不同药物颅内出血的风险

表 6-4　不同患者人群中观察到的颅内出血率

尿激酶	链激酶	阿替普酶 （rt-PA）	瑞替普酶	替奈普酶 （TNK）
STEMI：N/A——目前尚无信息 PE：N/A——目前尚无信息 DVT：N/A 卒中：N/A	STEMI：GUSTO Ⅰ试验中出血率为 0.6% PE：N/A-目前尚无信息 DVT：N/A 卒中：N/A	STEMI：GUSTO Ⅰ试验中 rt-PA 出血率为 0.7%,链激酶出血率为 0.6% PE：rt-PA 出血率为 3%,静脉注射 UFH 出血率为 0.3% DVT：N/A 卒中：NINDS rt-PA 的研究中 36h 内症状性脑出血的发生率为 6.4%,安慰剂组为 0.6%	STEMI：在 INJECT 试验中瑞替普酶出血率为 0.8%,链激酶出血率为 0.4% GUSTO Ⅲ试验中链激酶出血率为 0.6%,阿替普酶出血率为 0.4% PE：N/A DVT：N/A 卒中：N/A	STEMI：ASSENT Ⅱ 研究中 TNK 出血率为 0.9%,rt-PA 出血率为 0.9% PE：N/A DVT：N/A 卒中：N/A

抗凝/抗血小板药物的用药和监测策略以达到最少出血和最优效果[9~17,25~28]

表6-5 溶栓治疗中抗栓药物的使用

患者分组	阿司匹林或阿司匹林＋氯吡格雷	普通肝素（UFH）	低分子量肝素钠（LMWH）	磺达肝素	比伐卢定
STEMI	阿司匹林：初始剂量62~325mg，口服；维持剂量每日81~325mg 氯吡格雷：年龄<75岁的患者推荐负荷剂量为300~600mg；年龄≥75岁的患者应取消负荷剂量；使用维持剂量每日75mg 若后续未行PCI治疗，推荐所有患者用药至14日	静脉推注：60U/kg，最大剂量4000U 持续静脉滴注：12U/(kg·h)，最大起始滴注速率为1000U/h UFH应与溶栓药合并使用最少48h；使用特定溶纤药如：阿替普酶、瑞替普酶、替奈普酶的患者应同时使用UFH；使用链激酶的患者只有在系统性栓塞高风险（心房颤动、LV、血栓）情况下，需使用UFH	依诺肝素系首选药物，并应结合溶纤药使用至少48h，理想状况可长达8日 患者<75岁：30mg静脉推注，随后1mg/kg SC q 12h（前两剂最大剂量100mg） 患者>75岁：不静脉推注，0.75mg/kg SC q 12h（前两剂最大剂量75mg） CrCl<30ml/min的任何患者：维持剂量应为1mg/kg SC q 24h	治疗初始2.5mg SC每日1次，与溶纤药合用，治疗应至少持续48h，理想状况可长达8日；CrCl<30ml/min患者禁用	N/A

续表

患者分组	阿司匹林或阿司匹林＋氯吡格雷	普通肝素（UFH）	低分子量肝素钠（LMWH）	磺达肝素	比伐卢定
PE	N/A	静脉推注：80U/kg，无最高剂量推荐 连续静脉滴注：18U/（kg·h），无最高剂量推荐 启动溶栓治疗时可开始或继续 UFH 治疗；或者溶栓治疗后开始使用 UFH 治疗也是合理的；中断 UFH 治疗的患者使用溶栓药后，可以考虑以下方法重新使用 UFH ●溶栓药静脉滴注结束时监测 aPTT ●如果 aPTT＜2 倍参比值，重新启用之前的输注速度，无静脉推注剂量 ●如果 aPTT＞2 倍参比值，4h 内复查，若情况允许，重新使用 UFH 导管直接溶栓或局部溶栓：参见 DVT	应用 LMWH 的标准治疗剂量 CrCl＜30ml/min 的患者 SC 1mg/kg 依诺肝素每日 1 次或 q 12h（前两剂最大剂量为 75mg）达肝素 200IU/kg SC 每日 1 次或 100IU/kg SC q 12h；CrCl＜20ml/min 的患者慎用 亭扎肝素 175U/kg SC 每日 1 次；CrCl＜20ml/min 的患者慎用 启动溶栓治疗时可开始或继续使用 LMWH；或者溶栓治疗后开始使用 LMWH 治疗也是合理的	磺达肝素合用全身溶栓药治疗 PE 的数据有限；然而，若要使用可考虑标准治疗剂量用于治疗 VTE；＜50kg：5.0mg SC 每日 1 次 51～100kg：7.5mg SC 每日 1 次 ＞100kg：10mg SC 每日 1 次	无相关合并用药数据；然而，有活动性 HIT 和 PE 的患者，可考虑 0.15～0.25mg/（kg·h）的剂量，直至 aPTT 为参比值的 1.5～2.5 倍，持续治疗直至使用华法林治疗；推荐剂量来源于 ACS 和 HIT 数据

续表

患者分组	阿司匹林或阿司匹林＋氯吡格雷	普通肝素（UFH）	低分子量肝素钠（LMWH）	磺达肝素	比伐卢定
DVT	N/A	系统性溶栓：依照 PE 推荐剂量 导管直接溶栓或局部溶栓：该情况下 UFH 剂量无相应的标准；有研究报道相对于 DVT/PE 的标准剂量（通常少于 1000U/h）通常抗凝强度较低；此外文献中使用的目标 aPTT 值有基线的 1.2～1.7 倍，基线的 1.5～2.5 倍，直到 80～100s	全身溶栓治疗：依照 PE 推荐剂量 导管直接溶栓或局部溶栓：有用信息较有限，推荐参照 PE 的剂量方案	全身溶栓治疗：依照 PE 推荐剂量 导管或局部溶栓：有用信息较有限，推荐参照 PE 的剂量方案	无相关合并用药数据；然而，有活动性 HIT 和 PE 的患者，推荐剂量 0.15～0.25mg/（kg·h），增加剂量至 aPTT 为对照 1.5～2.5 倍，并持续治疗直到使用华法林治疗；这些推荐剂量源于 ACS 和 HIT 数据
缺血性卒中	阿司匹林：服用溶栓药至少 24h 以后方可开始阿司匹林治疗；其后，阿司匹林推荐的初始剂量为 325mg	溶栓治疗缺血性卒中前 48h 或后 24h 不建议使用 UFH 抗凝；预防 VTE 可在溶栓后 24h 使用 UFH	溶栓治疗缺血性卒中后，48h 或 24h 后不建议使用 UFH 抗凝；静脉血栓栓塞的预防可在溶栓后 24h 使用 UFH	N/A	N/A

患者分组	阿司匹林或阿司匹林+氯吡格雷	普通肝素(UFH)	低分子量肝素钠(LMWH)	磺达肝素	比伐卢定
缺血性卒中	氯吡格雷:仅在阿司匹林受相应时间限制无法使用的情况下(如上所述),推荐每日75mg				
导管阻塞	N/A	N/A	N/A	N/A	N/A
外周动脉阻塞(动脉给药)	N/A	UFH一般与动脉溶栓药合并用药;试验用剂量一般为静脉推注3000~5000U,随后600~1000U/h持续静脉滴注直至aPTT达到确定的目标值	N/A	N/A	N/A
胸腔积液/脓胸	N/A	N/A	N/A	N/A	N/A
人工瓣膜血栓形成	N/A	N/A	N/A	N/A	N/A

参考文献

* 关键文章

1. Verstraete M. Third-generation thrombolytic drugs. *Am J Med.* 2000;109:52–58.

2. Tsikouris JP, Tsilouris AP. A review of available fibrin-specific thrombolytic agents used in acute myocardial infarction. *Pharmacotherapy.* 2001;21(2):207–217.

3. Stringer KA. Biochemical and pharmacologic comparison of thrombolytic agents. *Pharmacotherapy.* 1996;16(5, part 2):119–126.

4. Simpson D, Siddiqui AA, Scott LJ, et al. Reteplase. A review of its use in the management of thrombotic occlusive disorders. *Am J Cardiovasc Drugs.* 2006;6(4):265–285.

5. Modi N, Eppler S, Breed J, et al. Pharmacokinetics of a slower clearing tissue plasminogen activator variant, TNK-tPA, in patients with acute myocardial infarction. *Thromb Haemost.* 1998;79:134–139.

6. Morse MA, Todd JW, Stouffer GA. Optimizing the use of thrombolytics in ST-segment elevation myocardial infarction. *Drugs.* 2009;69(14):1945–1966.

7. Tanswell P, Modi N, Combs D, et al. Pharmacokinetics and pharmacodynamics of tenecteplase in fibrinolytic therapy of acute myocardial infarction. *Clin Pharmacokinet.* 2002;41(15):1229–1245.

8. Todd JL, Tapson VF. Thrombolytic Therapy for Acute Pulmonary Embolism. *Chest.* 2009;135:1321–1329.

9. Wittkowsky AK, Nutescu EA. Thrombosis. In: Koda-Kimble MA, Young LY, Alldredge BK, et al., eds. *Applied Therapeutics: The Clinical Use of Drugs.* 9th ed. Baltimore, MD: Lippincott Williams & Wilkins; 2008:15.1–15.36.

* 10. **Antman EM, Anbe DT, Armstrong PW, et al. ACC/AHA guidelines for the management of patients with ST-elevation myocardial infarction: a report of the American College of Cardiology/American Heart Association Task Force on Practice Guidelines (Committee to Revise the 1999 Guidelines for the Management of Patients With Acute Myocardial Infarction). 2004. Available at www.acc.org/clinical/guidelines/stemi/index.pdf.**

11. Antman EM, Hand M, Armstrong PW, et al. 2007 focused update of the ACC/AHA 2004 Guidelines for the Management of Patients with ST-Elevation Myocardial Infarction: a report of the American College of Cardiology/American Heart Association Task Force on Practice Guidelines. *J Am Coll Cardiol.* 2008;51:(2):210–247.

12. Kushner FG, Hand M, Smith SC Jr, et al. 2009 focused updates: ACC/AHA guidelines for the management of patients with ST-elevation myocardial infarction (updating the 2004 guideline and 2007 focused update) and ACC/AHA/SCAI guidelines on percutaneous coronary intervention (updating the 2005 guideline and 2007 focused update): a report of the American College of Cardiology Foundation/American Heart Association Task Force on Practice Guidelines. *Circulation.* 2009;120:2271–2306.

* 13. **Kearon C, Kahn SR, Agnelli G, et al. Antithrombotic therapy for venous thromboembolic disease: American College of Chest Physicians Evidence-Based**

Clinical Practice Guidelines (8th ed.). *Chest.* 2008;133:454S–545S.

14. Haines ST, Witt D, Nutescu EA. Venous thromboembolism. In: DiPiro J, et al., eds. *Pharmacotherapy.* 7th ed. New York, NY: McGraw-Hill; 2008:331–372.

* 15. **Adams HP Jr, del Zoppo G, Alberts MJ, et al. Guidelines for the early management of adults with ischemic stroke: a guideline from the American Heart Association/ American Stroke Association Stroke Council, Clinical Cardiology Council, Cardiovascular Radiology and Intervention Council, and the Atherosclerotic Peripheral Vascular Disease and Quality of Care Outcomes in Research Interdisciplinary Working Groups. *Stroke.* 2007;38:1655–1711.**

* 16. **del Zoppo GJ, Saver JL, Jaunch EC, et al. Expansion of the time window for treatment of acute ischemic stroke with intravenous tissue plasminogen activator. *Stroke.* 2009;40:2945–2948.**

17. Albers G, Amarenco P, Easton D, et al. Antithrombotic and thrombolytic therapy for ischemic stroke: American College of Chest Physicians Evidence-Based Clinical Practice Guidelines (8th ed.). *Chest.* 2008;133:630S–669S.

18. Semba CP, Bakal CW, Calis KA, et al. Alteplase as an alternative to urokinase. Advisory panel on catheter-directed thrombolytic therapy. *J Vasc Interv Radiol.* 2000;11(3):279–287.

19. Ouriel K, Veith FJ, Sasahara AA. A comparison of recombinant urokinase with vascular surgery as initial treatment for acute arterial occlusion of the legs. *N Engl J Med.* 1998;338(16):1105–1111.

20. Ponec D, Irwin D, Haire WD, et al. Recombinant tissue plasminogen activator (alteplase) for restoration of flow in occluded central venous access devices: a double blind placebo-controlled trial—the cardiovascular thrombolytic to open occluded lines (COOL) efficacy trial. *J Vasc Interv Radiol.* 2001;12(8):951–955.

21. Semba CP, Murphy TP, Bakal CW, et al. Thrombolytic therapy with the use of alteplase (rtPA) in peripheral arterial occlusive disease: review of the clinical literature. *J Vasc Interv Radiol.* 2000;11(2 Pt 1):149–161.

22. Sugimoto K, Hofmann LV, Razavi MK, et al. The safety, efficacy, and pharmacoeconomics of low-dose alteplase compared with urokinase for catheter-directed thrombolysis of arterial and venous occlusions. *J Vasc Surg.* 2003;37(3):512–517.

23. Chin NK, Lim TW. Controlled trial of intrapleural streptokinase in the treatment of pleural empyema and complicated parapneumonic effusions. *Chest.* 1997;111:275–279.

24. Bonow RO, Carabello BA, Chatterjee K, et al. ACC/AHA 2006 guidelines for the management of patients with valvular heart disease: a report of the American College of Cardiology/American Heart Association Task Force on Practice Guidelines. *Circulation.* 2006;114:e84–e231.

25. Baekgaard N, Broholm R, Just S, et al. Long-term results using catheter-directed thrombolysis in 103 lower limbs with acute iliofemoral venous thrombosis. *Eur J Vasc Endovasc Surg.* 2010;39(1):112–117.

26. Vik A, Holme PA, Singh K, et al. Catheter-directed thrombolysis for treatment

of deep venous thrombosis in the upper extremities. *Cardiovasc Intervent Radiol.* 2009;32(5):980–987.

27. Enden T, Kløw NE, Sandvik L, et al.; CaVenT study group. Catheter-directed thrombolysis vs. anticoagulant therapy alone in deep vein thrombosis: results of an open randomized, controlled trial reporting on short-term patency. *J Thromb Haemost.* 2009;7(8):1268–1275.

28. Kuo WT, van den Bosch MA, Hofmann LV, et al. Catheter-directed embolectomy, fragmentation, and thrombolysis for the treatment of massive pulmonary embolism after failure of systemic thrombolysis. *Chest.* 2008;134(2):250–254.

29. Davidian MM, Powell A, Benenati J, et al. Initial results of reteplase in the treatment of acute lower extremity arterial occlusions. *J Vasc Interv Radiol.* 2000;11:289–294.

30. Ouriel K, Katzen B, Mewissen M, et al. Reteplase in the treatment of peripheral arterial and venous occlusions: a pilot study. *J Vasc Interv Radiol.* 2000;11:849–854.

31. Hanover TM, Kalbaugh CA, Gray BH. Safety and efficacy for the treatment of acute arterial occlusion: complexity of the underlying lesion predicts outcome. *Ann Vasc Surg.* 2005;19:817–822.

32. Robertson I, Kessel DO, Berridge DC. Fibrinolytic agents for peripheral arterial occlusion. *Cochrane Database Syst Rev.* 2010;3:CD001099.

* 33. **Meijer KM, Schulman S. Determinants of bleeding risk in patients on antithrombotic and antifibrinolytic agents. *Semin Thromb Hemost.* 2008;34(8):762–771. Epub 2009 Feb 12.**

* 34. **Schulman S, Beyth RJ, Kearon C, et al. Hemorrhagic complications of anticoagulant and thrombolytic treatment: American College of Chest Physicians Evidence-Based Clinical Practice Guidelines (8th ed.). *Chest.* 2008;133:257S–298S.**

注：下列关键文章文中未引用。

* Mehta RH, Alexander JH, Van de Werf F, et al. Relationship of incorrect dosing of fibrinolytic therapy and clinical outcomes. *JAMA.* 2005;293:1746–1750.

* Sobel M, Verhaeghe R; American College of Chest Physicians; American College of Chest Physicians. Antithrombotic therapy for peripheral artery occlusive disease: American College of Chest Physicians Evidence-Based Clinical Practice Guidelines (8th ed.). *Chest.* 2008;133(6 Suppl):815S–843S.

第七章　抗凝作用的逆转

引言

出血或因抗凝治疗引起的出血,很多时候需要减弱或者完全逆转已有的抗凝强度。除了控制抗凝药的使用和直接处理出血以外,还需要其他的药物来拮抗抗凝药的作用。这类药物要么直接逆转抗凝药的药理作用,要么独立地发挥止血作用。为了将发生出血的可能降到最低的同时避免血栓的形成,需要考虑多方面的因素以获得最佳的方法。本章节将对逆转抗凝的策略进行深入的探讨。

逆转抗凝前需要考虑的问题

在决定逆转抗凝作用的最佳方法时,首先需考虑以下问题:

● 逆转抗凝的目的是否为使活动性出血停止?
● 逆转抗凝的目的是否为预防出血?
一旦这些问题得到明确的答案,临床医师接下来需要考虑以下问题:
● 潜在逆转药物的药效学和药动学特性
● 当前抗凝作用所达到的程度
● 抗凝作用的目标水平
● 逆转抗凝作用预期的起效时限
● 逆转抗凝作用预期的持续时间
● 治疗方案预期的效果与风险比(如:活动性出血或是预防出血的风险是否足够高于使用逆转抗凝药物造成血栓并发症的风险)
● 为达到逆转抗凝作用是否需要联合应用多种药物
● 在特定方案的长效逆转作用下重新建立抗凝作用的选择
　　—— 举例:有高血栓形成风险(癌症伴有多种血栓事件)和终末期肾病的患者,可供选择用以重新启动抗凝作用的药物不多(例如,通过肾脏排泄的过渡药物作用可能会并不理想),另外过度逆转(如:使用华法林的患者连续三次应用 10mg 维生素 K)情况下重建抗凝作用难度很大。

根据患者的特点,制订逆转抗凝的方案

在制订方案时需要考虑的一般情况如下:

● 患者是否有贫血、血小板减少或出血?
● 患者是否存在出血的危险因素?
● 失血的临床影响是什么?
　　— Hb/HCT 基础值是否足以使发生失血事件的结果最小化?
　　— Hb/HCT 基础值是否过低而引起供血障碍?
　　— 现有疾病是否会因失血而产生其他的临床风险?
● 患者是否正在接受抗凝和(或)抗血小板治疗?
　　— 从起效到作用消失需要多长时间?
　　— 计划是继续进行还是重新开始治疗?
● 是否已经使用了逆转抗凝药物?

出血的危险因素

表 7-1　可增加抗凝出血的危险因素[1]

分类	特　　　点
抗凝作用	性质(超出目标范围的) 使用多种抗凝药物或抗血小板药物 器官功能障碍(如:肝功能衰竭、肾功能衰竭等)引起血液中凝血成分减少的情况
患者	贫血 遗传性凝血功能紊乱 之前发生过出血事件 癌症 慢性肾功能不全 不可控高血压 恶性肿瘤 酗酒 休克 年龄>70 岁 器官功能衰竭,从而使抗凝物质清除率降低 血小板数量减少及功能下降

分　类	特　　　点
治疗操作	侵入性操作破坏血管的完整 近期接受过手术(离手术时间愈近,则出血的风险愈高) 现场引流 治疗操作需要抗凝(如:旁路、手术血管置管) 血管畸形(比如动脉瘤)

在侵入性操作的过程中,逆转抗凝需考虑的因素:

● 是否是闭腔器官(如:心脏、椎管、中枢神经、眼等),这些区域可以储纳少量血液,其并发症会产生意想不到的危险

● 是否有输血的可能

● 是否可以引流,或者具备控制出血的能力

逆转方案的选择

制订逆转抗凝作用方案的步骤:

1. 评估实验结果的有效性(结果是否准确反映真实情况,参见第十八章)

● 检查的结果是否可信?(参见第十八章)

— 样本被稀释

— 送样或取样错误(如:样本降解,变质)

● 出现非预期值(单个数值无法被临床解释)

● 检查结果与临床症状是否相符合?

— 如果时间允许,可以重新检测或确证

● 是否存在某些互相影响的因素干扰检查结果?(参见第十八章)

● 假性 INR 值升高(表 18-7)

— 存在狼疮抗凝物

— 直接凝血酶抑制药

— 肝素未达到平衡状态

— 肝功能衰竭

● 假性 aPTT 值升高(表 18-7)

— 采样方法

● 假性抗凝血因子 Xa 活性水平升高

— 检验试剂是否被校准

— 在制订逆转抗凝计划前,临床紧急情况是否有足够时间重新检测有疑问的结果?

● 替代实验是否能验证观察结果(检测抗Ⅹa凝血因子活性或 aPTT 以证实非预期的 ACT 低值)

2. 考虑临床逆转的原因并对新的目标水平进行及时的评估

● 针对当前问题,确定恰当的方法(表 7-2)

表 7-2 逆转抗凝作用的方法(包括完全的或部分的减弱抗凝作用)

方法	考虑因素
控制抗凝药的使用	目标是在数小时到数天时间内自然地降低抗凝药的药理作用 取决于在预期时间段内需要逆转抗凝的迫切程度,以及患者对药物的消除能力
拮抗药	给予直接抑制抗凝药药理作用的药物 通常在患者处于高危险或危险已经发生的情况下,目标是在数分钟到数小时时间内降低抗凝药的药理作用
建立止血方法	使用对正常凝血过程有促进作用的药物(即促凝药)
修订抗凝方法	目的是降低治疗目标值,通常这与风险被接受程度的变化有关 通常不涉及拮抗药

● 如果患者正在出血,那么急性出血的问题是什么?

● 评估失去抗凝作用形成血栓的风险与出血风险比(表 7-3)

● 抗凝作用需多快被逆转?(表 7-3)

— 如果出血会危及生命(比如颅内出血)或导致永久性的残疾(比如眼内出血),那么必须立刻进行紧急逆转抗凝。

— 如果大量失血,但并不危及生命(如:丢失血红蛋白,见附录 J),应根据临床情况和患者的需要,来决定是否需要立刻进行逆转抗凝。

表 7-3 出血风险与血栓形成风险的评估

	症状或适应证	时程	止血目标	反弹风险
紧急	危及生命或出血可能导致重要脏器损伤；活动性出血或预计出血伴有低血压,心动过速、血肿、关节肿胀,或意味直接后果的其他症状或体征；还包括需要立刻进行逆转的一些特定的紧急侵入性操作	数分钟到数小时	针对急性症状在数分钟到数小时内开始起效(比如脑出血);快速达到正常指标,并在此水平维持24～72小时(比如 INR = 1,aPTT 值回到基值)	高；通过重复给予快速起效的逆转药物和联合使用长效药物来将反弹风险降到最小(比如使用维生素 K)
亚紧急	准备进行会导致出血的紧急侵入性医疗操作	数小时到数天	通常需要在24～72小时内,为具有出血的危险因素或者治疗过程中存在高出血风险的患者,保持一定或较低的治疗性抗凝水平	适中；逆转抗凝作用需要覆盖整个风险期,包括侵入性操作期间及移除侵入装置的过程

- 逆转作用需要达到什么程度(完全的、部分的或者只需要使过度抗凝作用回复到安全范围之内)？(表 7-4～表 7-6)
- 如果出现或者在高危操作中预计会出现大出血,则需要进行完全的逆转抗凝作用。
- 当出现出血,在权衡形成血栓的风险后,认为不足以进行全面的逆转抗凝(在使用逆转作用促进该过程时常见),此时应当考虑进行部分的逆转(即 INR<2 或<1.5)。
- 降低过高的指标(此时的目标是使 INR、aPTT 或 ACT 值尽快回到目标范围之内,而非简单地控制使用抗凝药)。

3. 制订逆转方案(如下)

逆转方案

表 7-4　紧急逆转抗凝作用的考虑

目标:针对大量或危及生命的出血,使抗凝活性降到最低,但是持续的拮抗作用时间不能超过 24～72 小时,除非延长逆转时间是必须的(重复计划中的或经慎重考虑的侵入性操作)

大剂量维生素 K 可以将华法林重新产生抗凝作用的时间延迟数天到数周,在此有可能会需要进行过渡治疗;当出血的严重程度加重时,延长逆转作用的重要性降低,而是期望能延长 INR 处于低值的时间

● 如果目前的手术过程伴有高出血风险的并发症或者危及生命的出血,并且不能延误治疗,那么理想的选择是在几分钟内就能逆转抗凝和(或)止血。这包括紧急逆转治疗和预防抗凝作用的反弹

目标:减小抗凝作用至无抗凝活性且抗凝指数(aPTT 或 INR)回归到基值;假如因为担心发生血栓栓塞而期望避免长效的逆转抗凝作用,则需要根据当时的抗凝作用强度调整逆转药物的剂量;若需进行不完全逆转抗凝作用可使用拮抗药替代受损凝血因子;例如:用重组凝血因子Ⅶa(recombinant activated factor Ⅶ,rFⅦa),新鲜冰冻血浆(fresh freezing plasma,FFP)或凝血酶原浓缩复合物(prothrombin complex concentrate,PPC)进行紧急止血(非拮抗药),外加静脉注射 10mg 的维生素 K,来预防华法林作用反弹所致的危及生命的出血

● 通常逆转的目标至少是 24～72 小时,但是一旦出现危及生命的出血,则不立即考虑长时间的抗凝。例如,对于华法林,必要时可反复给予 10mg 的维生素 K 静注;对于皮下注射低分子量肝素或普通肝素,可以采用鱼精蛋白长期滴注

表 7-5　亚紧急逆转抗凝作用的考虑

目标:对于微创操作,逆转的结果应处于抗凝目标范围的下限。对于可能导致出血的大型侵入性操作,逆转的结果应低于抗凝的治疗目标。对有高出血风险的患者,在出血可能逐渐增加的过程中,需调整逆转作用的强度至更低,例如:对没有其他风险的患者,其逆转目标是 INR 从 6.0降到 2.5～3.5。但是如果患者存在出血的风险因素,那么逆转目标可能就需要降到 2.0～2.5

续表

- 针对低风险或高出血风险的操作。其目标:低目标范围但不需要完全逆转抗凝作用。在反弹作用可以被接受的情况下,进行相对更低剂量的逆转治疗和有选择的治疗
- 因为快速起效的药物容易发生逆转作用的衰退和抗凝作用的反弹,所以过早使用会降低药物的逆转作用,例如:在放置起搏器电极时应用 FFP,常见的错误是:在注射 FFP 获得期望的 INR 后,没有及时进行手术,逆转作用消退导致 INR 反弹(升高)。所以应该在手术的 4～6 小时内开始使用 FFP,并一直持续到手术结束,就可以避免上述情况的发生

表 7-6　非紧急逆转抗凝作用的考虑

- 通常的治疗水平是以最小限度干预为治疗目标(如:控制抗凝药物的使用;口服维生素 K 逆转并停用抗凝药 1 天)
- 通常停止治疗 3～4 个半衰期,确保各个器官的正常清除;对于采用华法林的治疗,停用 1～2 日再以小剂量重新开始治疗
- 监测患者的检查结果或出血的临床特征,再评估是否需要进一步的逆转抗凝治疗
- 抗凝作用的降低与应用抗凝药物剂量有关,因接受更高剂量抗凝药物达到同一目标水平的患者,比那些有相同作用但低剂量长期使用的患者能更快地清除抗凝药物

药物逆转华法林作用的起点与终点(图 7-1)

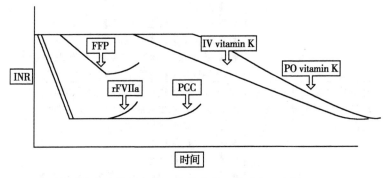

图 7-1　各种药物逆转维生素 K 拮抗药作用的过程示意图

上图表明,各种逆转策略均存在着潜在的 INR 值反弹性升高。与华法林作用的时间相比,逆转作用所持续的时间更加短暂。PCC 起效迅速,由于 rFⅦa 的半衰期较短,因此其较 PCC 更早出现反弹。对于 FFP,在完成全部给药后,其部分逆转作用存在延迟效应。注射完 FFP 不久,INR 值就开始回升。对于维生素 K,其静脉给药的剂型起效更快,然而在给药 24 小时后,口服剂型的作用开始与之相当。反弹的时间和程度可能依赖于药物的给药剂量和 INR 值的高低。

出血或顽固性出血的监测

表 7-7 监测逆转方法所产生影响的注意事项

因素	监测注意事项
出血	● 生命体征,血容量或血红蛋白,血小板 ● 出血症状:生理性评估,损伤部位,小便与大便潜血
抗凝的强度	● aPTT,抗凝血因子 Ⅹa 活性,INR,ACT,血小板数和纤维蛋白原(患者严重出血);还可以进行其他的检查,这有赖于所拥有的设备;参见第十八章 ● 如果逆转作用的时间比被逆转抗凝药的作用时间短,则需要对潜在的抗凝药作用反弹的程度进行评估
药物的消除减少	因为药物清除的减少,使抗凝作用持续的时间延长,此时需要对器官功能进行监测(LFTS、肾功能、心排血量)

表 7-8 影响逆转程度和速度的因素

血栓栓塞风险的考虑	● 血栓栓塞事件史,栓塞的次数、部位以及严重程度 ● 近期发生过的血栓栓塞事件 ● 遗传性风险因素或高凝状态 ● 房颤患者与休克相关的风险评分(如:$CHADS_2$)(参见第十二章)[2]
有明显的血栓形成时,在逆转治疗前需要先进行过渡治疗	需对过渡药物进行评估(参见第八章) ● 是否能起到相应的作用并持续期望的时间 ● 治疗的安全性和相关风险 ● 可供后继治疗的作用 ● 患者的用药能力 ● 根据器官的功能,对用药剂量进行调整 ● 在治疗过程中,持续作用的出血风险

续表

患者具有持续出血或加重出血的危险因素：心绞痛,急性冠状动脉综合征,意识改变,肺功能障碍,透析效果	● 其他的侵入性操作 需要关注其他能引起持续出血或者导致 Hb/HCT 下降的并发症
当前抗凝作用的强度	当前抗凝作用的强度 逆转的程度 ● 回到靶目标值 ● 在靶目标值下或回到基础值
抗凝药物剂量	患者如果需要高剂量的抗凝药,才能将治疗水平维持在通常的治疗目标之内,那么其被逆转的速度也更快(可能与清除率的升高有关)。例如:在每周给予 1 次华法林治疗时,用药量高的患者比用药量低的患者,在逆转时其 INR 下降的速度更快
评估患者清除抗凝药的能力	抗凝药物的药动学 存在器官功能障碍
药物逆转作用的预测	● 给药途径 ● 生物利用度 ● 量效关系

临床精粹

● 在采样或测定过程中会出现检测错误。与通过之前检测方法得到的结果比较,单一的"临界"值容易使人误解。如果临床症状并不支持实验检测结果,在考虑制订另一个治疗方案之前,应重新检测实验数据。在特定情况下,考虑增加一项替代检查。

抗凝药物的特性

普通肝素[3]

● 半衰期短(90 分钟),通常在停止静脉注射 3～4 小时后,其药理作用会消失。但如果大剂量给药,其潜在作用持续的时间会更长。(例如,在推注、心脏手术或皮下注射给药之后)。

— 在体外循环过程中,大剂量使用普通肝素会发生肝素从组织中反弹。

● 在使用正常剂量治疗时,需要检测活化部分凝血活酶时间(activated partial thromoboplastin time,aPTT)或抗凝血因子Ⅹa活性。而使用大剂量治疗时,则需要检测活化凝血时间(activated clotting time,ACT)(例如置管术、手术室手术)。

— 注释:在 ACT 处于高水平情况下返回至基线水平,仍然需要检测治疗静脉血栓栓塞的目标 aPTT 值。

— 逆转全过程均需检测 aPTT 或抗Ⅹa凝血因子活性。

— 其药理作用能迅速地被鱼精蛋白逆转。(表 7-11)

抗凝血因子Ⅹa活性的非口服抗凝药(低分子量肝素和磺达肝素)

低分子量肝素(low molecular weight heparins,LMWHs)

● 在逆转过程中,是否有必要对抗凝血因子Ⅹa活性进行监测尚不明确。

— 注意:1mg 依诺肝素相当于 100U 的抗凝血因子Ⅹa 的活性。

● 用鱼精蛋白拮抗其药理作用,大约 60% 起效;副作用与普通肝素相似[4]。

— 给药剂量(表 7-10)

— 如果使用低分子量肝素,为了恢复正常或是替换凝血因子,还需要考虑配合使用其他的方案,包括使用血液制品(如:FFP,冷沉淀)。

● 存在鱼精蛋白抵抗或即将发生会危及生命的出血时,可以考虑使用 rFⅦa(用量尚未确定)或 PCC(用量如下)。在肾功能不全导致清除率下降的情况下,低分子量肝素的作用时间延长,此时可以考虑重复给予鱼精蛋白。

磺达肝素

● 半衰期长(17～21 小时)。

● 没有严格意义上的拮抗药,但是 rFⅦa 对其具有有限的短期作用,在危及生命的情况发生时,可以考虑使用 rFⅦa[5~7]。活化 PCC 可能对其也有一定的作用(详见下文)。

● 因为在磺达肝素的分子上缺少鱼精蛋白的作用位点,所以鱼精蛋白对其不起作用。使用鱼精蛋白还有可能引起过敏反应。

直接凝血酶原抑制药(direct thrombin inhibitor, DTIs)

药物

- 来匹卢定、阿加曲班、比伐卢定、地西卢定、达比加群。
- 联用非口服 DTI,可以使华法林的 INR 值升高。
  - 单纯由 DTI 引起的 INR 值升高,并不能反映全身性维生素 K 依赖的凝血因子的过度缺失。因此,在没有使用华法林时,就没必要使用维生素 K 来逆转抗凝作用。
  - 口服 DTI 可以使 INR、aPTT、ecarin 凝固时间以及凝血酶时间延长,INR 是否能较好反映抗凝作用水平并不明确。
- 因为心、肝、肾功能的受损导致清除减少,使药物的作用时间延长。因此需要延长对周期性出血和进行性出血风险监测的时间。
- 器官功能正常的患者,其非口服 DTI 的半衰期短,并且在停药后 3～4 小时药效就降至最低。
  - 当出现器官衰竭时,因为药物清除更慢,DTI 的作用可以持续更长的时间。
    - 达比加群约 80% 由肾脏清除。
    - 透析可以清除大约 2/3 的达比加群。[8]
  - 通过皮下注射或口服给药的方式使用 DTI 类药物,可以延长其作用时间。
  - 与口服药物的相互作用,可能延长其药物作用时间。
- 比伐卢定:其逆转药物无可靠资料,然而超滤时使用低剂量的 rFⅦa 有一定的效果[9]。当然,还需要更多的数据来支持这个观点。

华法林

无出血,但 INR 升高

- 如果不打算进行侵入性操作,维生素 K 逆转可能不会改变结果(表 7-14)。

在治疗或手术过程中,计划在几个小时内逆转 INR

- 静脉注射维生素 K 比口服能更快地降低 INR,并在静脉注射后 4 小时就能观察到一定的作用[10]。在这种情况下,术后可能需要加大剂量来降低抗凝的程度,但并不促进这一过程,因此我们需要一个更快起效的药物。

长于 24 小时

- 口服维生素 K 降低 INR 在 24 小时内起效。

表 7-9　逆转药物的用法用量[a]

临床方案	通常联合应用		可考虑加用 rFⅦa 或 PCC（不建议同时加用）	
	FFP	VitK	rFⅦa	PCC
● 危及生命的出血	10～20ml/kg IV	10mg IV[b] 输注大于 30min	10～40μg/kg	25～50IU/kg
● 需要在6～24h 内进行侵入性操作的紧急情况	10～15ml/kg IV（不推荐水负荷过多的心衰患者使用）	根据 INR 确定使用剂量。比如在 INR 目标值小于 3 时，静脉注射药量在 0.5～3mg 之间。用药量的确定取决于计划逆转的程度、起始 INR、逆转的目标 INR 以及华法林的用量	NR	25～50IU/kg
● 轻微出血	NR	1～5mg PO，根据 INR 调整剂量	NR	NR
● 大于 24h 的选择性治疗	0～15ml/kg IV	1～5mg PO，根据 INR 调整剂量（不推荐用于高血栓风险的患者，比如：瓣膜病患者）	NR	NR

缩写：NR(not recommended)＝不推荐

[a]该表提供了各种情况下逆转维生素 K 拮抗药作用的模式。这些方案并不总是能完成逆转，但是为减弱维生素 K 拮抗药的作用提供了思路[11～16]

[b]静脉注射 10mg 的维生素 K 可以完成全部的逆转，并且在一段时间（＞1 周）内，限制了维生素 K 拮抗药作用的重新启动。考虑到作用的时间和使用 rFⅦa、FFP 或 PCC 存在的潜在反弹，在治疗前就给予这些药物，使其更早地发挥更强的止血作用。逆转治疗后，维生素 K 可以用维持治疗

临床精粹

● 维生素 K 拮抗华法林的剂量取决于 INR 值的大小和逆转后的目标值。活化凝血因子比例仅仅需要很小的改变就能使临界值降至目标范围之内(因此还需要小剂量的维生素 K)。相比之下,降低 INR 值到治疗范围或回到基础值,需要考虑使用较大剂量的维生素 K。

● 当患者未出现出血,考虑的治疗方案是:给予小剂量的维生素 K 并监测给药后的 INR(如 12 小时)。如果 INR 有显著的降低,则不需要另外增加用量;如果没有显著的降低,则可以重复给予相同的剂量。FFP 还可于操作前即刻给予。

溶栓药

● 不存在明确的拮抗药,但目前已有使用血液制品和氨基己酸[17]。

● 特别是在出血时,作为血液制品的替代品及某些因子的替代品[例如,FFP、冷沉淀(若纤维蛋白原缺乏时),和(或)浓缩红细胞]。

用于逆转抗凝的药物

表 7-10 逆转抗凝药物的作用机制/药理作用/药动学[13]

逆转药物	机制	动力学	剂量	抗凝反弹
鱼精蛋白	与肝素结合,使其分子形成无活性盐	5min 内起效;作用不可逆转并且存在剂量依赖;皮下注射肝素或 LWMH 时,可能会出现抗凝反弹	参见表 7-11	如果进行皮下注射,可引起作用延迟,但作用并不会因此减少
FFP	含有全部凝血因子,包括 Ⅱ、Ⅶ、Ⅸ、Ⅹ,但与其他产品相比以稀释形成存在;在体内,这些因子需要被激活	在 1～4h 起效,并有赖于药物剂量和抗凝作用的大小;作用持续时间为 6h 或更短	10～20ml/kg IV	4～6h

续表

逆转药物	机制	动力学	剂量	抗凝反弹
PCC	含有凝血因子,其中包括Ⅱ、Ⅸ、Ⅹ,有些还有Ⅶ,其浓度是新鲜冰冻血浆的25倍;在体内,这些因子需要被激活;少数产品(如FEIBA)含有活性因子(参见PCC章节)	10～15min内起效;作用持续时间为12～24h;联用维生素K,可更长时间地逆转华法林的作用	25～50IU/kg IV;不同产品用量不同(最好参照选择的具体说明书,从而确定使用剂量)	大约12h
rFⅦa	选择性代替rFⅦa,活化外源性凝血途径,使凝血酶形成	10min内起效;作用持续时间为4～6h;针对华法林的抗凝作用,联用FFP来限制INR的反弹,并使用维生素K维持治疗超过24h	10～90μg/kg IV;在这方面,没有临床试验的剂量范围可以提供;低至1mg可以使INR在15min内恢复正常	6～12h
维生素K	肝脏产生凝血因子Ⅱ、Ⅶ、Ⅸ和Ⅹ的辅因子	PO 12～24h起效;IV 4～12h起效;不推荐SC和IM;持续时间依赖于华法林强度;INR在几天内出现反弹	PO/IV最大剂量至10mg	剂量依赖性

给药的注意事项

● 鱼精蛋白:通常用于 UFH 或者 LMWH 治疗过程中引起的危及生命的出血,或用于预防使用大剂量 UFH 引起的出血风险。

表 7-11　鱼精蛋白逆转肝素的作用[3,13]

	剂量	注释
普通肝素	● IV 肝素:每逆转 100U 肝素的作用,需要 1mg 的鱼精蛋白,最大剂量 50mg,最大输注速率不超过 5mg/min。如果在 UFH 持续输注后超过 60min,每 100U 的肝素用 0.5mg 的鱼精蛋白;如果超过 2h,则每 100U 的肝素用 0.25mg 的鱼精蛋白。如有必要,至少在 10min 后,方可给予额外的鱼精蛋白 ● 皮下注射治疗剂量肝素:静脉输注 25～50mg 的鱼精蛋白 8～16h(在出血或高出血风险的情况下:aPTT 达标,则用 25mg;如有 aPTT 升高,则用 50mg,并重新检测 aPTT)	因为静脉注射肝素的半衰期相当短(60～90min),在其停药后作用消退迅速,因此考虑通过前几小时内给予的肝素总量推算所需硫酸鱼精蛋白的剂量(例如,持续静脉输注 1250U/h 的肝素,需要 30mg 硫酸鱼精蛋白) 静脉推注 UFH 并出血(或伴有高出血风险)后:如果 aPTT 在目标范围内,则每 100U 的肝素用 1mg 鱼精蛋白;如果 aPTT 升高,则每 100U 的肝素用 1.5mg 鱼精蛋白 输注速度为 5mg/min 在心脏搭桥手术中,在给予大剂量肝素和初始剂量的鱼精蛋白进行逆转之后,因为肝素会从组织中重新进入血液进行再分布,所以导致肝素作用的反弹,此时应当考虑加用鱼精蛋白[18] 中和皮下注射的 UFH,需要延长注射鱼精蛋白的时间 aPTT(或 ACT)可用来评估鱼精蛋白中和作用的效果

	剂量	注释
LMWH	● 鱼精蛋白在 8h 内以 5mg/min 的剂量静脉注射,1mg 可以拮抗 100U 抗凝血因子 Ⅹa 活性 ● 如果用药后超过 8h,则鱼精蛋白 0.5mg 可以拮抗 100U 抗Ⅹa 凝血因子活性 ● 如果出现持续的出血,则考虑再给予鱼精蛋白 0.5mg 拮抗 100U 抗凝血因子 Ⅹa 活性	鱼精蛋白对不同 LMWH 中和作用的强度排序是:亭扎肝素＞达肝素＞依诺肝素。药物间的相关临床意义尚未明确[4] 依诺肝素 1mg 相当于 100U 抗凝血因子 Ⅹa 活性

● 在紧急情况下,鱼精蛋白可不经稀释直接使用,但使用 5% 葡萄糖溶液或生理盐水稀释则更佳

表 7-12　使用鱼精蛋白的相关风险[3,19]

心脏作用(低血压,休克,心动过缓)	风疹
肺水肿	血管性水肿
肺血管收缩	白细胞减少症
潮红	血小板减少症

● 警告:在对鱼过敏、之前使用过鱼精蛋白胰岛素或有输精管切除术史的患者中,鱼精蛋白对其可能有更高的致敏性。考虑使用皮质类固醇或组胺拮抗药治疗过敏反应

维生素 K(维生素 K₁)

确定维生素 K 逆转剂量时需要考虑的因素:
● 妊娠分级为 C。
● 肝脏能够产生凝血因子。
● 小剂量维生素 K 可降低临界 INR(＞6)到目标范围[20]。
● 将 INR 逆转到 2 或 1.5,可能需要更大量的维生素 K。此时 INR 每改变一个单位,就需要更大剂量的活性凝血因子(参见第十八章)。

- 与对华法林敏感度低的患者相比,给予相同剂量的维生素 K,敏感度高患者的 INR 下降幅度更大[21]。
- 在初始 INR 值较高的情况下,较小剂量的凝血因子改变可引起 INR 值很大的变化。

临床精粹

- 在 INR 较低的情况下,活化凝血因子百分比需较大变化,才能引起 INR 值的上升(INR 在 2～3 之间,需要 25％～40％正常的活化凝血因子改变方可引起 INR 的升高),INR 超过 6 时可能不到 10％的正常活化凝血因子改变就能引起 INR 的变化。在这一水平时,少量活化凝血因子改变即可引起 INR 值显著改变。
- 在高 INR 值的情况下进行逆转,少量增加活化凝血因子(或正常百分比),就可以使 INR 有很大幅度的下降。与之相比,若需要将 INR 降到 2 以下或回归到基础值,则需要大量的活化凝血因子。同样,在处于高 INR 时,给予小剂量维生素 K 就可以使 INR 下降到治疗范围之内。但如果要使 INR 再降低到 2 以下,则需要较大剂量的维生素 K。
- 给予相同剂量的维生素 K,对华法林敏感的患者 INR 下降的程度更大。
- 另外需要注意的是,达到同一 INR 目标,那些需要更高剂量华法林治疗的患者,其 INR 下降的速度会更快。这种速度的快慢与维生素 K 无关。

使用维生素 K 逆转 INR 的升高,可能取决于是否出血。近期,一项针对出血或血栓栓塞结果的研究表明,在既无出血也无侵入性治疗的情况下,只使用维生素 K 并不能使 INR 值下降(表 7-13)[22]。

表 7-13　INR 值处于 4.5～10 之间的非出血患者,口服给予
1.25mg 的维生素 K 与安慰剂逆转作用的评估[22]

	7 日			30 日			90 日		
	维生素 K	安慰剂	P	维生素 K	安慰剂	P	维生素 K	安慰剂	P
任何出血	7.9％	9.2％	0.52	11.5％	12.7％	0.63	15.8％	16.3％	0.86
大出血	—	—	—	—	—	—	2.5％	1.1％	0.22
血栓	0.3％	0.3％	1.00	0.6％	0.3％	0.62	1.1％	0.8％	0.72
死亡	0	0.3％	1.00	0.3％	1.4％	0.22	2.0％	1.9％	0.94

在 INR 大于 10 时,非出血的门诊患者口服 2.5mg 维生素 K,为有效的逆转方案[23]。

表 7-14 常用于逆转治疗的维生素 K 制剂

剂型	用药注意事项	注释
注射制剂	● 制剂浓度为 10mg/ml 或 1mg/0.5ml ● 配伍溶液为生理盐水、5%葡萄糖或 5%葡萄糖盐溶液 ● 给药时需避光(避光保存) ● 推荐注射速度不超过 1mg/min ● 临床应用:静脉输注 50ml 维生素 K 注射液需用时 30～60min	● 不推荐使用皮下注射。与静脉和口服相比,其吸收不稳定,并且起效时间会延迟(表 7-15) ● 因为对患者进行抗凝治疗会有形成血肿的风险,所以不推荐采用肌内注射 ● 与较高剂量相比,静脉注射 0.1～0.5mg 同样有效,可以使过高的 INR 降低到目标范围内。同时,较低的剂量不太可能出现过度逆转[24] ● 有可能发生过敏反应(罕见)(参见表 7-18)
口服制剂	● 5mg 无划痕片 ● 静脉注射制剂也可经口服给药	— 临床应用:给药剂量小于 5mg。静脉注射制剂在稀释(可选择樱桃糖浆)后,通过口服给药,其给药量更加准确

表 7-15 口服给药与皮下注射给予维生素 K
逆转华法林作用的比较[25]

注释:口服给药起效更快,尽量避免通过皮下注射的方式给药

平均 INR	1mg PO N=26	1mg SC N=25
初始 INR	5.6	6.2
第一日 INR	2.9	4.2
第二日 INR	2.2	3.1
第三日 INR	2.7	2.8

表7-16 维生素K口服与静脉注射给药逆转华法林作用的比较[26]

目标 INR	2.5mg PO	0.5mg IV
INR 2~4(%)	6h:0% 12h:35% 24h:87%	6h:46% 12h:67% 24h:67%
24h 时 INR<2.0(%)	7%	29%
24h 时 INR>4.0(%)	4%	4%

注意:INR 基础值为 6~10

表7-17 维生素K静脉注射剂经口服给药进行非紧急性逆转抗凝治疗的评价[27]

初始 INR	8~11.9	12~20	>20
维生素 K 剂量	2.5mg	5mg	5mg
第 1 日(~14h)INR	3.5	3.0	2.9
INR 2.0~4.9(%)	77%	52%	44%
INR<2(%)	8%	17%	29%

注意:INR 为 8 和 INR>20 时的凝血因子差异很小

表7-18 非口服维生素K的不良反应

不良事件
超敏反应,包括过敏(静脉注射)
面部潮红
过度出汗
味觉改变
眩晕
低血压
呼吸困难
发绀
注射部位疼痛/肿胀/压痛
● 反复注射:出现红斑、硬化和瘙痒等,罕有进展为硬皮病样皮肤损伤,肌内注射后最易出现皮肤方面的症状
高胆红素(新生儿)

维生素 K 的调剂:

- 静脉注射用维生素 K:使用背负式袋子,以确保缓慢输注的速率。
- 从药房外途径(比如通过自动发药机)获得一瓶 10mg 装的维生素 K,需要慎重。如果药房可以提供用药指导(在注意到维生素 K 的起效时间是几小时并且有其他快速起效药可供选择的情况下,仍确定使用维生素 K),则需要弄清楚维生素 K 的用药剂量、给药途径以及是否需要加用其他药物(比如 FFC、PCC 以及 rFⅧa),使发生过量逆转、逆转不足以及逆转延迟的可能性降到最低。但如果药房不提供这种服务,则需要考虑解决用药安全性和剂量的问题。

新鲜冰冻血浆(FFP)[13,14]

- 收集到的全血在 6 小时内经离心、分离出的血浆在−18℃下冷冻,即得到 FFP。
- 通常 FFP 的用药剂量为 10~20ml/kg。
- 通常 200ml 的 FFP 为 1 个单位。
- 1ml 的 FFP 包含 1U 的各种凝血因子,FFP 的 INR 是 1.0。
- 是否能达到预期作用,依赖于患者用药前凝血因子水平。
- 影响因素包括解冻时间(一般为 30 分钟)、储存条件及供血者。
- 主要用于临时逆转抗凝。部分逆转华法林的治疗作用(出现急性出血或存在高出血风险的情况下,必须通过替换维生素 K 依赖型的凝血因子来达到逆转抗凝的作用),包括逆转在使用华法林 4~6 小时后出现的抗凝反弹。特别是在抗凝作用已在治疗目标以下或出现严重出血的情况下,通常需要增加一些辅助治疗,比如加用静脉注射的维生素 K、rFⅧa 或 PCC。
- 主要用于急性出血或存在高出血风险的情况。此时,抗凝作用必须被逆转,但目标 INR 在 2.0~3.5,并且是不完全逆转。
- 大量使用 FFP 可能引起与容量相关的并发症(比如水负荷过量、心源性休克)。所以只有在危及生命的出血发生时,才能大量使用 FFP,注意输注速度不宜过快。
- 注意可能出现的输液反应(参见附录 K 中对输液反应的描述)。
- 传染血源性病原体的风险极低。
- 针对失血性休克,使用 FFP 不仅可以替代凝血因子,而且可以与血小板或红细胞一起,增加血容量。

凝血酶原浓缩复合物(PCC)[14,15]

● 根据凝血因子Ⅸ量确定给药剂量。但是勿将凝血因子Ⅸ混同于PCC,凝血因子Ⅸ只是PCC所含有的凝血因子中的一种[15]。

● 凝血酶原浓缩复合物可以表示为PCC或FⅨCC,其包含有凝血因子Ⅱ、Ⅶ、Ⅸ、Ⅹ以及一些蛋白C和S。PCC产品中,有些凝血因子Ⅶ的含量低(表示为PCC3),其他复合物的四种因子的含量相当(表示为PCC4)[28]。

— PCC3:包含治疗浓度的凝血因子Ⅱ、Ⅸ和Ⅹ;可能还含有一些较低浓度的其他凝血因子,比如蛋白C、S以及凝血因子Ⅶ。

— PCC4:包含治疗浓度的凝血因子Ⅱ、Ⅶ、Ⅸ和Ⅹ;可能还含有一些较低浓度的其他凝血因子,比如蛋白C、蛋白S。

— 活化PCC产品(比如FEIBA)提供一些特定的活化凝血因子[13]。活化PCC的优势在于:它可在抗凝血因子Ⅹa活性与凝血因子Ⅱ下游的凝血级联共同通路中发挥作用(因此在抗凝药活性位点的下游)[29]。

— 在PCC产品中加入肝素和抗凝血酶,以减少凝血因子Ⅱ和凝血因子Ⅹ作用的蓄积。假如发生了这种蓄积,就有可能使凝血因子Ⅱ和凝血因子Ⅹ的作用时间延长,而诱发血栓形成。

● PCC中所含凝血因子的浓度是其在血浆中浓度的25倍。

● 无须冷藏和解冻,但需复溶。

● 可能存在的不良反应有输液反应和快速滴注引起的不适,但最严重的是血栓形成。

● 快速输注给药简便,最大输注速率参见相关产品信息。

● 10~30分钟起效,完全逆转由华法林引起的INR升高[30~33]。

● 不良反应

— 过敏反应

— 相关的输液反应(参见附录K)

— 血栓栓塞症(反复使用或大剂量使用时潜在风险增加)

— PCC3与PCC4的血栓栓塞症发生率相同(均在使用高剂量时出现)。

● 肝素诱导的血小板减少症(一般来说这类产品都会含有少量的肝素)。

用法用量

华法林

- 对于由华法林引起的 INR 升高,可以联合使用维生素 K_1 和其他产品(表 7-9)。

- 根据产品的特性和已有的用药研究决定具体的药物用量。在大多数研究中,使用的剂量为每千克给予相当于 25~50U 的凝血因子 IX 或总共 500IU。用药前必须熟悉产品的成分,清楚产品适应证和使用剂量。

- 根据 INR 选择使用剂量;结合体重调节剂量比仅使用标准剂量(如 500IU)给药更有效[34]。

与其他逆转药物联用

- 尤其在没有联用静脉注射维生素 K_1 的情况下,INR 会在 12~24 小时内出现反弹性升高。在有以下情况发生时,考虑联用维生素 K(一般通过静脉注射 10mg):危及生命的出血;非手术治疗可修复的出血;病情需要延长完全逆转持续的时间,比如颅内出血。

- 在用 PCC 治疗危及生命或急性出血时,还需要持续使用维生素 K_1[35]。

- 与口服维生素 K_1 比较,静脉用维生素 K_1 与 PCC 和 FFP 联用主要用于紧急情况。

- FFP 联用 PCC,如果用的是 PCC3,建议提高凝血因子 VII 水平[36]。
  — 在使用的 PCC 产品凝血因子 VII 不足时,考虑加用 FFP。

- 通常在高 INR 情况下,应用 PCC 可以导致 INR 低于正常的目标范围或者治疗需要的抗凝水平(<2.0)。

- 当使用 PCC 和 rFVIIa 时,形成血栓复合物的风险会更高,无论是两者联用还是与其他抗凝药(如氨基己酸)联用。

- 了解所选择的产品和可供选择的产品,包括剂量和可供使用的依据。各不相同[15]。

- 有几种 PCC 个体化给药的方法[37]。使用这些方法时,应该综合考虑到可用的药物、患者的用药经验以及文献中获得的经验。这些方法列举如下。根据因子水平确定给药剂量。
  — 需要的国际单位量=体重(kg)×(目标因子水平-目前因子水平)[38]
  — 输注速率为 100IU/min

- 根据观察到的 INR 水平确定给药剂量
  - 参考初始 INR 的 PCC 用量[39]
    - INR 为 2.0～3.0 时,用量为 25IU/kg
    - INR 为 4.0～6.0 时,用量为 35IU/kg
    - INR＞6.0 时,用量为 60IU/kg
  - 根据体重和观察到的 INR 确定给药剂量[34]
    - 参照文献中描述的用量
  - Cofact ®

LMWH/磺达肝素

- 对有鱼精蛋白抵抗的逆转,PCC 有一定的作用[29]。
  - FEIBA:在凝血级联的共同通路中,有限的证据证实 FEIBA 能作用于抗凝血因子 Xa 活性的下游。当存在抗凝血因子 Xa 活性抑制药时,FEIBA 有利于逆转抗凝。FEIBA 建议使用量是 25U/kg。
  - 注意:PCC 包含凝血因子,FEIBA 不同于其他 PCC 产品的是:其中的某些凝血因子是有活性的。即使是存在抗凝血因子 Xa 活性抑制药(如磺达肝素)的情况下,这些活性因子也可以迅速生成凝血酶产物[29]。

临床精粹

- 目前,有多种 PCC 产品可供使用。熟悉这些产品的用法。不同产品间存在区别。如果是 PCC3,需要考虑加用其他血液制品。如果是含有肝素的产品,使用时要考虑患者是否有 HIT 史。PCC 作用时间的长短以及是否可能导致血栓形成,与用药量大小有关。通常在个体化给予 PCC 治疗时,避免使用 rFⅦa。

重组凝血因子Ⅶa(活化的 rFⅦa)

- 规格(活化 rFⅦa):1mg、2mg 和 5mg。
- 在有抗凝药存在的情况下,用于止血,一般的方法是:静脉注射 10～40U/kg。也有用到高达 90U/kg 的剂量[13,16]。
  - 使用的剂量取决于出现出血并发症和血栓的风险。
  - 在其剂量范围方面没有实验数据可以提供。
  - 考虑到 rFⅦa 引发的血栓事件,近期正尝试使用更小的给药

　　剂量。

- 费用昂贵(每毫克接近＄1000)。
- 无须冷藏,储存容易,制备和给药迅速。
- 使用产品自带的稀释剂。
- 制备好的溶液在 3 小时内使用。
- 推注时间至少 2～5 分钟。
- 用生理盐水进行冲洗。
- 在 5～15 分钟内就能观察到止血作用(如时间允许,可在开始时通过小剂量逐渐增加剂量产生效果)。
- 使用华法林患者单独使用 rFⅦa,可在 12～24 分钟内发生 INR 反弹。加用维生素 K 可以延长降低 INR 的作用。考虑使用 FFP 和静脉注射维生素 K 保证持续的逆转,直到维生素 K 完全发挥作用。
- 从小范围观察到的结果表明:在使用 LMWH 和 UFH 的治疗期间,rFⅦa 对与其他拮抗药一起重建凝血是有益处的[40]。
- 没有与 PCC 直接对照的数据可供参考。

表 7-19　血友病以外的患者应用 rFⅦa 会产生的不良反应

● 血栓栓塞症	与血友病患者人群比较,血栓性栓塞症发生率更高 说明书适应证以外用药的黑框警示:药物上市后监测显示,应用 rFⅦa 会引发动静脉血栓或血栓性栓塞症。临床研究表明,院外患者使用 rFⅦa 出现血栓等不良事件的发生率明显升高。致命性和非致命性血栓事件均有报告。在对患者给予 rFⅦa 时,应向其说明使用风险,并解释可能出现的栓塞和血栓栓塞症的症状体征。用药过程中,需要监测凝血系统活性和血栓形成的各种症状体征
● 过敏反应	

参考文献

* 关键文章

1. Smythe MA, Dager WE, Patel NM. Managing complications of anticoagulant therapy. *J Pharm Pract*. 2004;17:327–346.

2. Gage BF, Waterman AD, Shannon W, et al. Validation of clinical classification schemes for predicting stroke: results from the National Registry of Atrial Fibrillation. *JAMA*.

2001;285:2864-2870.

3. Hirsh J, Bauer KA, Donati MB, et al. Parenteral anticoagulants: American College of Chest Physicians Evidence-Based Clinical Practice Guidelines (8th ed.). *Chest.* 2008;133(Suppl):141S–159S.

4. Crowther MA, Berry LR, Monagle PT, et al. Mechanisms responsible for the failure of protamine to inactivate low-molecular-weight heparin. *Br J Haematol.* 2002;116: 178–186.

5. Bijsterveld NR, Moons AH, Boekholdt M, et al. Ability of recombinant factor VIIa to reverse the anticoagulant effect of the pentasaccharide fondaparinux in healthy volunteers. *Circulation.* 2002;106:2550–2554.

6. Lisman T, Bijsterveld NR, Adelmeijer J, et al. Recombinant factor VIIa reverses the in vitro and ex vivo anticoagulant and profibrinolytic effects of fondaparinux. *J Thromb Haemost.* 2003;1:2368–2373.

7. Young G, Yonekawa KE, Nakagawa PA, et al. Recombinant activated factor VII effectively reverses the anticoagulant effects of heparin, enoxaparin, fondaparinux, argatroban, and bivalirudin ex vivo as measured using thromboelastography. *Blood Coagul Fibrinolysis.* 2007;18:547–553.

8. Stangier J, Rathgen K, Stähle H, et al. Influence of renal impairment on the pharmacokinetics and pharmacodynamics of oral dabigatran etexilate: an open-label, parallel-group, single-centre study. *Clin Pharmacokinet.* 2010;49:259–268.

9. Stratmann G, deSilva AM, Tseng EE, et al. Reversal of direct thrombin inhibition after cardiopulmonary bypass in a patient with heparin-induced thrombocytopenia. *Anesth Analg.* 2004;98:1635–1639.

10. Watson HG, Baglin T, Laidlaw SL, et al. A comparison of the efficacy and rate of response to oral and intravenous Vitamin K in reversal of over-anticoagulation with warfarin. *Br J Haematol.* 2001;115:145–149.

* 11. **Leissinger CA, Blatt PM, Hoots K, et al. Role of prothrombin complex concentrates in reversing warfarin anticoagulation: a review of the literature. *Am J. Hematol.* 2008;83:137–143.**

12. Garcia D, Crowther MA, Ageno W. Practical management of coagulopathy associated with warfarin. *BMJ.* 2010;340:c1813.

* 13. **Schulman S, Bijsterveld NR. Anticoagulants and their reversal. *Transfus Med Rev.* 2007;21:37–48.**

14. Goldstein JN, Rosand J, Schwamm LH. Warfarin reversal in anticoagulated-associated intracerebral hemorrhage. *Neurocrit Care.* 2008;9:277–283.

15. Levy JH, Tanaka KA, Dietrich W. Perioperative hemostatic management of patients treated with vitamin K antagonists. *Anesthesiology.* 2008;109:918–926.

16. Dager WE, Regalia R, Williamson D, et al. Reversal of elevated international normalized ratios and bleeding with low-dose recombinant activated factor VIIa in patients receiving warfarin. *Pharmacotherapy.* 2006;26:1091–1098.

* 17. **Goldstein JN, Marrero M, Masrur S, et al. Management of thrombolysis-associated symptomatic intracerebral hemorrhage. *Arch Neurol.* 2010;67:965–969.**

18. Teoh KH, Young E, Blackall MH, et al. Can extra protamine eliminate heparin rebound following cardiopulmonary bypass surgery? *J Thorac Cardiovasc Surg*. 2004;128: 211–219.

19. Hiong YT, Tang YK, Chui WH, et al. A case of catastrophic pulmonary vasoconstriction after protamine administration in cardiac surgery: role of intraoperative transesophageal echocardiography. *J Cardiothorac Vasc Anesth*. 2008;22:727–731.

20. Shetty HGM, Backhouse G, Bentley DP, et al. effective reversal of warfarin-induced excessive anticoagulation with low dose vitamin k1. *Thromb Haemost*. 1992;67: 13–15.

* 21. **White RH, McKittrick T, Hutchinson R, et. al. Temporary discontinuation of warfarin therapy: changes in the international normalized ratio. *Ann Intern Med*. 1995;122: 40–42.**

* 22. **Crowther MA, Ageno W, Garcia D, et al. Oral vitamin K versus placebo to correct excessive anticoagulation in patients receiving warfarin: a randomized trial. *Ann Intern Med*. 2009;150:293–300.**

23. Crowther MA, Garcia D, Ageno W, et al. Oral vitamin K effectively treats international normalised ratio (INR) values in excess of 10. Results of a prospective cohort study. *Thromb Haemost*. 2010;104:118–121.

24. Whitling AM, Bussey HI, Lyons RM. Comparing different routes and doses of phytonadione for reversing excessive anticoagulation. *Arch Intern Med*. 1998;158: 2136-2140.

* 25. **Crowther MA, Douketis JD, Schnurr T, et al. Oral vitamin K lowers the international normalized ratio more rapidly than subcutaneous vitamin K in the treatment of warfarin-associated coagulopathy. A randomized, controlled trial. *Ann Intern Med*. 2002;137:251–254.**

26. Lubetsky A, Yonath H, Olchovsky D, et al. Comparison of oral vs intravenous phytonadione (vitamin K1) in patients with excessive anticoagulation: a prospective randomized controlled study. *Arch Intern Med*. 2003;163:2469-2473.

27. Baker P, Gleghorn A, Tripp T, et al. Reversal of asymptomatic over-anticoagulation by orally administered vitamin K. *Br J Haematol*. 2006;133:331–336.

28. Hellstern P, Beeck H, Fellhauer A, et al. Factor VII and activated-factor-VII content of prothrombin complex concentrates. The PCC Study Group. *Vox Sang*. 1997;73: 155–161.

* 29. **Desmurs-Clavel H, Huchon C, Chatard B, et al. Reversal of the inhibitory effect of fondaparinux on thrombin generation by rFVIIa, aPCC and PCC. *Thromb Res*. 2009;123:796–798.**

30. Yasaka M, Oomura M, Ikeno K, et al. Effect of prothrombin complex concentrate on INR and blood coagulation system in emergency patients treated with warfarin overdose. *Ann Hematol*. 2003;82:121–123.

31. Yasaka M, Sakata T, Naritomi H, et al. Optimal dose of prothrombin complex concentrate for acute reversal of anticoagulation. *Thromb Res*. 2005;115:455–459.

32. Yasaka M, Sakata T, Minematsu K, et al. Correction of INR by prothrombin complex

concentrate and vitamin K in patients with warfarin related hemorrhagic complication. *Thromb Res.* 2003;108;25–30.

33. Markis M, Greaves M, Phillips WS, et al. Emergency oral anticoagulation reversal: the relative efficacy of infusions of fresh frozen plasma and clotting factor concentrate on correction of the coagulopathy. *Thromb Haemost.* 1997;77:477–480.

* 34. **van Aart L, Eijkhout HW, Kamphuis JS, et al. Individualized dosing regimen for prothrombin complex concentrate more effective than standard treatment in the reversal of oral anticoagulant therapy: an open, prospective randomized controlled trial.** *Thromb Res.* **2006;118:313–320.**

35. Ansell J, Hirsh J, Hylek E, et al. The pharmacology and management of the vitamin K antagonists: the eighth ACCP conference on antithrombotic and thrombolytic therapy. *CHEST.* 2008;133(Suppl);160S–198S.

* 36. **Baker RI, Coughlin PB, Gallus AS, et al. Warfarin reversal consensus guidelines on behalf of the Australasian Society of Thrombosis and Haemostasis.** *Med J Aust.* **2004;181:492–497.**

* 37. **Bershad EM, Suarez JI. Prothrombin complex concentrates for oral anticoagulant therapy-related intracranial hemorrhage: a review of the literature.** *Neurocrit Care.* **2010;12:403–413.**

38. Boulis N, Bobek M, Schmaier A, et al. Use of factor IX complex in warfarin-related intracranial hemorrhage. *Neurosurgery.* 1999;45:1113–1119.

39. Preston FE, Laidlaw ST, Sampson B, et al. Rapid reversal of oral anticoagulation with warfarin by a prothrombin complex concentrate (Beriplex): efficacy and safety in 42 patients. *Br J Haematol.* 2002;116:619–624.

40. Ingerslev J, Vanek T, Culic S. Use of recombinant factor VIIa for emergency reversal of anticoagulation. *J Postgrad Med.* 2007;53:17–22.

第八章　过渡期的监护；围手术期的过渡治疗与药物间的转换

引言

长期接受抗血小板(antiplatelet, AP)治疗或者口服维生素 K 拮抗药(vitamin K antagonists, VKA)抗凝治疗的患者通常往返于门诊和住院治疗之间。这种临床情况通常需要改变抗凝治疗方案。每一个过渡点(入院,住院,转科,出院或长期护理)都需要评估用药方案的错误、遗漏或调整治疗方案。强调缩短住院时间和降低费用,进一步强调在口服和肠外抗凝血治疗之间无缝转换的需要。无论紧急还是非紧急情况,当患者情况变化时,应评估抗凝治疗的诊断和适应证(图 8-1)。手术和侵入性操作使情况更加复杂,VKA 和 AP 治疗可能会继续、中断,或被短期肠外或"过渡"治疗替代。由于"过渡"没有一个统一的定义,大部分治疗方案都是通过观察研究而制订的。在决定治疗是否继续、停止或用另一种可选方案替代时,医师和患者的选择发挥着关键作用。

围手术期过渡原则

- 确定中断抗凝药和(或)AP 治疗血栓栓塞的风险。
- 评估出血风险
  - 联合肠外抗血栓治疗
  - 联合外科手术或侵入性操作
- 评估风险和收益
  - 参考患者和医师的目标和偏好

围手术期血栓栓塞风险评估

- 应对患者进行全面的血栓栓塞风险分类评估[1]。
- 根据潜在疾病和并发症来评估血栓栓塞的风险水平。

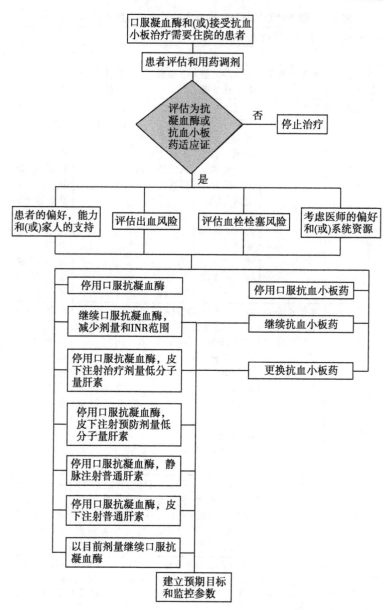

图 8-1 患者评估和预期目标

表 8-1　围手术期的静脉和动脉血栓栓塞的风险评估和分类[1]

抗凝或抗血小板治疗的适应证

TE 风险分类	事件发生率	动脉血栓		静脉血栓	
		人工心脏瓣膜或支架	心房颤动	静脉血栓栓塞	血栓形成倾向
高风险	每年＞10%	人工左房室瓣 笼球和斜碟式人工主动脉瓣 6个月内卒中或 TIA	$CHADS_2$评分≥5 3个月内卒中或 TIA 风湿性心脏瓣膜病	3个月内 DVT 或 PE	蛋白 C 缺乏症 蛋白 S 缺乏症 抗凝血酶缺乏症 凝血因子V的 Leiden 基因突变纯合子 凝血酶原基因突变纯合子
	每年 1%	1个月内置入裸金属支架 12个月内药物洗脱支架			
中度风险	每年 5%～10%	双叶式人工主动脉瓣膜，伴有 ● 心房颤动 ● 卒中史 ● TIA 史 ● 高血压 ● 糖尿病 ● CHF ● 年龄≥75岁	$CHANDS_2$分值为 3 或 4	3～12个月内 DVT 或 PE 复发性的 DVT 或 PE 癌症发病期或癌症治疗6个月内	凝血因子V Leiden 基因突变杂合子 凝血酶原基因突变杂合子
低风险	每年＜5%	双叶式人工主动脉瓣膜，且无其他的卒中危险因素	$CHANDS_2$分值为0～2分（无卒中或 TIA 史）	单纯 VTE 事件＞12个月，没有其他危险因素	同型半胱氨酸血症 凝血因子Ⅷ、Ⅸ、Ⅺ水平升高

　　缩写：DVT＝deep vein thrombosis 深静脉血栓形成；PE＝pulmonary embolism 肺栓塞；TIA＝transihemic attack 短暂性脑缺血发作；TE＝thromboembolism 血栓栓塞

　　$CHADS_2$评分：参见第十二章。充血性心脏衰竭＝1分；高血压＝1分；75岁以上＝1分；糖尿病＝1分；卒中史＝2分

确定术中的出血风险

- 评估术中出血的风险[2,3]。
- 出血的发生率取决于手术过程,多达 11.9% 的患者在常规手术中发生出血。已公开发表的手术出血率如下:
  — 胸外科手术 33.7%
  — 腹部手术 11.4%
  — 其他大手术 14.3%
- 三分之二出血事件发生于手术干预后的 48 小时内。
- 在封闭区或腔管部位出血并发症风险较高:
  — 心包部位[与心脏起搏器/内部心脏除颤器(internal cardiac defibrillator,ICD)植入有关]
  — 脊椎(与腰椎穿刺或硬膜外操作的创伤有关)
  — 泌尿系统(涉及腹膜或膀胱)

表 8-2　操作过程中的出血风险[2,3]

出血风险分类	创伤性或外科手术操作
低或较小出血风险	关节穿刺术 关节镜 活检(前列腺,膀胱,甲状腺,乳腺,淋巴结,胰腺) 支气管镜检查＋/－活检 白内障手术 中央静脉导管拔除 冠状动脉造影＋/－经皮冠状动脉介入治疗(比股动脉径向出血风险小) 洗牙或拔牙(单个或多个) 电生理检查 关节和软组织注射 非冠状动脉造影 消化道内镜检查或结肠镜检查,有或无活检
中度	腹腔手术 ● 腹疝修补术,腹式子宫切除术,阑尾切除术,肠切除术,胆囊切除术,息肉切除术 骨科手术 ● 髋关节置换手术,膝关节置换术,肩部手术,手足外科手术,腕管修复术

续表

出血风险分类	创伤性或外科手术操作
中度	血管外科手术 ● 动脉内膜切除术,颈动脉搭桥手术 其他 ● 腋窝淋巴结清扫术 ● 牙科手术 ● 扩张宫颈和刮宫术 ● ICD 或起搏器插入 ● 痔疮外科手术或鞘膜积液修复术 ● 非白内障眼部手术 ● 皮肤癌切除 ● 胸骨切开术
高度	胸腔手术 ● 腹主动脉瘤修复,心脏瓣膜置换术,冠状动脉搭桥,肺部手术(肺叶切除术,肺楔形切除术,肺段切除术,全肺切除术) 癌症手术 ● 泌尿外科,妇科,头部和颈部,大肠,乳腺 骨科 ● 双侧膝关节置换术 神经外科 ● 脑或脊髓肿瘤手术,椎板切除术 其他 ● 经尿道前列腺切除术 ● 肾或肝活检

围手术期出血的风险评估

● 手术过程本身是出血的最重要的危险因素之一。
● 考虑患者的风险因素和并发症可能影响口服或肠外抗凝并增加术中和术后出血的危险。
● 患者应该接受全面出血风险的评估。

表8-3 患者的主要危险因素及增加出血风险与抗凝的并发症[4~7]

危险因素或并发症	说 明
年龄增加	55岁以上随着年龄的增长,风险增加
出血史	若近期发生出血,则出血风险增高(例如,胃肠道出血、眼内出血、血尿等)
血管疾病	卒中史或外周血管疾病
肾功能不全	肌酐清除率[a]$<$90ml/min或血清肌酐$>$106μmol/L的风险较高
肝功能不全	与改变凝血功能相关,肝功能恶化的出血风险较高
充血性心脏衰竭	病情加重,可能会改变抗凝药的反应和药效学
贫血	血细胞比容$<$30%或血红蛋白男性$<$130g/L,女性$<$120g/L的风险较高
癌症	出血的危险性与癌症的严重程度相关
低血压	收缩压$<$100mmHg
高血压	收缩压$>$200mmHg
女性	预测高风险,确切机制不明
糖尿病	影响许多危险因素,增加出血风险

[a]使用Cockcroft-Gault公式计算

● 对于启动VKA治疗,住院风险和术后风险有多种关于出血预后和评分的指标[4~7]。
● 考虑采取恰当的出血指数以确定患者的出血风险水平。

口服抗凝到肠外治疗的过渡

● 基于血栓和出血的风险,制订一个"过渡"的方案[1]。
● 规划和及时的干预可以优化抗凝治疗,从而平衡血栓和出血的风险。
● 重新使用华法林时,往往采用维持剂量。当期望有早期"测量"的INR响应,可以在最初2~3天增加剂量(≈增加维持剂量的50%),随后采用常规的维持剂量。
● 低分子量肝素(low molecular weight heparin,LMWH)用于防止动脉血栓栓塞的预防剂量尚不清楚。因此,当用于心房颤动和机械心脏瓣膜过渡治疗时,通常首选其治疗剂量。
● 官方数据表明,在绝大多数持续使用或低剂量使用华法林的患者的抗凝治疗中,可能没有必要进行"过渡"治疗[8~12]。
● 华法林周剂量较高的患者有可能消除更快,比华法林周剂量较低的患者更早恢复到基线 INR。

- 标准化 LMWH 的"过渡"方案通常导致手术前短期显著性残留的抗凝活性[13]。
- 肾功能不全的患者 LMWH 清除可能延迟。
- 通过抗凝血因子 Ⅹa 检查测定残余 LMWH 的活性在给药后可以持续 24 小时。
- 术中和术后任何事件（需要干预的过量出血或出血的血管），可能会影响重新启动抗凝。
- 治疗过程后重新启动抗凝必须咨询外科医师或者治疗人员。
- LMWH 过渡治疗的持续时间可能会显著长于（12 天）已有的临床试验结果[14]。
- 根据患者不同的风险情况制订 LMWH 治疗方案，高风险的患者降低剂量（抗凝血因子 Ⅹa 70U/kg，每日 2 次），低到中度风险患者采用预防剂量方案，从而可使血栓栓塞率较低（0.4%）和大出血的发生率较低（1.2%）[15]。

表 8-4　血栓栓塞风险评估[1]a

TE 风险分类	出 血 风 险		
	极低或低	中度或中等	高或极高
低风险	住院和（或）操作采用华法林继续治疗： ● 基于目标 INR 调整剂量 住院和（或）操作继续 AP 治疗	住院和（或）操作采用华法林继续治疗： ● 基于目标 INR 调整剂量；若需要可以控制华法林；术前很少需要肠外过渡治疗，术后可以考虑肠外抗凝药用于 VTE 的预防 住院和（或）操作继续 AP 治疗	手术前 5～7d 停止华法林治疗： ● 允许 INR 恢复正常 ● 如果手术前 1～2d INR＞1.5，口服给予 1mg 维生素 K 术前 5～10d 停止氯吡格雷、普拉格雷或西洛他唑；住院和（或）操作中如果冠脉事件高风险，继续阿司匹林治疗 治疗后：术后当日或第二日重新启动华法林；术后约 24h 重新启动 AP 治疗。可考虑肠外抗凝药用于 VTE 的预防

续表

TE风险分类	出血风险		
	极低或低	中度或中等	高或极高
中度风险	住院和(或)操作采用华法林继续治疗: ● 基于目标INR调整剂量 住院和(或)操作继续AP治疗	手术前5d停止华法林治疗 允许INR恢复正常 治疗前2d考虑"过渡"治疗: ● 预防或治疗剂量LMWH(瓣膜疾病和心房颤动优先使用治疗剂量) 手术前24h停止用药LMWH: ● 若每日1次使用LMWH,最后一次剂量应当为每日总剂量的一半 住院和(或)操作继续AP治疗 治疗后:术后24h重新启动肠外抗凝;如果计划以后增加LMWH治疗剂量,考虑采用初始预防性剂量;术后当日或第二日重新启动华法林	手术前5~7d停止华法林治疗: 允许INR恢复正常 治疗前2d开始"过渡"治疗: ● 预防或治疗剂量LMWH(瓣膜疾病和心房颤动优先使用治疗剂量) 手术前24h停止用药LMWH: ● 若每日1次使用LM-WH,最后一次剂量应当为每日总剂量的一半 术前5~10d停用氯吡格雷、普拉格雷或西洛他唑 住院和(或)操作中如果冠脉事件高风险,继续阿司匹林治疗 治疗后:术后24h重新启动肠外抗凝;如果计划以后增加LMWH治疗剂量,考虑采用初始预防性剂量;术后当日或第二日重新启动华法林;术后约24h重新启动AP治疗

133

续表

TE 风险分类	出 血 风 险		
	极低或低	中度或中等	高或极高
高风险	住院和(或)操作采用华法林继续治疗: ● 基于目标INR 调整剂量 住院和(或)操作继续 AP治疗	手术前 5d 停止华法林治疗;允许 INR 恢复正常 治疗前 2d 开始"过渡"治疗: ● 治疗剂量 LMWH ● 调整 Ⅳ UFH 的治疗剂量 手术前 24h 停止使用 LMWH: ● 若每日 1 次使用 LMWH,最后一次剂量应当为每日总剂量的一半 手术前 4～6h 停止 Ⅳ UFH 住院和(或)操作继续 AP 治疗 治疗后:术后 24h 重新启动肠外抗凝;如果计划以后增加 LMWH 治疗剂量,考虑采用初始预防性剂量;术后当日或第二日重新启动华法林	手术前 5～7d 停止华法林治疗;允许 INR 恢复正常;治疗前 2d 开始"过渡"治疗: ● 治疗剂量 LMWH ● 调整 Ⅳ UFH 的治疗剂量 手术前 24h 停止使用 LMWH: ● 若每日 1 次使用LMWH,最后一次剂量应当为每日总剂量的一半 手术前 4～6h 停止静脉注射 UFH 术前 5～10d 停用氯吡格雷、普拉格雷或西洛他唑 住院和(或)操作中如果冠脉事件高风险,继续阿司匹林治疗 治疗后:术后 48～72h 重新启动治疗剂量的 UFH/LMWH;止血后可以较早考虑预防剂量的 UFH/LMWH;术后当日或第二日重新启动华法林;手术后大约 24h 重新启用 AP 治疗

缩写:TE=thromboembolic 血栓

a请注意,个别患者的情况与该表所建议的可能会有显著性差异。此外,术后的肠外抗凝和 AP 疗法应在足够的止血情况下才开始

- 术前一天可以给予低剂量维生素 K 1mg 使 INR 回复正常,无须考虑术后华法林抵抗[16]。
- 置入裸金属支架(bare metal stent,BMS)应持续双重 AP 治疗 1 个月以及置入药物洗脱支架(drug-eluting stent,DES)应持续双重 AP 治疗长达 12 个月[17]。
- 双重 AP 治疗中断引起的急性支架血栓的最大风险是在植入后 14 天内[18]。
- 术后支架血栓可以在 DES 植入后 4 年发生[19]。

围手术期出血时抗凝治疗转换的考虑步骤

- 实施患者的个体化方案(图 8-2)。

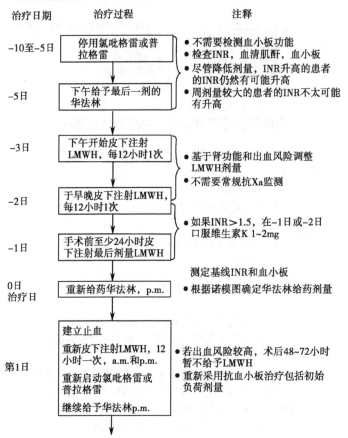

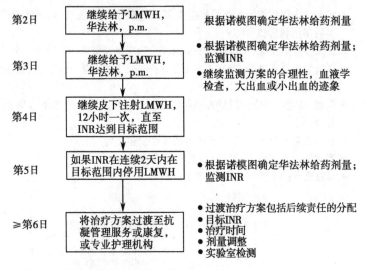

图 8-2 围手术期患者治疗过程

抗凝/抗血小板治疗联合椎管内麻醉的注意事项

- 确保椎管内麻醉(脊椎麻醉或硬膜外麻醉)与抗凝治疗的安全转换 (表 8-5)。
- 避免脊髓血肿的风险
 — 无抗凝作用的发病率;硬膜外麻醉为 1:220 000 和脊椎麻醉 为1:2 320 000
 — 使用肝素抗凝情况下的发病率;硬膜外麻醉为 1:70 000 和脊椎麻醉为 1:100 000

静脉注射抗凝转换为皮下治疗

- 住院期间患者可能需要从肠外治疗过渡到 VKA。
- 考虑 UFH 和 LMWH(或磺达肝素)的药动学特性的差异。
- 避免同时使用肠外抗凝药物,以确保安全。
- 对于出血风险增加的患者来说,在将静脉注射 UFH 替换为快速起效 的肠外抗凝药时,在开始可替代疗法前最好等待一段时间。
- 由于潜在的干扰和逻辑方面的考虑,在采用任何新的抗凝药的同时 应考虑停用 UFH,除非存在非典型的临床情况。

表 8-5 采用抗凝或抗血小板局部麻醉指南[20]

试剂或分类							
椎管内麻醉针或导管插入	溶栓治疗	预防剂量 UFH	静脉给予 UFH	预防剂量的 LMWH	治疗剂量的 LMWH	华法林	抗血小板治疗
硬膜外或脊椎麻醉针或导管插入	穿刺后至少 10d 避免使用溶栓药物 如果患者接受溶栓治疗，应避免椎管内麻醉技术	5000U SC BID 的剂量是可以接受的 5000U SC TID 的剂量的安全性尚未确定	置针 1h 后给予肝素	置针和导管置入期间存在出血 术前 24h 启用 LMWH 术前 LMWH 预防剂量：LMWH 给药后至少延迟 10~12h 术后置针 剂量：术后 6~8h 第一次给予 LMWH；第二次给药时间应距过第一次给药超过 24h 术后 LMWH BID 剂量：第一次给药不得早于术后 24h；LMWH BID 给药前应移除留置导管	术前 LMWH 治疗剂量：LMWH 给药后至少延迟 24h 放置针 留置导管应在使用 LMWH 之前移除	手术前至少 4~5d 停用华法林 如果停用华法林超过 24h 药在插入之前应该检测 INR 在置针前 INR 必须正常 硬膜外镇痛期间采用华法林治疗的患者必须每日监测 INR	置针前停用 GP IIb/IIIa 抑制药 8h（依替巴肽，替罗非班）到 48h（阿昔单抗） 置针前 7d 停用氯吡格雷 置针前 7d 停用噻氯匹定

续表

试剂或分类	溶栓治疗	预防剂量 UFH	静脉给予 UFH	预防剂量的 LMWH	治疗剂量的 LMWH	华法林	抗血小板治疗
椎管内麻醉 硬膜外麻醉或脊髓麻醉导管移除	不推荐 如果给予溶栓治疗,监测纤维蛋白原水平恢复为指导	无禁忌证	最后一次肝素用药后2~4h移除留置导尿管 导管移除后1h重新给予肝素	最后一次LMWH给药后至少10~12h移除导管 移除导管[a]后2h第一次给药	最后一次LMWH给药后至少24h移除导管	移除导管之前检查INR 如果INR低于1.5,导管可以理想地移除,如果INR在1.5~3.0,应小心移除导管	采用依替巴肽、替罗非班、阿昔单抗,氯吡格雷或噻氯匹定治疗前必须移除导管

[a]硬膜外麻醉的临床建议:考虑到复杂的安全性要求,许多卫生系统选择避免在使用预防剂量的LMWH时留置硬膜外导管。许多卫生系统考虑推迟华法林的重新启动直到导管被移除,以避免导管移除的并发症

表 8-6　各种肠外抗凝药转换的注意事项

从 IV UFH 到 SC UFH 的转换	● 计算维持治疗性 aPTT 所需静脉注射 UFH 的日剂量 ● 增加 10%～20%(皮下注射用量比静脉注射高)24h 所需 UFH 总剂量 ● 将上述计算剂量除以 2 以确定 q12h SC 所需的起始剂量 ● 停用 IV UFH,1h 内给予首剂 SC UFH(按上述计算的剂量) ● 首次 SC 6h 后检查 aPTT 或抗凝血因子 Ⅹa 活性水平 ● 基于 aPTT 或者抗凝血因子 Ⅹa 活性水平进一步调整 SC UFH 剂量 ● 确保肝素浓度为 10 000U/ml 或 20 000U/ml(由于众所周知的新生儿重症监护肝素事故,需确保配药程序及这些药物的使用安全)
由 IV UFH 转换为 SC LMWH(或 SC 磺达肝素)	● 根据具体适应证和患者体重计算适合的 LMWH(或磺达肝素)的剂量 ● 停用 IV UFH ● 在 1h 内给予首剂 SC LMWH(或磺达肝素) ● 如果最近 6h 内的 aPTT 大于 100 秒或者抗凝血因子 Ⅹa 活性水平大于 1IU/ml,需等 2h 后给予 LMWH(或磺达肝素)
由 SC LMWH(或磺达肝素)转换为 IV UFH	● 根据适应证和患者体重计算合适的 IV UFH 的剂量 ● 停用 SC LMWH(或磺达肝素) ● 忽略推注或负荷剂量 ● 计划给予下一剂 LMWH 或磺达肝素前 1～2h 启用 IV UFH: 　a. 当由 SC LMWH q12h 给药转换时,最后一次 LMWH 给药后 10～11h 后开始给予 IV UFH 　b. 当由 SC LMWH q24h 给药转换时,最后一次 LMWH 给药后 22～23h 后开始给予 IV UFH 　c. 当由 SC 磺达肝素 q24h 给药转换时,最后一次磺达肝素给药后 22～23h 后开始给予 IV UFH 　d. 评估患者肾功能状态;如果受损,以上 a～c 推荐中 IV UFH 给药间隔应适当延长

续表

由 SC LMWH(或磺达肝素)转换为 IV UFH	● 给予 IV UFH 输液后 6h 应检查 aPPT 或抗凝血因子 Xa 活性水平 ● 根据 aPPT 或抗凝血因子 Xa 活性水平和剂量列线图进一步调整 UFH 剂量

由 SC LMWH(或磺达肝素)转换为 SC UFH	● 计算所需的剂量调整的 SC UFH 剂量:推荐初始剂量为 250U/kg SC q12h
	● 确保肝素浓度为 10 000U/ml 或 20 000U/ml(参见以上给药形式注意事项)
	● 停用 SC LMWH(或磺达肝素)
	● 计划下一剂 SC LMWH(或磺达肝素)时开始给予 SC UFH
	  a. 当由 SC LMWH q12h 给药转换时,最后一次 LMWH 给药 12h 后开始给予 SC UFH
	  b. 当由 SC LMWH q24h 给药转换时,最后一次 LMWH 给药后 24h 后开始给予 SC UFH
	  c. 当由 SC 磺达肝素 q24h 给药转换时,最后一次磺达肝素给药后 24h 后开始给予 SC UFH
	  d. 评估患者肾功能状态;如果受损,以上 a~c 推荐中 SC UFH 给药间隔应适当延长
	● 给予首剂 SC UFH 后 6h(两次给药中间)应检查 aPPT 或抗凝血因子 Xa 活性水平
	● 根据 aPPT 或抗凝血因子 Xa 活性水平和剂量列线图进一步调整 SC UFH 剂量

由固定预防剂量 UFH 转换为 LMWH(或磺达肝素)或者由 LMWH(或磺达肝素)转换为 UFH	● 接受预防剂量 SC UFH q8h 或 q12h 的患者停用 UFH ● 评估患者肾功能状态并决定 LMWH(或磺达肝素)的最佳剂量和给药间隔 ● 在计划下一剂给药时给予 LMWH(或磺达肝素) ● 继续按照用药方案给予 LMWH ● 接受预防剂量 SC LMWH(或磺达肝素)q8h 或 q12h 的患者停用 LMWH(或磺达肝素) ● 在计划下一剂给药时给予 UFH ● 继续按照用药方案 q8h 或 q12h 给予 UFH

从肠外抗凝过渡到口服 VKA 治疗

- 对于患有活动性血栓的患者，UFH 或 LMWH 与华法林至少联用 5 天，直到 INR 达到治疗范围并持续 24 小时。
- 由于适应证不同，INR 范围会有所变化。
- 首次使用华法林的患者，起始剂量介于 5mg 和 10mg 间可避免过度抗凝，迅速达到目标 INR[21~23]。
- 对于之前使用华法林治疗的患者，采用之前的长期维持剂量重新开始治疗。
- 华法林的负荷剂量是不可取的，可能增加患者出血风险。
- 有并发症或近期手术的老年患者华法林的剂量应≤5mg。
- 年轻、重度患者考虑提高初始剂量（5.0~7.5mg）。
- 考虑显著的临床疾病状态和药物相互作用。
- 最晚在首次服用 2~3 次 VKA 后开始监测 INR。不稳定的患者应在医院进行每日监控。
- 华法林的维持剂量应根据每周累积剂量进行调整，增加或减少的剂量不超过每周剂量的 10%~20%。每日给药剂量的任何变化应均匀地覆盖于一周。

美国食品药品监督管理局暂未批准的新型抗凝药

- 以凝血酶（凝血因子 Ⅱa）和凝血因子 Ⅹa 为靶点的口服药物正处于药物研发后期，这些药物有一系列广泛的适应证，包括预防和治疗。
- 新型抗凝药以固定的剂量给药，不需要凝血监测。
- 达比加群酯和利伐沙班在欧盟和加拿大被批准用于选择性的髋关节或膝关节置换术的患者 VTE 的预防。
- 其他类似的凝血因子 Ⅹa 抑制药（阿哌沙班、贝曲沙班、依度沙班、艾立沙班）和抗凝血酶抑制药（AZD0837，MCC-977）仍在研发的早期阶段。
- 各制剂在作用部位、起效快慢、持续时间和消除各方面都有所不同。

转换至新型抗凝药

- 按照公布的临床试验的剂量和治疗模式，对剂量和治疗转换进行指导[27~30]。
- 在信息缺乏的情况下，根据初始药物实际清洗所需的半衰期和第二个药物起效时间评估相应的疗法。
- 药物遵从一级或线性消除，经一个半衰期后 50% 的药物消除，经五个半衰期后97%的药物消除。

● 特殊人群(老人、肥胖、器官功能障碍等)的相关资料有限。

表 8-7 新型抗凝药的药效学比较[24~26]

药物	目标凝血因子	催化部位的可逆结合	生物利用度	食物影响	t_{max}(h)	$t_{1/2}$(h)	肾脏清除率	逆转药物
利伐沙班	Xa	是	60%~80%	延缓吸收	1.25~3.0	7.0~7.6	36%	rFⅦa
阿哌沙班	Xa	是	66%	未报道	1.0~3.0	8.0~15.0	25%	未报道
达比加群	Ⅱa	是	6.5%	延缓吸收	1.25~3.0	12.0~17.2	80%	rFⅦa, APPC

缩写:t_{max}=time to reach maximum plasma concentrations 达峰时间;$t_{1/2}$=half-life 半衰期;rFⅦa=recombinant activated factor Ⅶ重组活化凝血因子Ⅶ;APPC=activated prothrombin complex concentrate 活化凝血酶原浓缩复合物

表 8-8 各类新型抗凝药之间转换的注意事项[24~31]

从静脉输注调整剂量的 UFH 转换至口服利伐沙班、达比加群或阿哌沙班	注意药效学:Ⅳ UFH($t_{1/2}$=60min) 注意口服抗凝药的 t_{max} 停止静脉输注 UFH 利伐沙班、达比加群[30]或阿哌沙班: 1. 在停用 UFH 的同时口服首剂利伐沙班、达比加群或阿哌沙班 2. 按照给药方案继续使用新型的抗血栓药
从治疗剂量 SC LMWH(或 SC 磺达肝素)转换至口服利伐沙班、达比加群或阿哌沙班	注意药效学:SC LMWH($t_{1/2}$=6~7h),SC 磺达肝素($t_{1/2}$=17~21h) 注意口服抗凝药的 t_{max} 利伐沙班、达比加群或阿哌沙班: 1. 在下次 LMWH(或磺达肝素)给药前0~2h给予利伐沙班、达比加群或阿哌沙班 2. 停止随后的全部肠外用药 3. 按照给药方案继续使用新型的抗血栓药

续表

从预防剂量 SC UFH 或 LMWH（或磺达肝素）转换为口服预防剂量的利伐沙班、达比加群或阿哌沙班	停止目前预防性肠外用药 利伐沙班、达比加群或阿哌沙班： 1. 在计划下一次肠外给药时口服利伐沙班、达比加群或阿哌沙班 2. 按照给药方案继续用药
从静脉输注直接凝血酶抑制药（比伐卢定、阿加曲班或来匹卢定）转换至口服治疗剂量的利伐沙班、达比加群或阿哌沙班	注意药效学：IV 比伐卢定（$t_{1/2}=25\text{min}$），IV 阿加曲班（$t_{1/2}=45\text{min}$），IV 来匹卢定（$t_{1/2}=60\text{min}$）[26] 注意口服抗凝药的 $t_{\max}$ 以口服抗凝药 $t_{\max}$ 与相应直接凝血酶抑制药的消除一致为目的 利伐沙班、达比加群或阿哌沙班： 1. 比伐卢定注射液停用前 1h，或阿加曲班或来匹卢定注射液停用后即刻，给予首次口服剂量的达比加群、利伐沙班或阿哌沙班 2. 评估患者的肾脏和肝脏状态；如果受损，给药间隔应相应延长
由华法林转换至口服利伐沙班、达比加群或阿哌沙班	对于所有新型抗凝药： 1. 给予华法林的最终剂量 2. 等待 2～3d 3. 当 INR＜2.0，给予初始剂量的利伐沙班、达比加群或阿哌沙班
由口服治疗剂量的利伐沙班、达比加群或阿哌沙班转换至静脉输注调整剂量的 UFH	停用新型口服抗凝药 等待 2～5 个半衰期，75%～97% 的药物清除 静脉输注后 4～6h UFH 达到峰浓度 利伐沙班： 1. 等待 1～2d 2. 根据适应证与患者体重计算合适的 UFH 的静脉输注剂量 3. 忽略推注或负荷剂量 4. 评估患者的肾功能状态；如果受损，IV UFH 的初始给药间隔需相应地延长

由口服治疗剂量的利伐沙班、达比加群或阿哌沙班转换至静脉输注调整剂量的 UFH	5. 静脉输注 UFH 后 6h 检查 aPTT 或抗凝血因子 Xa 活性水平 6. 根据 aPTT 或抗凝血因子 Xa 活性水平和剂量列线图进一步调整 UFH 剂量 达比加群: 1. 等待 12~24h 2. 根据适应证与患者体重计算合适的 UFH 的静脉输注剂量 3. 忽略推注或负荷剂量 4. 评估患者的肾功能状态;如果受损,IV UFH 初始给药间隔需要相应地延长 5. 静脉输注 UFH 后 6h 检查 aPTT 或抗凝血因子 Xa 活性水平 6. 根据 aPTT 或抗凝血因子 Xa 活性水平和剂量列线图进一步调整 UFH 剂量 阿哌沙班: 1. 等待 2~3d 2. 根据适应证与和患者体重计算合适的 UFH 的静脉输注剂量 3. 忽略推注或负荷剂量 4. 静脉输注 UFH 后 6h 检查 aPTT 或抗凝血因子 Xa 活性水平 5. 根据 aPTT 或抗凝血因子 Xa 活性水平和剂量列线图进一步调整 UFH 剂量
由口服利伐沙班、达比加群或阿哌沙班转换至 LMWH (或磺达肝素)	停用新型口服抗凝药 注意 LMWH(3~5h)或磺达肝素(3h)的活性峰值 根据具体的适应证和患者体重计算合适的 LMWH(或磺达肝素)剂量 利伐沙班: 1. 等待 1~2d 2. 根据适应证和患者体重计算合适的 LMWH/磺达肝素剂量

续表

由口服利伐沙班、达比加群或阿哌沙班转换至 LMWH（或磺达肝素）	3. 评估患者的肾功能状态；如果受损，LMWH 初始给药间隔需要相应地延长 *达比加群：* 1. 肌酐清除率≥30ml/min 的患者等待 12h；肌酐清除率＜30ml/min 的患者等待 24h 2. 根据适应证和患者体重计算合适的 LMWH/磺达肝素剂量 *阿哌沙班：* 1. 等待 2～3d 2. 根据适应证和患者体重计算合适的 LMWH/磺达肝素剂量 3. 评估患者的肾功能状态；如果受损，LMWH初始给药间隔需要相应地延长

参考文献

1. Douketis JD, Berger PB, Dunn AS, et al. The perioperative management of antithrombotic therapy. American College of Chest Physicians Evidence-Based Clinical Practice Guidelines (8th ed.). *Chest.* 2008;133:299S–339S.

2. Douketis JD, Johnson JA, Turpie AG. Low-molecular-weight heparin as bridging anticoagulation during interruption of warfarin. Assessment of a standardized periprocedural anticoagulation regimen. *Arch Intern Med.* 2004;164:1319–1326.

3. Torn M, Rosendaal FR. Oral anticoagulation in surgical procedures: risks and recommendations. *Br J Surg.* 2003;123:676–682.

4. Ruiz-Giménez N, Suárez C, González R, et al. Predictive variables for major bleeding events in patients presenting with documented acute venous thromboembolism. Findings from the RIETE Registry. *Thromb Haemost.* 2008;100:26–31.

5. Wells PS, Forgie MA, Simms M, et al. The outpatient bleeding risk index. *Arch Intern Med.* 2003;163:917–920.

6. Subherwal S Bach RG, Chen AY, et al. Baseline risk of major bleeding in non–ST-segment–elevation myocardial infarction. The CRUSADE (Can Rapid risk stratification of Unstable angina patients Suppress ADverse outcomes with Early implementation of the ACC/AHA guidelines) bleeding score. *Circulation.* 2009;119:1873–1882.

7. Nikolsky E, Mehran R, Dangas G, et al. Development and validation of a prognostic risk score for major bleeding in patients undergoing percutaneous coronary intervention via the femoral approach. *Eur Heart J.* 2007;28:1936–1945.

8. Garcia DA, Regan S, Henault LE, et al. Risk of thromboembolism with short-term interruption of warfarin therapy. *Arch Intern Med.* 2008;168:63–69.

9. Wanzi OM, Beheiry A, Fahmy T, et al. Atrial fibrillation in patients with therapeutic international normalized ration. Comparison of strategies of anticoagulation management in the periprocedural period. *Circulation.* 2007;116:2531–2534.

10. Beldi G, Beng L, Siegel G, et al. Prevention of perioperative thromboembolism in patients with atrial fibrillation. *Br J Surg.* 2007;94:1351–1355.

11. Bonow RO, Carabello BA, Chatterjee K, et al. ACC/AHA 2006 Guidelines for the management of patients with valvular heart disease: executive summary. A report of the American College of Cardiology/American Heart Association Task Force on Practice Guidelines. *Circulation.* 2006;114:450–452.

12. Larson BJG, Zumberg MS, Kitchen CS. A feasibility study of continuing dose-reduced warfarin for invasive procedures in patients with high thromboembolic risk. *Chest.* 2005;127:922–927.

13. O'Donnell MJ, Kearon C, Johnson J, et al. Brief communication: Preoperative anticoagulant activity after bridging low-molecular-weight heparin for temporary interruption of warfarin. *Ann Intern Med.* 2007;146:184–187.

14. Eerhake JP, Merz JC, Cooper JV. The duration of anticoagulation bridging therapy in clinical practice may significantly exceed that observed in clinical trials. *J Thromb Thrombolysis.* 2007;23:107–113.

15. Pengo V, Cucchini U, Denas G, et al. Standardized low-molecular-weight heparin bridging regimen in outpatients on oral anticoagulants undergoing invasive procedure or surgery. An inception cohort study. *Circulation.* 2009;119:2920–2927.

16. Woods K, Douketis JD, Kathirgamanathan K, et al. Low-dose oral vitamin k to normalize the international normalized ratio prior to surgery in patients who require temporary interruption of warfarin. *J Thromb Thrombolysis.* 2007;24:93–97.

17. Grines CL, Bonow RO, Casey DE, et al. Prevention of premature discontinuation of dual antiplatelet therapy in patients with coronary artery stents. A science advisory from the American Heart Association, American College of Cardiology, Society for Cardiovascular Angiography and Interventions, American College of Surgeons, and American Dental Association, With Representation From the American College of Physicians. *Circulation.* 2007;115:813–818.

18. Collet JP, Montalescot G. Premature withdrawal of and alternative therapies to dual oral Antiplatelet therapy. *Eur Heart J.* 2006;8(Suppl):G46–G52.

19. Spahn DR, Howell SJ, Delabays A, et al. Coronary stents and perioperative antiplatelet regimen: dilemma of bleeding and stent thrombosis. *Br J Anaesth.* 2006;96:657–677.

20. Horlocker TT, Wedel DJ, Rowlingson JC, et al. Regional anesthesia in the patient receiving antithrombotic or thrombolytic therapy (American Society of Regional Anesthesia and Pain Medicine evidence-based guidelines, third edition). *Reg Anesth*

Pain Manag. 2010;35:64–101.

21. Harrison L, Johnston M, Massicotte MP, et al. Comparison of 5 mg and 10 mg loading doses in initiation of warfarin therapy. *Ann Intern Med.* 1997;126:133–136.

22. Crowther MA, Ginsberg JB, Kearon C, et al. A randomized trial comparing 5 mg and 10 mg loading doses. *Arch Intern Med.* 1999;159:46–48.

23. Kovacs MJ, Roger M, Anderson DR, et al. Comparison of 10 mg and 5 mg warfarin initiation nomograms together with low molecular weight heparin for outpatient treatment of acute venous thromboembolism. *Ann Intern Med.* 2003;138:714–719.

24. Eriksson BI, Quinlan DJ, Weitz JI. Comparative pharmacodynamics and pharmacokinetics of oral direct thrombin and factor Xa inhibitors in development. *Clin Pharmacokinetics.* 2009;48:1–22.

25. Turpie AGG. New oral anticoagulants in atrial fibrillation. *Eur Heart J.* 2007;29:155–165.

26. Di Nisio M, Middeldorp S, Büller HR. Direct thrombin Inhibitors. *N Engl J Med.* 2005;353:1028–1040.

27. Mega JL, Braunwald E, Mohanavelu S, et al. Rivaroxaban versus placebo in patients with acute coronary syndromes (ATLAS ACS-TIMI 46): a randomized, double blind, phase II trial. *Lancet.* 2009;374:29–38.

28. Connolly SJ, Ezekowitz, MD, Yusuf S, et al. RE-LY Steering Committee and Investigators. Dabigatran versus warfarin in patients with atrial fibrillation. *N Engl J Med.* 2009;361:1139–1151.

29. Alexander JH, Becker RC, Bhatt DL, et al. APPRAISE Steering Committee and Investigators. Apixaban, an oral, direct, selective factor Xa inhibitor, in combination with antiplatelet therapy after acute coronary syndromes. Results of the Apixaban for Prevention of Acute Ischemic and Safety Events (APPRAISE) trial. *Circulation.* 2009;119:2877–2885.

30. Schulman S, Kearon C, Kakkar AK, et al. The RE-COVER Study Group. Dabigatran versus warfarin in the treatment of acute venous thromboembolism. *N Engl J Med.* 2009;361:2342–2352.

31. Ezekowitz MD, Connolly SJ, Parekh A, et al. Rationale and design of RE-LY: randomized evaluation of long-term anticoagulant therapy, warfarin, compared with dabigatran. *Am Heart J.* 2009;157:805–810.

关键文章

Birnie D, Healey JS, Kranh A, et al. Bridge or continue coumadin for device surgery: a randomized controlled trial rationale and design. *Curr Opin Cardiol.* 2008;24: 82–87.

Dunn AS, Spyropoulos AC, Turpie AG. Bridging therapy in patients on long-term oral anticoagulants who require surgery: the Prospective Peri-operative Enoxaparin Cohort Trial (PROSPECT). *J Throm Haemos.* 2007;5:2211–2218.

Jaffer AK, Ahmed M, Brotman DJ, et al. Low-molecular-weight-heparins as periprocedural anticoagulation for patients on long-term warfarin therapy: a standardized bridging therapy protocol. *J Thromb Thrombolysis*. 2005;20:11–16.

O'Riordan JM, Margey RJ, Blake G, et al. Antiplatelet agents in the perioperative period. *Arch Surg*. 2009:144:69–76.

Rivas-Gandara N, Ferreira-Gonzalez I, Tornos P. Enoxaparin as bridging anticoagulant in cardiac surgery. *Heart*. 2008;94:205–210.

Seshadri N, Goldhaber SZ, Elkayam U, et al. The clinical challenge of bridging anticoagulation with low-molecular-weight heparin in patients with mechanical prosthetic heart valves: an evidence-based comparative review focusing on anticoagulation options in pregnant and nonpregnant patients. *Am Heart J*. 2005;150:27–34.

Spyropoulos AC, Douketis JD. Guidelines for antithrombotic therapy: periprocedural management of antithrombotic therapy and use of bridging anticoagulation. *Intnl Angiol*. 2008;27:333–343.

Spyropoulos AC, Frost FJ, Hurley JS, et al. Costs and clinical outcomes associated with low-molecular-weight heparin vs unfractionated heparin for perioperative bridging in patients receiving long-term oral anticoagulant therapy. *Chest*. 2004;125:1642–1650.

Thachil J, Gatt A, Martlew. Management of surgical patients receiving anticoagulation and antiplatelet agents. *Br J Surg*. 2008;95:1437–1448.

Wiegand WKH, LeJeune D, Boguschewski GF, et al. Pocket hematoma after pacemaker or implantable cardioverter defibrillator surgery. Influence of patient morbidity, operation strategy, and perioperative antiplatelet/anticoagulation therapy. *Chest*. 2004;126:1177–1186.

第九章　新型口服抗凝药

引言

长期以来,医药工作者致力于开发出与华法林同样安全有效,但又无须进行常规抗凝监测的新型口服抗凝药,并且在药物相互作用、饮食注意事项、疾病状态的影响等方面具有应用优势。达比加群、利伐沙班和阿哌沙班三种新药,即将在美国上市。

药理学

新型口服抗凝药为凝血因子Ⅱa(达比加群)或凝血因子Ⅹa(利伐沙班、阿哌沙班)的抑制药。直接抑制凝血因子Ⅱa或Ⅹa,不通过间接机制如抑制维生素K依赖性凝血因子的合成(华法林)或加快对凝血因子Ⅹa和(或)凝血因子Ⅱa的抗凝血酶的作用(肝素、低分子量肝素、磺达肝素)。然而对于以凝血因子Ⅹa或凝血因子Ⅱa作为靶标的潜在优势一直存在理论上的争论,只有直接对比临床试验才能解决这些疑问。

临床精粹

- 相比传统的抗凝药(如肝素、华法林),新型口服抗凝药具有更宽的治疗窗和较好预测的量效关系;因此,对于大多数患者,这些药物有望无须进行常规抗凝监测和频繁地调整剂量。

表 9-1　经筛选后在研的几种新型口服抗血栓药物

	达比加群	利伐沙班	阿哌沙班
作用机制	凝血因子Ⅱa直接抑制药	凝血因子Ⅹa直接抑制药	凝血因子Ⅹa直接抑制药
生产商	勃林格-殷格翰公司	拜耳与 Ortho McNeil(强生旗下子公司)合作开发	辉瑞与百时美施贵宝合作开发

续表

	达比加群	利伐沙班	阿哌沙班
商品名	Pradaxa（欧洲） Pradax（加拿大）	Xarelto（欧洲和加拿大）（中文商品名拜瑞妥）	未定
审批状态	2008 年在欧洲/加拿大批准用于骨科手术预防 VTE 2010 年在美国批准用于心房颤动预防卒中	2008 年在欧洲/加拿大批准用于骨科手术预防 VTE 2009 年 3 月美国 FDA 批准用于骨科手术预防 VTE 2011 年向美国 FDA 提交用于心房颤动预防卒中	尚未批准

已公布的 III 期临床试验的更新

正在研究这类新型口服抗凝药的各种适应证,包括预防和治疗静脉血栓栓塞(venous thromboembolism,VTE),心房颤动中预防卒中和急性冠脉综合征。每种药物的剂量可能因具体的适应证而不同。

临床精粹

● 在获得预防 VTE 的最佳效果和降低手术部位出血风险的目标间权衡,确定新型口服抗凝药在骨科手术后的首次给药时间。手术后立刻服用首剂量是为了降低 VTE 复发,但是可能会导致较高的出血并发症。因此,应在恰当时机谨慎给予首剂量以保证其有效性和安全性。

表9-2 正在进行和已经完成的有关新型抗凝药的Ⅲ期临床试验[a]

	达比加群		利伐沙班		阿哌沙班	
	完成	正在进行	完成	正在进行	完成	正在进行
全髋关节置换术（THR）中预防VTE	RE-MOBILIZE RE-MODEL	RE-NOVATE-11	RECORD-1 RECORD-2		ADVANCE-3	
全膝关节置换术（TKR）中预防VTE	RE-NOVATE		RECORD-3 RECORD-4		ADVANCE-1 ADVANCE-2	
急性内科疾病中预防VTE				MAGELLAN		ADOPT
VTE治疗	RE-COVER	RE-MEDY RE-COVER-11 RE-SONATE	EINSTEIN-DVT EINSTIN-EXT	EINSTEIN-PE		AMPLIFY AMPLIFY-EXT
心房颤动中预防卒中	RE-LY		ROCKET-AF		AVERROES	ARISTOTLE
急性冠脉综合征		RE-DEEM		ATLAS	APPRAISE	

[a] 详见 www.clinicaltrials.gov

表 9-3　骨科手术中静脉血栓栓塞的预防

	达比加群			利伐沙班				阿哌沙班	
	RE-MOBILIZE[1] (n=2615)	RE-MODEL[2] (n=2101)	RE-NOVATE[3] (n=3494)	RECORD-1[4] (n=4541)	RECORD-2[5] (n=2509)	RECORD-3[6] (n=2531)	RECORD-4[7] (n=3148)	ADVANCE-1[8] (n=3195)	ADVANCE-2[9] (n=3057)
目标人群	TKR	TKR	THR	THR	THR	TKR	TKR	TKR	TKR
试验治疗	达比加群,每日150mg或220mg	达比加群,每日150mg或220mg	达比加群,每日150mg或220mg	利伐沙班,10mg/d	利伐沙班,10mg/d	利伐沙班,10mg/d	利伐沙班,10mg/d	阿哌沙班2.5mg,BID	阿哌沙班2.5mg,BID
试验治疗的首剂	术后6~12h(一半剂量)	术后1~4h(一半剂量)	术后1~4h(一半剂量)	术后6~8h	术后6~8h	术后6~8h	术后6~8h	术后12~24h	术后12~24h
对照治疗	依诺肝素30mg,BID	依诺肝素40mg/d	依诺肝素40mg/d	依诺肝素40mg/d	依诺肝素40mg/d	依诺肝素40mg/d	依诺肝素30mg,BID	依诺肝素30mg,BID	依诺肝素40mg/d
对照治疗的首剂	术后12~24h	手术前夜	手术前夜	术前12h	术前12h	术前12h	术前12h	术后12~24h	术前12h
疗程	12~15d	6~10d	28~35d	35d	利伐沙班35d;依诺肝素14d	14d	14d	12d±2d	12d±2d

续表

	达比加群			利伐沙班				阿哌沙班	
	RE-MOBILIZE[1] (n=2615)	RE-MODEL[2] (n=2101)	RE-NOVATE[3] (n=3494)	RECORD-1[4] (n=4541)	RECORD-2[5] (n=2509)	RECORD-3[6] (n=2531)	RECORD-4[7] (n=3148)	ADVANCE-1[8] (n=3195)	ADVANCE-2[9] (n=3057)
首要终点	全部VTE+全因死亡率	全部VTE+全因死亡率	全部VTE+全因死亡率	全部VTE+全因死亡率	全部VTE+全因死亡率	全部VTE+全因死亡率	全部VTE+全因死亡率	全部VTE+全因死亡率	全部VTE+全因死亡率
首要终点的发病率	达比加群150mg:33.7%（与依诺肝素相比P=0.02）达比加群220mg:31.1%（与依诺肝素相比P<0.001）依诺肝素25.7%	达比加群150mg:40.5% 达比加群220mg:36.4% 依诺肝素37.7%	达比加群150mg:8.6% 达比加群220mg:6.0% 依诺肝素6.7%	利伐沙班1.1%（P<0.001）依诺肝素3.7%	利伐沙班2.0%（P<0.001）依诺肝素9.3%	利伐沙班9.6%（P<0.001）依诺肝素18.9%	利伐沙班6.9%（P=0.012）依诺肝素10.1%	阿哌沙班9.0%（P=0.06）依诺肝素8.8%	阿哌沙班15.1%（P<0.001）依诺肝素24.4%
分析	达比加群不及依诺肝素	达比加群与依诺肝素相当	达比加群与依诺肝素相当	利伐沙班优于依诺肝素	利伐沙班长期治疗优于依诺肝素短期治疗	利伐沙班优于依诺肝素	利伐沙班优于依诺肝素	阿哌沙班与依诺肝素相当	阿哌沙班优于依诺肝素

引自：改编自参考文献14

表 9-4　出血并发症

	达比加群			利伐沙班				阿哌沙班	
	RE-MOBI-LIZE[1] (n=2615)	RE-MOD-EL[2] (n=2101)	RE-NO-VATE[3] (n=3494)	RECORD 1[4] (n=4541)	RECORD 2[5] (n=2509)	RECORD 3[6] (n=2531)	RECORD 4[7] (n=3148)	ADVANCE-1[8] (n=3195)	ADVANCE-2[9] (n=3057)
大出血	达比加群 150mg: 0.6% 达比加群 220mg: 0.6% 依诺肝素 1.4%	达比加群 150mg: 1.3% 达比加群 220mg: 1.5% 依诺肝素 1.3%	达比加群 150mg: 1.3% 达比加群 220mg: 2.0% 依诺肝素 1.6%	利伐沙班 0.3% 依诺肝素 0.1%	利伐沙班 0.1% 依诺肝素 0.1%	利伐沙班 0.6% 依诺肝素 0.5%	利伐沙班 0.7% 依诺肝素 0.3%	阿哌沙班 0.7% (P=0.05) 依诺肝素 3.0%	NR
大出血定义	致命性出血;出血导致 Hb 下降超过 20g/L 或输血超过 2 单位;颅内压,腹膜后,腹膜内或椎管内的出血或出血导致停止治疗或再次手术			致命性出血;关键器官(例如,腹膜后,腹内,颅内,椎管内)出血,眼内)出血;出血需要再次手术;以外的临床上明显的出血导致 Hb 下降超过 20g/L 或输血超过 2 单位				致命性出血;出血导致 Hb 下降超过 20g/L 或输血超过 2 单位;腹膜内,颅内压,眼内或椎管内的出血导致出血或出血导致停止治疗或再次手术	

续表

	达比加群			利伐沙班				阿哌沙班	
	RE-MOBILIZE[1] (n=2615)	RE-MODEL[2] (n=2101)	RE-NO-VATE[3] (n=3494)	RECORD 1[4] (n=4541)	RECORD 2[5] (n=2509)	RECORD 3[6] (n=2531)	RECORD 4[7] (n=3148)	ADVANCE-1[8] (n=3195)	ADVANCE-2[9] (n=3057)
大出血或临床相关出血	NR	NR	NR	NR	NR	NR	NR	阿哌沙班 2.9%(P=0.03) 依诺肝素 4.3%	阿哌沙班 3.5% (P=0.09) 依诺肝素 4.8%
大出血或临床相关出血定义	未使用			未使用				见上下	NR
临床相关非大出血	达比加群 150mg: 2.5% 达比加群 220mg: 2.7% 依诺肝素 2.4%	达比加群 150mg: 6.8% 达比加群 220mg: 5.9% 依诺肝素 5.3%	达比加群 150mg: 4.7% 达比加群 220mg: 4.2% 依诺肝素 3.5%	利伐沙班 2.9% 依诺肝素 2.4%	利伐沙班 3.3% 依诺肝素 2.7%	利伐沙班 2.7% 依诺肝素 2.3%	利伐沙班 2.6% 依诺肝素 2.0%	阿哌沙班 2.2% 依诺肝素 3.0%	NR

续表

	达比加群			利伐沙班				阿哌沙班	
	RE-MOBILIZE[1] (n=2615)	RE-MODEL[2] (n=2101)	RE-NOVATE[3] (n=3494)	RECORD 1[4] (n=4541)	RECORD 2[5] (n=2509)	RECORD 3[6] (n=2531)	RECORD 4[7] (n=3148)	ADVANCE-1[8] (n=3195)	ADVANCE-2[9] (n=3057)
临床相关非大出血定义	皮肤血肿≥25cm²;伤口血肿≥100cm²;鼻出血>5min;干预下肉眼可见血尿;鼻出血持续≥24h;自发性直肠出血,牙龈出血>5min;任何其他判断为临床显著性出血			未定义	"事件"如多处出血,意外血肿>25cm²;过多的伤口血肿	未定义	多处出血,意外血肿>25cm²;过多的伤口血肿;鼻出血>5min;肉眼可见血尿;牙龈出血>5min;直肠出血;咳嗽或阴道出血,血精,因创伤引起的关节腔内出血,手术部位出血	不符合大出血标准的临床显著性出血,包括需要干预的鼻出血,消化道出血(内镜检查证实,呕血或黑便),血尿持续24h,青紫瘀斑;血肿,咯血	

续表

	达比加群			利伐沙班				阿哌沙班	
	RE-MOBILIZE[1] (n=2615)	RE-MODEL[2] (n=2101)	RE-NOVATE[3] (n=3494)	RECORD1[4] (n=4541)	RECORD2[5] (n=2509)	RECORD3[6] (n=2531)	RECORD4[7] (n=3148)	ADVANCE1[8] (n=3195)	ADVANCE2[9] (n=3057)
非大出血	NR	NR	NR	利伐沙班 5.8% 依诺肝素 5.8%	利伐沙班 6.5% 依诺肝素 5.5%	利伐沙班 4.3% 依诺肝素 4.4%	利伐沙班 10.2% 依诺肝素 9.2%	NR	NR
非大出血定义	未使用			临床相关非大出血,伤口出血并症,以及其他非大出血	任何未判定为大出血的出血事件	临床相关非大出血,伤口出血并症,以及其他非大出血	伤口出血并症,以及其他非大出血	NR	
少量出血	NR	达比加群150mg: 8.4% 达比加群220mg: 8.8% 依诺肝素 9.9%	达比加群150mg: 6.2% 达比加群220mg: 6.1% 依诺肝素 6.4%	NR	NR	NR	NR	阿哌沙班 2.4% 依诺肝素 2.5%	NR

续表

	达比加群			利伐沙班				阿哌沙班	
	RE-MOBILIZE[1] (n=2615)	RE-MODEL[2] (n=2101)	RE-NOVATE[3] (n=3494)	RECORD 1[4] (n=4541)	RECORD 2[5] (n=2509)	RECORD 3[6] (n=2531)	RECORD 4[7] (n=3148)	ADVANCE-1[8] (n=3195)	ADVANCE-2[9] (n=3057)
少量出血定义	未达到大出血标准的出血事件或者临床显著性的非大出血			未使用				临床未达到大出血标准的出血事件或者著临床显著性非大出血	

引自：改编自参考文献14

表 9-5　心房颤动的卒中预防[10]

	达比加群 110mg BID($n=6015$)	达比加群 150mg BID($n=6076$)	华法林 INR 2.0~ 3.0($n=6022$)
平均随访的时间	2 年		
平均 CHADS$_2$ 分数	2.1	2.2	2.1
治疗范围时间	NA	NA	64%
卒中或系统性栓塞	1.53%/年（$P<$ 0.001 不劣于华法林）	1.11%/年（$P<$ 0.001 不劣于华法林）	1.69%/年
全因死亡率	3.75%/年	3.64%/年	4.13%/年
大出血	2.71%/年（与华法林相比 $P=$ 0.003）	3.11%/年（与华法林相比 $P=$ 0.31）	3.36%/年
颅内出血	0.23%/年（与华法林相比 $P<$ 0.001）	0.30%/年（与华法林相比 $P<$ 0.001）	0.74%/年
少量出血	13.16%/年（与华法林相比 $P<$ 0.001）	14.84%/年（与华法林相比 $P=$ 0.005）	16.37%/年

临床精粹

- 基于 RELY 的研究结果，达比加群用于长期心房颤动患者卒中预防治疗更方便、复杂度较低[10]。

表 9-6　药动学/药效学[11,14]

	达比加群	利伐沙班	阿哌沙班
分子量	628D	436D	460D
蛋白结合率	35%	92%~95%	87%
分布容积	60~70L	50L	"低"

续表

	达比加群	利伐沙班	阿哌沙班
最大血药浓度时间	1.25～3.0h	2.4h	3.0～3.5h
消除半衰期	12～14h	5～9h	8～15h
激活	前药达比加群酯经水解转化为活性药物达比加群	无	无
代谢	结合反应	氧化(通过 CYP3A4[18%]和 CYP 2J2[14%])和 CYP 无关的水解断裂[14%]	氧化（通过CYP3A4)和结合反应
原型药物肾脏清除率	80%	36%通过 p-糖蛋白(P-Gp)和乳腺癌耐药蛋白	25%
透析	是	未预期	不大可能

临床精粹

● 新型口服抗凝药经肾脏排泄程度差别较大,这些药物需根据肾功能损害的程度进行具体剂量调整及密切监测(表 9-4)[1]。

临床使用

这些新型口服抗血栓药在肾功能不全或肝功能不全患者使用的数据资料有限。通常,所有已公布的临床试验常排除肌酐清除率小于 30ml/min 的患者和 Child Pugh 评分为 C 级的肝功能不全患者。此外,在食物和联用药物对这些药物的影响上,信息十分有限。

表 9-7　肾功能不全患者的使用[11,14]

	达比加群	利伐沙班	阿哌沙班
CrCl 80～100ml/min	服用 110mg 一日后,220mg/d,用于预防 VTE 150mg BID,用于 AF 患者预防卒中	10mg/d 用于预防 VTE 20mg/d 用于 AF 患者预防卒中	2.5mg BID
CrCl 50～80ml/min	推荐无须剂量调整 AUC 升高 1.5 倍	AUC 升高 44%推荐剂量无须调整	未报道

续表

	达比加群	利伐沙班	阿哌沙班
CrCl 30～50ml/min	*AUC* 增大 3.2 倍 服用 75mg 一日后,150mg/d,慎用于预防 VTE 推荐无须剂量调整用于 AF 患者预防卒中	*AUC* 升高 52% 推荐无须剂量调整	未报道
CrCl 15～29ml/min	*AUC* 增大 6.3 倍 $T_{1/2}$ 增大 2 倍 禁用于预防 VTE 调整剂量为 75mg BID 用于 AF 患者预防卒中	*AUC* 升高 64% "慎用"	未报道
CrCl<15ml/min	禁用	"不推荐使用"	未报道

表 9-8　肝功能不全患者的使用[11,14]

	达比加群	利伐沙班	阿哌沙班
对 AST/ALT 的影响	在临床试验中与依诺肝素相似	在临床试验中与依诺肝素相似	在临床试验中与依诺肝素相似
中度肝功能不全患者的使用 (Child Pugh B)	*AUC* 无改变	*AUC* 升高 127% "慎用"	未报道
重度肝功能不全患者的使用 (Child Pugh C)	从临床试验中排除	从临床试验中排除	未报道

表 9-9　饮食注意事项[11~14]

	达比加群	利伐沙班	阿哌沙班
食物的影响	T_{max} 延迟	T_{max} 延迟 0.5h C_{max} 升高 41% *AUC* 升高 28% 患者间 *AUC* 和 C_{max} 变异减小	未报道

续表

	达比加群	利伐沙班	阿哌沙班
胃液 pH 值的影响	无	无	未报道
抗酸药的影响	无	无	未报道
H_2 受体拮抗药的影响	无	无	未报道
质子泵抑制药的影响	C_{max} 减少 22% AUC 减少 28% 没有显著的临床相关性	无	未报道
推荐服用方法	可与食物或不与食物同服	可与食物同服或餐后 2h 内服用	未报道

临床精粹

● 与华法林相比,新型口服抗凝药的药物间相互作用较少,但是仍然需要谨慎用药,避免通过特定的通路发生潜在的药物相互作用(表 9-10)。

表 9-10　药物相互作用[11,14]

	达比加群	利伐沙班	阿哌沙班
抗凝药	出血风险升高	出血风险升高	出血风险升高
抗血小板药	出血风险升高	出血风险升高	出血风险升高
已报道的 CYP3A4 抑制药	不适用	酮康唑(AUC/C_{max}升高 100%) 利托那韦(AUC/C_{max}升高 100%) 克拉霉素(AUC/C_{max}升高 50%) 红霉素(AUC/C_{max}升高 30%)	尚未报道

续表

	达比加群	利伐沙班	阿哌沙班
已报道的 CYP3A4 诱导药	不适用	利福平(AUC 降低 50%)	尚未报道
已报道的 p-GP 抑制药	胺碘酮(AUC升高 50%) 酮康唑(AUC升高 150%) 达比加群服药前 1h 服用维拉帕米(AUC升高 250%) 同时服用维拉帕米/达比加群(AUC升高 170%) 达比加群服药 2h 后服用维拉帕米(无变化) 克拉霉素(慎用) 奎尼丁(禁用)	酮康唑(AUC/C_{max}升高 100%) 利托那韦(AUC/C_{max}升高 100%) 克拉霉素(AUC/C_{max}升高 50%) 红霉素(AUC/C_{max}升高 30%)	尚未报道
已报道的 p-GP 诱导药	利福平(AUC减少 60%)	尚未报道	尚未报道

表 9-11 达比加群的使用注意事项

美国/FDA 批准的适应证	心房颤动患者的卒中预防
规格	75mg 和 150mg 口服胶囊 勿咀嚼、弄破或打开胶囊(可显著提高生物利用度) 开封后瓶内胶囊的效期为 30d
剂型	胶囊内装有多个含有酒石酸核心的药丸(涂有达比加群酯),该药丸可产生酸性的微环境,而不受胃液 pH 的影响,改善其溶出度与吸收
剂量	CrCl>30ml/min:150mg,每日 2 次 CrCl 15~30ml/min:75mg,每日 2 次 CrCl<15ml/min 或透析:不推荐使用
血液透析	可清除大量的达比加群(2h 为 62%,4h 为 68%),可考虑药物过量情况下使用

美国/FDA 批准的适应证	心房颤动患者的卒中预防
漏服用药指导	漏服当日尽快补服;如果距下次服药时间不到 6h,跳过漏服剂量;下次用药剂量不应当加倍以补偿漏服剂量
肝功能不全	无须调整
老年	健康老年患者药动学无显著性差异
逆转	参见第七章 如果在服药后 1～2h 使用活性炭可能会减少吸收 血液透析(见上述) FFP,rFⅦa 和 PCC 益处未知 (鱼精蛋白、维生素 K、氨基己酸预计不会有任何影响)
达比加群转换为华法林	根据肌酐清除率调整华法林的起始时间 ● CrCl>50ml/min:在停用达比加群前 3 日开始使用华法林 ● CrCl 31～50ml/min:在停用达比加群前 2 日开始使用华法林 ● CrCl 15～30ml/min:在停用达比加群前 1 日开始使用华法林 ● CrCl<15ml/min:不推荐使用 注:达比加群可以提升 INR,INR 将更好地反映停用达比加群至少 2 日后华法林的效果
华法林转换为达比加群	当 INR 低于 2 时停用华法林开始使用达比加群
非口服抗凝药的转换	当使用非口服抗凝药时,在以 SQ 方式给予下一剂非口服抗凝药前 0～2h 或持续 IV 非口服抗凝药停药时给予达比加群 对于正在使用达比加群的患者在服用最后一次剂量后需要等待 12h(CrCl≥30ml/min)或 24h(CrCl≤30ml/min)才能使用非口服(SQ 或 IV)抗凝药物

美国/FDA 批准的适应证	心房颤动患者的卒中预防
外科手术或侵入性操作	如果可能,在侵入性或外科手术之前 1~2 日(CrCl≥50ml/min)或 3~5 日(CrCl<50ml/min)停用达比加群,以减少出血的危险 注:取决于出血的危险性、手术的紧迫性和血栓风险,可能会考虑停用较短的时间 大手术,脊椎穿刺,脊髓或硬膜外导管或通道的置入可能会考虑停用较长的时间以建立完全止血 如果不能延迟手术,应权衡干预的紧迫性和出血增加的风险
禁忌证	活动性出血 严重的达比加群过敏史 CrCl<15ml/min
警告及注意事项	出血风险:达比加群可造成严重、有时甚至是致命的出血,应及时评价失血的症状和体征 暂时停用:避免治疗失误以尽量减少卒中的危险 达比加群在 RELY 试验中升高的急性冠脉综合征的发病率的临床意义还不清楚
不良反应	胃肠道的副作用是最常见的 恶心,呕吐,便秘,发热,伤口分泌物,低血压,失眠,血管神经性水肿,贫血,头晕
药物相互作用	在使用 P-Gp 抑制药之前 2h 给予达比加群以尽量减少抑制药对达比加群吸收的影响 除利福平外,可升高或降低达比加群浓度的大部分药物的临床意义尚不清楚 ↑达比加群血药浓度 ● 胺碘酮 ● 奎尼丁 ● 酮康唑 ● 维拉帕米

续表

美国/FDA 批准的适应证	心房颤动患者的卒中预防
药物相互作用	● 氯吡格雷 ↓ 达比加群血药浓度 ● 抗酸药 ● 阿托伐他汀 ● 质子泵抑制药 ● 利福平（避免显著性相互作用） ↑ 抗凝效果 ● 其他抗凝药 ● 抗血小板制药 ● 水杨酸

引自：Prescribing information for dabigatran. Pradaxa［package insert］. Ridgefi eld，CT：Boehringer Ingelheim Pharmaceuticals Inc；2010.

参考文献与关键文章

1. Ginsberg JS, Davidson BL, Comp PC, et al. Oral thrombin inhibitor dabigatran etexilate vs North American enoxaparin regimen for prevention of venous thromboembolism after knee arthroplasty surgery. *J Arthroplasty*. 2009;24:1-9.

2. Erikkson BI, Dahl OE, Rosencher N, et al. Oral dabigatran etexilate vs subcutaneous enoxaparin for the prevention of venous thromboembolism after total knee replacement: the RE-MODEL randomized trial. *J Thromb Haemost*. 2007;5:2178-2185.

3. Erikkson B, Dahl OE, Rosencher N, et al. Dabigatran etexilate versus enoxaparin for the prevention of venous thromboembolism after total hip replacement: a randomized, double-blind non-inferiority trial. *Lancet*. 2007;370:949-956.

4. Eriksson BI, Borris LC, Friedman RJ, et al. Rivaroxaban versus enoxaparin for thromboprophylaxis after hip arthroplasty. *New Engl J Med*. 2008;358:2765-2775.

5. Kakkar AK, Brenner B, Dahl OE, et al. Extended duration rivaroxaban versus short term enoxaparin for the prevention of venous thromboembolism after total hip arthroplasty: a double-blind, randomised controlled trial. *Lancet*. 2008;372:31-39.

6. Lassen MR, Ageno W, Borris LC, et al. Rivaroxaban vs enoxaparin for thromboprophylaxis after total knee arthroplasty. *New Engl J Med*. 2009;358:2776-2786.

7. Turpie AGG, Lassen MR, Davidson BL, et al. Rivaroxaban versus enoxaparin for thromboprophylaxis after total knee replacement arthroplasty (RECORD 4): a randomized trial. *Lancet*. 2009;373:1673-1680.

8. Lassen MR, Raskob GE, Gallus A, et al. Apixaban or enoxaparin for thromboprophylaxis after knee replacement. *New Engl J Med.* 2009;361:594–604.

9. Lassen AS, Gallus GF, Pineo GF, et al. The ADVANCE-2 Study: a randomized, double-blind trial comparing apixaban with enoxaparin for thromboprophylaxis after total knee replacement. *J Thromb Haemost.* 2009;7(suppl 2):abstract LB-MO-005.

10. Connolly SJ, Ezekowitz MB, Yusuf S, et al. Dabigatran versus warfarin in patients with atrial fibrillation. *New Engl J Med.* 2009;361:1139–1151.

11. Eriksson BI, Quinlan DJ, Weitz JI. Comparative pharmacodynamics and pharmacokinetics of oral direct thrombin and factor Xa inhibitors in development. *Clin Pharmacokinetics.* 2009;38:1–22.

12. EMEA CHMP Assessment Report for Xarelto. Available at: http://www.emea.europa.eu/humandocs/PDFs/EPAR/xarlelto/H-944-en6.pdf. Accessed August 2009.

13. EMEA CHMP Assessment Report for Pradaxa. Available at: http://www.emea.europa.eu/humandocs/PDFs/EPAR/pradaxa/H-829-en6.pdf. Accessed August 2009.

14. Wittkowsky AK. New oral anticoagulants: a practical guide for clinicians. *J Thromb Thrombolysis.* 2010;29:182–191.

第 II 部分:
需要抗凝治疗的状况

第十章 静脉血栓栓塞的预防

引言

静脉血栓栓塞（venous thromboembolism，VTE）包括深静脉血栓（deep vein thrombosis，DVT）和肺栓塞（pulmonary embolism，PE），具有较高的发病率和死亡率，也占用了较多的医疗资源。仅在美国，每年就有超过 100 万的 DVT 发生，超过 10 万人死于 PE。这类事件发生范围较广，内外科患者均可出现。但是通过采取适当的措施，许多事件是可以预防的。尽管 30 多年的实践证明预防 VTE 是安全和有效的，但是其实际上没有充分应用。美国政府与其他管理机构正试图提高美国医院内外科患者的 VTE 预防。如何从各种药物、大量的临床实验、特殊人群有限的数据、各种临床指南等中选择出合适的 VTE 预防方法是个具有挑战性的问题。

表 10-1 静脉血栓栓塞预防指南和资源

指南/资源	网　址
美国胸科医师学会（CHEST 指南）	http://www. chestjournal. org/content/133/6_suppl/381S. full. pdf+html
外科护理改善项目（Surgical Care Improvement Project，SCIP）	https://www. qualitynet. org/dcs/ContentServer? c=MQParents&pagename = Medqic% 2FContent% 2FParentShellTemplate&cid=1228694349383&parentName=Category
美国医疗保健研究与质量局（Agency for Healthcare Research and Quality，AHRQ）	http://www. ahrq. gov/qual/vtguide/
联合委员会	http://www. jointcommission. org/PerformanceMeasurement/PerformanceMeasurement/VTE. htm
深静脉血栓联盟	http://www. preventdvt. org/home. aspx

静脉血栓栓塞发生率和危险因素

表 10-2　不同类别住院患者 DVTª 的发生率[1]

患者类别	未经预防的 DVT 发生率
内科患者 　心衰 　慢性阻塞性肺病 　感染	10%～20%
一般手术	15%～40%
重要的妇科手术	15%～40%
重要泌尿外科手术	15%～40%
神经外科手术	15%～20%
卒中	20%～50%
重要的骨科手术 　全髋关节置换手术 　髋部骨折手术 　全膝关节置换手术	40%～60% 57% 60% 84%
重要的创伤手术	40%～80%
脊髓损伤患者	60%～80%
危重患者	10%～80%

ªDVT 根据静脉造影判断

表 10-3　美国胸科医师学会对血栓栓塞风险等级的分类[1]

风　险　等　级	未加预防的 DVT 风险
低风险 可行走患者的小手术 行动自如的内科患者	<10%
中等风险 普通手术、开放的妇科手术或泌尿外科手术患者 内科患者、因病卧床休息的患者	10%～40%
高风险 髋关节或膝关节置换手术、髋部骨折的外科手术 严重创伤、脊髓损伤	40%～80%

表 10-4　静脉血栓栓塞危险因素

年龄＞40 周岁	急性内科疾病
手术	心衰
重大创伤或下肢损伤	呼吸道疾病
行动受限,下肢轻瘫	感染
肿瘤	卒中
肿瘤治疗	中心静脉置管
激素治疗	吸烟
化疗	静脉曲张
血管生成抑制药治疗	药物治疗
放疗	服用含有雌激素的避孕药
妊娠及产后	激素替代治疗
阵发性夜间血尿症	使用选择性雌激素调节剂
骨髓增生障碍	使用刺激红细胞生成药物
炎性肠病	遗传性或获得性血栓形成倾向
肾病综合征	有过静脉血栓栓塞史
	静脉压迫(肿瘤、血肿、动脉异常等)

原发性和获得性高凝状态(参见第十九章)

表 10-5　肿瘤和肿瘤治疗过程中的高凝风险[2]

肿瘤类别	VTE 1 年发生率	在肿瘤治疗过程中的其他 VTE 风险	实例
脑瘤	6.9%	化疗	蒽环类、含铂类、氮芥类抗肿瘤药
胰腺癌	5.3%	激素治疗	他莫昔芬、阿那曲唑、依西美坦、来曲唑
胃癌	4.5%	抗血管生成治疗	沙利度胺、雷利度胺
白血病	3.7%	促红细胞生成治疗	促红细胞生成素、达依泊汀
食管癌	3.6%	中心静脉置管	

续表

肿瘤类别	VTE 1年发生率	在肿瘤治疗过程中的其他 VTE 风险	实例
肾癌	3.5%		
卵巢癌	3.3%		
淋巴癌	2.8%		
肺癌	2.4%		
结肠癌	2.3%		
肝癌	1.7%		
子宫癌	1.6%		
膀胱癌	1.5%		
前列腺癌	0.9%		
乳腺癌	0.9%		

表 10-6　肿瘤相关风险预测评分[3]

预测变量		风险评分
肿瘤的位置	极高风险的肿瘤(胃癌、胰腺癌)	2
	高风险肿瘤(肺癌、淋巴癌、妇科肿瘤)	1
化疗前血小板计数≥350×10⁹/L		1
血红蛋白<100g/L 或使用红细胞生长因子		1
化疗前白细胞计数>11×10⁹/L		1
体重指数≥35kg/m²		1

风险评分	风险水平	2.5个月内 VTE 发生率
0	低风险	0.5%
1~2	中度风险	2%
<3	高风险	7%

临床精粹

● 当肿瘤发展时(局部、区域、远处),VTE 随之增加。
● 在肿瘤诊断后的 3~6 个月内 VTE 的发生率较高。

表 10-7　静脉血栓栓塞系统预防策略

策略	说　明
风险评分	使预防方法与风险的水平一致
电子警报	在进行预防之前应先进行电子病历的筛查
常规预防策略	所有患者知晓预防的禁忌证
可选策略	临床上在以下情况下可以纳入考虑： 　健康,非卧床,<40 周岁 　卧床或住院时间少于 2d 　使用华法林 INR 值>1.4,或进行其他抗凝治疗 　即将接受侵入性操作 　最近接受过眼内或颅内手术 　脊椎穿刺或硬膜外麻醉 12h 内 　血小板减少症 　有普通肝素或低分子肝素过敏史 　活动性出血 　活动性或慢性严重的肝脏疾病 　安适疗法或临终关怀

非药理学预防措施

表 10-8　非药理学预防措施

选项	说　明
TED 长袜	没有压缩梯度的长袜
渐进式压力长袜	从远端到近端压力逐渐减小的长袜
间歇性压缩充气装置	可将压缩空气充入节段性的隔膜装置,固定在腿的周围,压力通过大小有序的传动,产生波浪样的效果促使下肢深静脉的血液排出
IVC 滤器	植入下腔静脉用于捕捉血栓的医疗器械

大小	踝	小腿	大腿	髋部
S	7″-8¼″ (18-21cm)	11″-15″ (28-38cm)	15¾″-24⅜″ (40-62cm)	28″-46″ (71-117cm)
M	8⅜″-9⅞″ (21-25cm)	11⅞″-16½″ (30-42cm)	18⅛″-27½″ (46-70cm)	30″-50″ (76-127cm)
L	10″-11⅜″ (25-29cm)	12½″-18⅛″ (32-46cm)	21¼″-30¾″ (54-78cm)	32″-54″ (81-137cm)
XL	11½″-13″ (29-33cm)	13⅜″-19⅝″ (34-50cm)	23⅝″-32″ (60-81cm)	40″-65″ (102-166cm)

图 10-1 用于各种部位长袜的尺寸

（引自：figure used with permission from JOBST, Inc.）

临床精粹

- 让患者躺下和将每条腿抬起超过心脏以上几分钟以减少肿胀,可使长袜穿起来更加容易。
- 渐进式压力长袜应于早晨最先穿上。
- 橡皮手套有助于抓牢长袜纤维。
- 患者可以使用玉米淀粉或滑石粉以滋润肌肤有助于穿袜。
- 不要折叠或卷起压力渐进袜而变成止血带。
- 长袜不适合于:①体重减轻或增加;②腿部肿胀发生变化。当长袜掉下或自行起皱,说明太大,应该更换合适的长袜。
- 长袜应 3～6 个月更换一次,因为它可能失去应有的弹力。注意追踪改善效果。
- 对于住院患者应每日监测长袜的使用,对门诊患者每次来就诊时也应监测其长袜的使用情况。

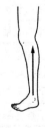

重度支撑 30～40mmHg

中度支撑 20～30mmHg

温和度支撑 15～20mmHg

轻度支撑 8～15mmHg

压缩指南

轻度支撑 8～15mmHg

推荐在以下情况使用:轻微的脚踝和腿部肿胀,轻度静脉曲张,妊娠期,以及一般的腿部疲劳。仅仅是轻度的压迫

温和度支撑 15~20mmHg

温和度支撑推荐在以下情况使用:轻微的脚踝和腿部肿胀,轻度静脉曲张,以及腿部疲劳。适用于旅行中,以及需要久站或者久坐的人。

中度支撑 20~30mmHg

推荐适用情况:中度脚踝和腿部肿胀,中度的静脉曲张,静脉曲张溃疡,硬化剂治疗后以及 DVT 预防。

重度支撑 30~40mmHg

推荐适用情况:严重的脚踝和腿部肿胀,严重的静脉曲张,深静脉血栓形成后综合征,静脉曲张溃疡,淋巴水肿,以及 DVT 预防。

图 10-2　压缩指南

(引自:figure used with permission from JOBST,Inc.)

表 10-9　下腔静脉滤器[a]

适应证	禁忌证	并发症
● PE 且不适宜抗凝治疗者	● 慢性下腔静脉血栓	● 滤器向心端移位
● 抗凝治疗对栓塞性疾病无效者	● 下腔静脉闭塞	● 腔静脉穿孔,伤及血管和胃肠道
● 常规治疗的预期效果减弱时,对大面积 PE 的应急治疗	● 有脓毒性栓塞风险的患者	● 腔静脉闭塞/下腔静脉血栓形成
● 抗凝治疗无效或不适宜时的慢性反复性 PE		● 穿刺部位出血
● 严重创伤(包括 GCS 评分＜8,不完全脊髓损伤伴有截瘫或四肢瘫痪,复杂性骨盆与长骨骨折,或多处长骨骨折)		● 穿刺部位血栓形成
		● 滤器头部上血栓形成
		● 滤器的断裂倾斜
		● DVT 复发率增高
		● 导丝难以取出

　　[a]PREPIC 试验是一项持续了 8 年的随访研究,设计该试验的目的是为了评估对诊断为急性近端 DVT 且很可能发展为 PE 的患者而言,永久性腔静脉滤器的植入是否安全有效[4]。植入滤器既可治疗和预防 PE,又可能导致 DVT(提高 DVT 发生率)。在使用或不使用永久滤器的患者中,血栓后综合征的发生以及死亡率没有差异

下腔静脉滤器的置放

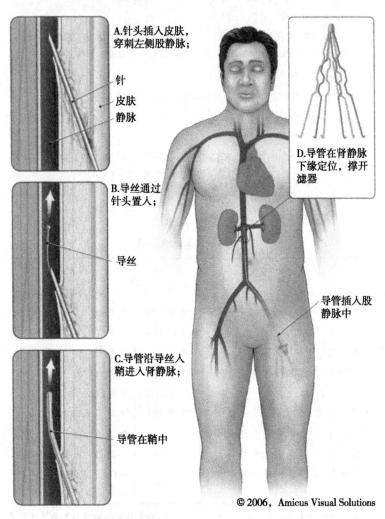

A.针头插入皮肤，穿刺左侧股静脉；

针
皮肤
静脉

B.导丝通过针头置入；

导丝

C.导管沿导丝入鞘进入肾静脉；

导管在鞘中

D.导管在肾静脉下缘定位，撑开滤器

导管插入股静脉中

© 2006，Amicus Visual Solutions

图 10-3 下腔静脉滤器的置放

（引自：image used with permission from Amicus Visual Solutions.）

表 10-10　下腔静脉滤器的比较

分类	永久性（permanent，P）或可回收（retrievable，R）	最大 IVC 直径	是否 MRI 兼容	合金种类
鸟巢滤器（cook medicine）	P	40 mm	是[a]	不锈钢
VenaTech Low Profile 滤器（B. Braun vena tech）	P	35mm	是	钴铬合金
TrapEase 镍钛合金滤器（cordis endovascular）	P	30mm	是	镍钛合金
OptEase 滤器（cordis endovascular）	R	30mm	是	镍钛合金
Gunther Tulip 滤器（cook medicine）	R	30mm	是	镍铬合金
Celect 滤器（cook medicine）	P	30mm	是	镍铬合金
VenaTech LGM 滤器（B. Braun vena tech）	P	28mm	是	钴铬合金
Simon 镍钛合金滤器（C. R. Bard）	P	28mm	是	镍钛合金
Greenfield 钛滤器（Boston scientific）	P	28mm	是	钛
Recovery/G2 滤器（bard peripheral vascular）	P	28mm	是	镍钛合金
Greenfield 不锈钢滤器（Boston scientific）	P	28mm	是[a]	不锈钢

[a] 已被证明不会导致 MRI 的磁场位移，但其金属成分会导致成像伪差

临床精粹

- 可回收滤器需在 2 周内更换或取出，否则会紧贴于下腔静脉壁上，难以取出。
- 若在可回收滤器内有血块存在，则在取出时可能需要置入永久性滤器。
- 当无抗凝治疗的禁忌证时，使用永久滤器的患者应考虑同时使用华法林。
- 取出可回收滤器时不需要中断抗凝治疗。
- MRI 应在置入滤器的 6 周后进行，以保证其结合到血管壁上。

内科患者的 VTE 预防

表 10-11　内科患者的 VTE 预防

普通肝素	依诺肝素	达肝素	亭扎肝素	磺达肝素	华法林
5000U SC q8h 或 5000U SC q12h	40mg SC q24h	5000IU SC q24h	证据不足	2.5mg SC q24h[a]	证据不足

[a] 未经美国 FDA 批准

临床精粹

- 很多临床试验并未证实每 12 小时使用 5000U UHF 的效果，因此，每 8 小时 5000U 是 UHF 的首选剂量方案[5]。虽然没有证据，但对于高龄、低体重（总体重 <50kg）或 aPTT（活化全血凝固时间）基值升高（>1.3 或 1.4 倍基线值）的患者，可考虑每 12 小时给予 5000U UHF。
- 经评价每日 20mg 依诺肝素的方案与安慰剂对比无显著差异[5]。
- 每日 20mg 依诺肝素被证实与每 12 小时 5000U UHF 等效[5]。
- 在对比每 8 小时 5000U UHF 和每日 40mg 依诺肝素的直接对照试验中，两种方案被证实效果相近，除非用于高风险的内科患者（心衰和缺血性卒中），此时依诺肝素预防 VTE 的效果更佳。在相同的试验中，使用依诺肝素相较 UHF 而言，血肿明显更少（>5cm）。有数据证明对于内科患者使用 LMWH 的出血风险更小，但这些发现并非来源于交叉试验。

非整形外科术后患者的 VTE 预防

表 10-12 一般手术的 VTE 预防

手术情况	UHF	依诺肝素	达肝素	亭扎肝素	磺达肝素
普通外科手术	5000U SC q8h 或 5000U SC q12h	40mg SC q24h	5000IU SC q24h[a]	3500IU SC q24h	2.5mg SC q24h
神经外科手术	5000U SC q8h	40mg SC q24h	证据不足	证据不足	证据不足
血管外科手术	5000U SC q8h 或 5000U SC q12h	40mg SC q24h	5000IU SC q24h[a]	3500IU SC q24h	2.5mg SC q24h
妇科	5000U SC q8h 或 5000U SC q12h	40mg SC q24h	5000IU SC q24h[a]	3500IU SC q24h	2.5mg SC q24h
泌尿外科手术	5000U SC q8h 或 5000U SC q12h	40mg SC q24h	5000IU SC q24h[a]	3500IU SC q24h	2.5mg SC q24h
腹腔镜手术	在没有其他的 VTE 风险因素时,接受腹腔镜手术的患者只需早下床活动,不需要其他的预防措施				
减肥手术	5000U SC q8h	40mg SC q14h	7500IU SC q24h	证据不足	2.5mg SC q24h
胸外科手术	5000U SC q8h 或 5000U SC q12h	40mg SC q24h	5000IU SC q24h[a]	3500IU SC q24h	2.5mg SC q24h
冠状动脉搭桥手术	5000U SC q8h 或 5000U SC q12h	40mg SC q24h	5000IU SC q24h[a]	3500IU SC q24h	当前的指导原则中尚未讨论

[a]对于术后使用达肝素的不同方案已有相关研究,具体参见达肝素包装标签

临床精粹

- 普通外科手术:用 meta 分析法分析 UFH 和 LMWHs 对 DVT 的预防效果,结果表明两者疗效相近,但当使用 LMWH 对 PE 进行治疗时,发病率降低更为显著。考虑到外科手术的患者出血事件的发生,有时物理预防的选择不当比药物预防的影响更大。用 meta 分析法对 34 000 名接受外科手术的患者的分析结果表明,常见的出血并发症是发生在注射部位的青紫(6.9%)和伤口红肿(5.7%);不足 1% 的患者会发生严重的出血并发症(如:消化道出血,0.2%;腹膜后出血,0.08%;外科手术出血,0.7%)[6]。

- 神经外科手术:通常的药物预防或药物、物理相结合的预防方法已被证实与只给予物理预防同样安全,甚至效果更好。药物预防通常是在神经外科手术后 18~24 小时开始使用。

- 血管外科手术:推荐给患者的常规预防治疗存在额外的风险因素,如年龄、肢体缺血、外科手术持续时间较长、手术期间的局部创伤。由于接受血管外科手术试验的患者人数有限,建议外科手术的给药剂量应基于对普通外科手术的药效学研究基础之上。

- 妇科手术:低风险的妇科手术(腹腔镜检查或手术时间在 30 分钟以内)无须进行除早下床活动以外的其他预防措施。非恶性肿瘤的大手术应注射 UFH 或 LMWH。

- 妇科肿瘤手术:使用 UFH 其用量为每日 3 次时比每日 2 次更为有效。每日 3 次使用 UFH 与使用 LMWH 的疗效和安全性相似。在对一般手术的亚组分析试验中,接受手术的癌症患者使用磺达肝素比达肝素的疗效更好[7]。

- 泌尿外科手术:接受经尿道或腹腔镜泌尿系统检查的患者,无须进行除早下床活动以外的其他预防措施。由于接受泌尿外科手术试验的患者人数有限,建议泌尿手术的给药剂量应基于对普通外科手术的药效学研究基础之上。

- 减肥手术:建议 LMWH 和 UFH 的给药剂量比上面提到的剂量更高。对 UFH 和依诺肝素的评价中,UFH 用量为每日 3 次,而依诺肝素 40mg 用量为每日 2 次[4]。在使用抗 Xa 因子水平的回顾性研究中,对达肝素钠的评价为其每日用量为 7500U。虽然对 LMWH 没有预期性地评价,但单剂量的 LMWH 可在外科手术前 4 小时内发挥作用。

- 胸外科手术:因接受胸外科手术试验的患者人数有限,胸外科手术的给药剂量建议参考普通外科手术。

- 冠状动脉搭桥手术:因接受冠状动脉搭桥外科手术试验的患者人数有限,冠状动脉搭桥外科手术的给药剂量建议参考普通外科手术。由于对心脏外科手术患者发生 HIT 的发病率关注较高,LMWH 可能是用于预防过程中优于 UFH 的首选药物。

对骨科手术中静脉血栓栓塞的预防

表 10-13　对骨科手术中静脉血栓栓塞的预防

骨科手术类型	依诺肝素	达肝素	亭扎肝素	磺达肝素	华法林
膝关节置换术	术后 12~24h 开始 q12h SC 30mg	术后 6~8h SC 2500IU,再 q24h SC 5000IU[a]	术前一晚或术后 12~24h 开始 q24h SC 75U/kg[a]	术后 6~8h 开始 q24h SC 2.5mg	调整给药剂量使 INR 值为 2.5±0.5 术前或术前一晚开始给药
髋关节置换术	术后 12~24h 开始 q12h SC 30mg 或 术前 10~12h 开始 q24h SC 40mg	术后 6~8h SC 2500IU,再 q24h SC 5000IU 或 术前一晚开始 q24h SC 5000IU	术前一晚或术后 123 500 24h 开始 q24h SC 75U/kg[a] 或 术前 12h 开始 q24h SC 4500IU	术后 6~8h 开始 q24h SC 2.5mg	调整给药剂量使 INR 值为 2.5±0.5 术前或术前一晚开始给药
髋部骨折手术	术后 12~24h 开始 q12h SC 30mg[a]	证据不足	证据不足	术后 6~8h 开始 q24h SC 2.5mg	调整给药剂量使 INR 值为 2.5±0.5 术前或术前一晚开始给药
脊椎外科手术	除非患者在手术过程中,可能存在其他产生手术风险的因素,如高龄、恶性肿瘤、神经功能缺损、有 VTE 病史或前路手术治疗,一般不建议患者预防性用药。因缺乏临床试验作为依据,药物预防建议使用常规的药物包括 SC UFH 或 LMWH				

[a]未经美国 FDA 认可

临床精粹

- 骨科手术中,通常认为 UFH 在预防患者的 VTE 方面效果不佳,因此在预防 VTE 方面,它无法作为上表所列的可供选择药物的替代药。

- 骨科手术中,通常认为阿司匹林在预防患者的 VTE 方面效果不佳,因此在预防 VTE 方面,它无法作为上表所列的可供选择药物的替代药。

- 进行外科手术后并处于物理预防治疗阶段的患者,需一直对其术后出血的高风险性进行再评价,以保证在药物预防治疗的初期降低出血的风险性。

- 接受膝关节镜检查的患者通常对 VTE 的预防不必太早开始,除非患者有额外增加 VTE 风险的因素或复杂手术过程。在这种情况下,LMWH 可预防患者 VTE 的发生。

- 在已公开的预试验中,达肝素是否在膝关节置换外科手术中对 VTE 产生预防作用还未得以评估。

- 把握外科手术后 VTE 预防的初始时间是一个关键和复杂的问题。当外科手术后血栓栓塞事故的风险性即刻开始;因此对 VTE 的预防一般越早开始,其效果越好。但是,早期 VTE 的较晚预防可能会更易导致出血倾向。

- 选择脊柱手术后,对 VTE 的预防通常是从术后 12~24 小时开始。若手术部位未缝合,预防的时间可能相对有所延迟。

- 使用非椎管内技术(在血管丛或外周神经传递系统)出现并发症的频率和严重程度受导管尺寸和抗凝程度高低的影响。使用椎管内技术抗凝过度而产生的最严重的并发症是失血,而不是神经功能丧失。

- 髋关节或膝关节外科手术后的 VTE 预防指导原则由美国胸科医师学会(American College of Chest Physicians,ACCP)和美国骨科医师学会(American Association of Orthopedic Surgeons,AAOS)提供[1,8]。

- 在以上两个学会所提出的建议中,最主要的区别是 AAOS 建议的阿司匹林和华法林给药剂量的 INR 值较低(≤2),且 DVT 的减少和 PE 的预防两者间缺乏相关性评价。

- AAOS 的指导原则并未结合所有可用的临床数据,是基于一般常识

而非临床证据得出的。由于 AAOS 指导原则中的这些限制，ACCP
提出的指导原则应用于预防髋关节或膝关节外科手术后 VTE 的
形成。

表 10-14　危重患者 VTE 的预防

重症监护情况	UFH	LMWH	磺达肝素
创伤	证据不足	达肝素 q24h SC 5000IU 依诺肝素 q12h SC 30mg	证据不足
急性脊髓损伤	q8h SC 5000U	依诺肝素 q12h SC 30mg 或 q24h SC 40mg	证据不足
烧伤	q8h SC 5000U 或 q12h SC 5000U	达肝素 q24h SC 5000IU 依诺肝素 q24h SC 40mg	证据不足
重症监护	q8h SC 5000U 或 q12h SC 5000U	达肝素 q24h SC 5000IU 依诺肝素 q12h SC 30mg 或 q24h SC 40mg	证据不足

临床精粹

- 创伤：meta 分析法表明，UFH 无法有效控制 VTE[9]。每日 2 次给予
依诺肝素 30mg 比每日 2 次给予 UFH 5000U 的疗效更好[10]。对达
肝素的考察是来源于检测数据的分析。药物预防可从 24～36 小时
开始进行。急性脊髓损伤的患者药物预防的时间可能有所延后，从
48～72 小时开始。严重创伤的患者（损伤严重程度评分＞23）可能
会出现抗凝血酶缺陷症；因此，皮下注射给药可能无法达到预防的目
的[11]。虽然没有对其进行预期的评估，但在早期可选择对重症监护
病房的患者使用 UFH 进行输液。为了达到预防 VTE 的目的，
aPTT 应控制在 35～45 秒。
- 急性脊髓损伤：UFH 每日 3 次与依诺肝素每日 2 次相比，DVT 的
形成以及出血率相近，但用依诺肝素治疗 PE，其血栓的形成及出血
率显著减低[12]。急性损伤期（2～3 周）依诺肝素 30mg，每日 2 次，
康复期间可用任一方案。在一项回顾性病例对照研究中，在预防
VTE 方面，每日 5000U 的达肝素未能被证明优于依诺肝素 30mg，
每日 2 次的效果（9.7%vs1.6%）[13]。对达肝素和亭扎肝素则须进一
步研究。

185

- 烧伤:对烧伤患者,现有的证据来自仅对 UFH、LMWH 与达肝素的研究。最常用的方案是 UFH 5000U 皮下注射,每 12 小时 1 次。
- 重症监护:对危重患者或术后的普通外科患者,可以使用 UFH 或 LMWH。骨科或外伤患者,首选 LMWH。如果因为出血的高风险而选择物理预防,则应经常对患者进行复评,当出血的危险性降低时,可转换为药物预防。一些药效学研究表明,有严重水肿或接受血管加压药的危重患者使用 LMWH 其抗凝血因子Ⅹa 水平可能无法检测到。研究表明达肝素并没有在肾功能不全的危重患者体内有显著的积累[14]。可回收的 IVC 滤器可考虑作为预防 PE 的方法,但应指出的是这种方法的证据有限,而且具有争议。详见本章前面关于 IVC 的讨论。

旅行期间血栓预防策略

表 10-15　旅行期间血栓预防策略

适用范围	有低到中度血栓形成风险以及旅行时间为 8h 或更长的患者 高度血栓形成风险以及旅行时间为 6h 或更长的患者
非药物预防方法	饮水 路上练习 　　抬脚运动:双脚的脚后跟着地,接着把脚趾尽可能地提高;然后放下双脚,平缓地放在地面上;然后拉提双脚后跟的同时保持前脚掌着地 　　转动踝关节:双脚离开地面,脚趾做圆圈运动,一只脚顺时针转动,另一只脚逆时针转动;然后左右脚交换转动方向并重复转动 经常旅行者,每隔 1~2h 休息一次 避免束缚性服装(紧绷的衣服、皮带等) 旅行之前避免或限制饮用酒精和咖啡因 坐在飞机或汽车靠过道的座位 有渐进压力装置
药物预防	在出行和回程飞机起飞之前使用 LMWH

临床精粹

- 膝下压缩装置建议使用 15~20mmHg 以上的压力。

- 压缩装置应在出发前 3~4 小时放置,到达后移除。
- 药物治疗应在出发前 2~4 小时给药。
- ACCP 建议在出发之前单程使用预防剂量的 LMWH(2C 级)。ACCP指南中唯一提到的试验使用的是皮下注射 1mg/kg 的 LMWH。
- 阿司匹林被证明在此情况下无效。

VTE 预防的持续时间

表 10-16　VTE 预防的持续时间

适用范围	持续时间
一般内科病患	若急性疾病期间卧床不动一直维持 6~14d
较大范围的普通外科手术	直至出院
术前患静脉栓塞的患者	出院至出院后 28d
胃肠道、泌尿生殖系统、妇科肿瘤手术	出院至出院后 28d
全膝关节置换手术	至少 10d
全髋关节置换手术	4~6 周[a]
髋部骨折手术	4~6 周[a]
重症监护患者	在重症监护室期间持续做复评直到患者转入一般内科病房
严重创伤	直到出院,并对住院康复期间行动不便的患者继续预防治疗(8 周)
脊髓损伤患者	对不完全损伤的患者直至出院为止;简单的运动损伤患者 8 周;完全的运动损伤或者还有其他危险因素的患者 12 周或康复出院为止

[a]膝关节置换手术中,手术到发生 VTE 的平均时间是 7 天,髋部手术到发生 VTE 的平均时间更长,为 17 天[15]。因此,对于髋部手术患者 ACCP 给出 1A 级的建议,提示需延长预防[1]

特殊人群的药物预防

重度肾功能不全患者

- 肾功能不全的患者,如果不注意抗凝药的使用会增加出血的风险。

- 如果患者血清肌酐大于 $221\mu mol/L$ 则大多数的临床试验都不能进行。
- 依诺肝素每日皮下注射给药一次,每次 30mg,无禁忌。
- 达肝素与亭扎肝素以预防剂量给药时,在重度肾功能不全患者体内并未显著积累。
- 患者肌酐清除率小于 30ml/min 时禁止服用磺达肝素。
- 血液透析(肾功能不全)患者应接受皮下注射 UFH。

肥胖患者

- ACCP 指南提示,需根据肥胖患者的体重调整给药剂量,但是指南中并未具体说明体重为多少或者调整的剂量是多少。肥胖患者患 PE 的风险相当大,但临床给药剂量的数据有限。
- 对减肥患者来说,依诺肝素每日 2 次,每次 40mg 皮下注射给药证明比每次 30mg 皮下注射给药更有效[16]。
- 与腹腔注射依诺肝素相比,肥胖患者臀部注射给药的生物利用度相对较低。
- 一项研究表明,体重指数≥40 的患者所需的 LMWH 标准剂量可能更高[17]。

孕妇

- 先天畸形与在妊娠初期三个月使用华法林有关;因此,妊娠初期三个月禁止使用华法林。虽然妊娠中期三个月可以使用华法林,然而通常整个妊娠期最好避免使用华法林。
- 妊娠期间可以使用 LMWH 或 UFH。
- 妊娠后期三个月并不禁止使用 LMWH(或磺达肝素),也可以在妊娠后期三个月早期使用。在分娩前后时期,许多人更愿使用 UFH,因为 UFH 半衰期较短,减少了分娩过程中出血的风险。

HIT 患者(更多信息参见第十五章)

- 一项 meta 分析表明,使用预防剂量时,UFH 诱导的 HIT 的发生率为 2.6%,LMWH 为 0.2%[18]。
- 由于有 80%～90% 的交叉反应,LMWH 不能代替 UFH 作用于有 HIT 倾向的患者。
- 由于磺达肝素的低交叉反应,有 HIT 病史的患者可选择该药,有关磺达肝素治疗 HIT 的病例已有记录。(有关椎管内麻醉/镇痛内容,参见第四章。)

质量改进

表 10-17　质量改进的策略

策略	说明
教育措施	同龄人之间的交流以及服务体验 通过电子邮件宣传
决策支持工具	电子通知和提醒 许可表中的风险评估模型与预防措施提醒
审查与反馈过程	质量指标和报告 参考最高效的供应者做出改进
结构管理变化	综合护理途径 从纸质记录转变为电脑记录患者档案
标准化给药剂量与时间	选择使用不需频繁给药的预防药物,避免可能漏服药物 选择晚上的标准给药时间,以避免由于患者离开而遗漏上午给药剂量
法规和政策的改变	报销方案包括医疗费用 所需的评估政策

表 10-18　质量改进的指标

联合委员会和全国质量论坛静脉血栓栓塞症核心措施	外科手术护理改进项目
● 适用人群 　内科疾病 ● 措施 　VTE-1:静脉血栓栓塞预防率 　VTE-2:ICU 中的静脉血栓栓塞预防率 　VTE-6:可能预防静脉血栓栓塞的发生率	● 适用人群 　外科手术 ● 来历 　国家质量合作机构致力于改善外科手术护理水平;外科医师、麻醉师、围手术期护士、药剂师、感染控制专家以及医院主管们做出承诺并协作,以期能显著减少手术并发症;项目的重点集中在从四个方面防止术后并发症,术后 40% 最常见的并发症包括感染、血栓以及心脏与呼吸系统不良反应等

续表

联合委员会和全国质量论坛 静脉血栓栓塞症核心措施	外科手术护理改进项目
	● 措施 SCIP VTE-1:手术患者需制订 VTE 预防方案 SCIP VTE-2:VTE 预防在手术切口 前 24h 到手术结束后 24h 之内被认 为是合适的

参考文献

* 关键文章

* 1. Geerts WH, Bergqvist D, Pineo GF, et al. Prevention of venous thromboembolism. *Chest*. 2008;133:381S–453S.

2. Wun T, White RH. Epidemiology of cancer-related venous thromboembolism. *Best Pract Clin Haematol Res*. 2009;22(1):9–23.

3. Khorana AA, Kuderer NM, Culakova E, et al. Development and validation of a predictive model for chemotherapy-associated thrombosis. *Blood*. 2008;111(10):4902–4907.

4. The PREPIC Study Group. Eight-year follow-up of patients with permanent vena cava filters in the prevention of pulmonary embolism: the PREPIC (prevention du risque d'embolie pulmonaire par interruption cave) randomized study. *Circulation*. 2005;112:416–422.

5. Enders JM, Burke JM, Dobesh PP. Prevention of venous thromboembolism in acute medical illness. *Pharmacotherapy*. 2002;22:1564–1578.

* 6. Leonardi MJ, McGory ML, Ko CY. The rate of bleeding complications after pharmacologic deep venous thrombosis prophylaxis. A systematic review of 33 randomized controlled trials. *Arch Surg*. 2006;141:790–799.

7. Agnelli G, Bergqvist D, Cohen AT, et al. Randomized clinical trial of postoperative fondaparinux versus perioperative dalteparin for prevention of venous thromboembolism in high-risk abdominal surgery. *Br J Surg*. 2005;92:1212–1220.

8. American Academy of Orthopaedic Surgeons Clinical Guideline on Prevention of Symptomatic Pulmonary Embolism in Patients Undergoing Total Hip or Knee Arthroplasty. Adopted by the American Academy of Orthopedic Surgeons Board of Directors May 2007. Available at www.aaos.org/Research/guidelines/PE_guideline.pdf. Accessed January 22, 2010.

9. Upchurch GR, Demling RH, Davies J, et al. Efficacy of subcutaneous heparin in prevention of venous thromboembolic events in trauma patients. *Am Surg*. 1995;61:749–755.

10. Geerts WH, Jay RM, Code KI, et al. A comparison of low-dose heparin with low-molecular-weight heparin as prophylaxis against venous thromboembolism after major trauma. *N Engl J Med.* 1996;335:701–707.

11. Owings J, Bagley M, Gosselin R, et al. Effect of critical injury on plasma antithrombin activity: low antithrombin levels are associated with thromboembolic complications. *J Trauma.* 1996;41:396–406.

12. Spinal Cord Injury Thromboprophylaxis Investigators. Prevention of venous thromboembolism in the acute treatment phase after spinal cord injury: a randomized, multicenter trial comparing low-dose heparin plus intermittent pneumatic compression with enoxaparin. *J Trauma.* 2003;54:1116–1124.

13. Slavik RS, Chan E, Gorman SK, et al. Dalteparin versus enoxaparin for venous thromboembolism prophylaxis in acute spinal cord injury and major orthopedic trauma patients: DETECT trial. *J Trauma.* 2007;62:1075–1081.

14. Prophylaxis of thromboembolism in critical care (PROTECT) trial: a pilot study. *J Crit Care.* 2005;20:364–372.

* **15. White RH, Romano PS, Zhou H, et al. Incidence and time course of thromboembolic outcomes following total hip or knee arthroplasty. *Arch Intern Med.* 1998;158:1525–1531.**

16. Scholten DJ, Hoedema RM, Scholten DE. A comparison of two different prophylactic dose regimens of low molecular weight heparin in bariatric surgery. *Obes Surg.* 2002;12:19–24.

17. Kucher N, Leizorovicz A, Vaikus PT, et al., for the PREVENT Medical Thromboprophylaxis Study Group. Efficacy and safety of fixed low-dose dalteparin in preventing venous thromboembolism among obese or elderly hospitalized patients. A subgroup analysis of the PREVENT trial. *Arch Intern Med.* 2005;165:341–345.

18. Martel N, Lee J, Wells PS. Risk for heparin-induced thrombocytopenia with unfractionated and low-molecular-weight heparin thromboprophylaxis: a meta-analysis. *Blood.* 2005;106:2710–2715.

注：下列关键文章文中未引用。

* Bates SM, Greer IA, Pabinger I, et al. Venous thromboembolism, thrombophilia, antithrombotic therapy, and pregnancy: American College of Chest Physicians Evidence-Based Clinical Practice Guidelines (8th ed.). *Chest.* 2008;133:844S–886S.

* Consortium for Spinal Cord Medicine: Prevention of Thromboembolism in Spinal Cord Injury: Clinical Practice Guidelines for Spinal Cord Medicine. Washington, DC: Paralyzed Veterans of America; 1997. Available at www.guideline.gov/summary/pdf. aspx?doc_id=2965&stat=1&string=. Accessed January 22, 2010.

* Crowther MA, Kelton JG. Congenital thrombophilic states associated with venous thrombosis: a qualitative overview and proposed classification system. *Ann Intern Med.* 2003;138:128–134.

* Dobesh PP, Wittkowsky AK, Stacy ZA, et al. Key articles and guidelines for the prevention of venous thromboembolism. *Pharmacotherapy.* 2009;29:410–458.

* Haines ST, Witt DA, Nutescu EA. Venous thromboembolism. In: Dipiro JT, Talbert RL, Yee GC, et al., eds. *Pharmacology*. 7th ed. New York, NY: McGraw Hill Medical; 2008.

* Leonardi MJ, McGory ML, Ko CY. A systematic review of deep venous thrombosis prophylaxis in cancer patients: Implications for improving quality. *Ann Surg Oncol.* 2007;14:929–936.

* Lyman GH, Khorana AA, Falanga A, et al. American Society of Clinical Oncology guideline: Recommendations for Venous Thromboembolism Prophylaxis and Treatment in Patients with Cancer. *J Clin Oncol.* 2007;25:5490–5505.

* Mismetti P, Laporte S, Darmon JY, et al. Meta-analysis of low molecular weight heparin in the prevention of venous thromboembolism in general surgery. *Br J Surg.* 2001;88:913–930.

* Wein L, Wein S, Haas SJ, et al. Pharmacological venous thromboembolism prophylaxis in hospitalized medical patients: a meta-analysis of randomized controlled trials. *Arch Intern Med.* 2007;167:1476–1486.

第十一章 静脉血栓栓塞的治疗

引言

每年都有多达 350 000～600 000 人患有深静脉血栓（deep vein thrombosis，DVT）和肺栓塞（pulmonary embolism，PE）。此外，据统计其中超过 100 000 患者直接或间接死于这些疾病过程[1]。选择合适的静脉血栓栓塞治疗策略对于减少死亡和降低复发率至关重要。

静脉血栓栓塞概述

静脉血栓栓塞通常发生的区域
- 下肢 DVT
- 下肢浅表静脉血栓
- 上肢 DVT

表 11-1 下肢静脉解剖

下肢深部静脉	下肢浅表静脉
股静脉	大隐静脉
股深部静脉	阴部外静脉
旋骨内外侧静脉	旋髂浅静脉
腘静脉	腹壁浅静脉
腓肠静脉	副隐静脉
膝静脉	后弓状静脉
胫前后静脉	小隐静脉
腓静脉	股腘静脉
跖底背静脉	背静脉网
趾足底静脉	背静脉弓
	跖静脉网
	跖静脉弓

参见图 11-1

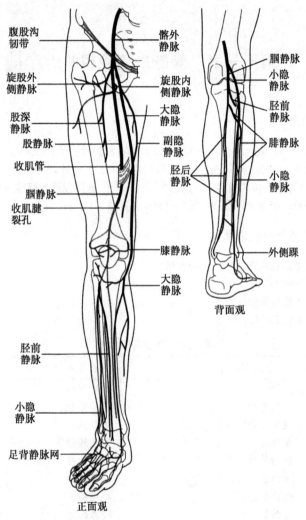

图 11-1　下肢静脉解剖图

临床精粹

- DVT 能发生栓塞,而浅表静脉血栓则不会(除非浅表静脉血栓延伸至深静脉)。
- 与近端的 DVT 相比,单纯性腓肠 DVTs 不容易引起栓塞。

194

- "近端"DVTs是指发生在膝盖(腘静脉)及其以上部位的 DVTs。
- 患者经常没有表现出典型的症状。
- DVT/PE 病理生理图参见图 11-2。

DVT/PE 病理生理图

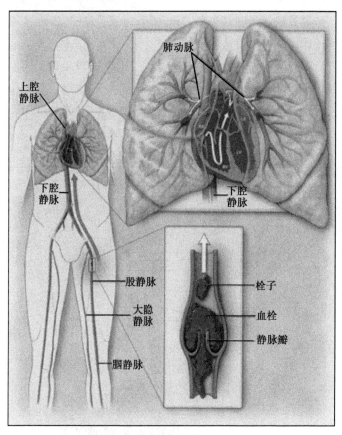

图 11-2　DVT 和 PE 的病理生理图[2]

肺部栓子通常来源于腿部的深静脉,血栓一般发生在静脉瓣附近和静脉血淤积处。血凝块若延伸到膝盖以上或是原本产生于膝盖以上部位时最容易引发栓塞。肺部的栓子通过静脉循环进入右心室,最后流至肺部(引自:used with permission from reference 2. © 2008. Massachusetts Medical Society. All rights reserved.)

表 11-2　上肢静脉解剖

上肢深部静脉	上肢浅表静脉
锁骨下静脉	头静脉
腋静脉	副头静脉
肱静脉	贵要静脉
尺静脉	肘正中静脉
桡静脉	前臂正中静脉
骨间前静脉	头正中静脉
骨间后静脉	贵要正中静脉
掌深静脉弓	掌背静脉网
掌心静脉	掌浅静脉弓

临床精粹

● 大多数的上肢深静脉血栓都与中央静脉导管有关。

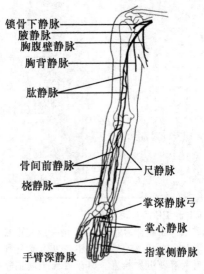

图 11-3　上肢静脉解剖图

突发性栓塞

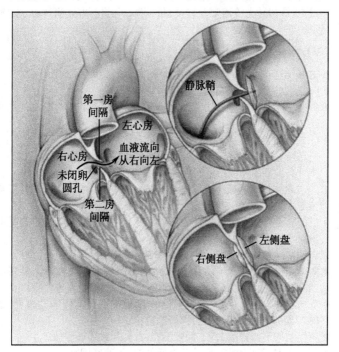

第一房间隔

静脉鞘

左心房

血液流向从右向左

右心房

未闭卵圆孔

第二房间隔

左侧盘

右侧盘

图 11-4　突发性栓塞[3]

伴有房间隔缺损(如心脏卵圆孔未闭)的患者,深静脉血栓形成的栓塞能够横穿动脉系统。如上图描述,这些患者会出现从右心房进入左心房的血流。图中还描述了一种能够机械性地关闭卵圆孔的技术(引自:used with permission from reference 3. © 2005. Massachusetts Medical Society. All rights reserved.)

深静脉血栓的诊断

DVT 的体征/症状 *

● 下肢肿胀
● 下肢疼痛
● 腓肠肌柔软
● 小腿温度上升
● 出现红斑
● 浅表静脉可触及

● 足向背部弯曲时会感觉到膝盖后面疼痛(霍曼斯征)

＊重点：深静脉血栓通常没有典型的症状,需进行客观测试后才能确定诊断结果。

DVT 诊断检查

D-二聚体检测在 DVT 诊断中的作用

● D-二聚体是纤维蛋白凝块的降解物。

● 急性静脉血栓栓塞 D-二聚体的含量升高,但是其他情况也可能导致 D-二聚体含量升高。

● D-二聚体检测是一种有效"排除"静脉血栓栓塞形成可能性的手段,但是阳性结果还需要进一步的诊断才能确定(其他可能导致 D-二聚体升高的原因还包括近期手术/外伤、妊娠和肿瘤)。

● D-二聚体检测的敏感性取决于分析方法,不存在通常所说的正常的参考水平。

● 当静脉血栓栓塞的症状持续时间超过 2～3 日,或患者已经接受肝素治疗,D-二聚体的敏感性将降低。

双向超声检查法(加压法)在 DVT 诊断中的作用

● 双向超声检查法优于静脉造影术,因其具有非侵袭性和无毒副反应(如造影剂会导致低血压、心律不齐、血管壁刺激、肾毒性等)。

● 双向超声检查结果为阳性,联合中度到高度预测可能的患者,或是 D-二聚体阳性可以确诊为深静脉血栓。

● 阴性结果不能排除 DVT 的可能性,尤其是在腓肠静脉。

● 既往有 DVT 病史者,要诊断出新的 DVT 存在困难。

表 11-3　DVT 可能性预测 Wells 评估量表[4]

临床特征	评分
整个深静脉系统伴有压痛感	1
整个小腿肿胀	1
小腿周径差别≥3cm	1
凹陷性水肿	1
可见伴行的浅静脉	1
危险因素:	
活动性肿瘤	1
长期不能活动或瘫痪	1
近期手术或重大疾病	1
其他诊断的可能	—2
总分	

≥3=高度可能;1～2=中度可能;≤0=低可能

临床精粹

● 评估为低可能性并且 D-二聚体结果为阴性的患者不需要作进一步的诊断检查。

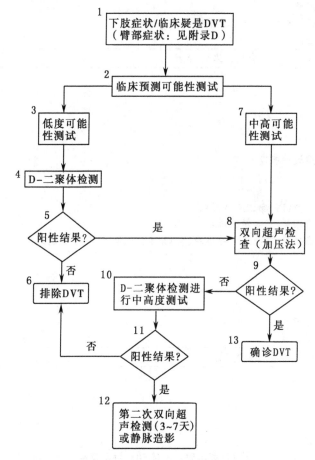

图 11-5　源于临床系统改良学会的诊断规则[5]

（引自：used with permission from reference 5. © 2009. Institute for Clinical Systems Improvement. All rights reserved.）

肺栓塞的诊断

表 11-4　肺栓塞的诊断

PE 体征/症状—三种最典型的体征/症状

呼吸困难
胸膜炎性胸痛,X 线清晰可见
呼吸急促

PE 体征/症状—少见的体征/症状

咳嗽
咯血
发热
晕厥
出汗
非胸膜炎性胸痛
焦虑
啰音
肺动脉瓣(P2)第二心音增强
收缩期杂音(三尖瓣回流)
心电图结果:右束支传导阻滞、$S_I Q_{III} T_{III}$ 征、$V_1 \sim V_4$ 的 T 波倒置
哮喘
低血压
心跳加速
发绀
胸膜摩擦音
颈静脉扩张

PE 体征/症状—大量 PE

血流不稳定
心脏停搏
发绀
缺氧
尿量减少
血管造影或通气灌注检查到肺部超过 50% 的血管灌注不充分
超声波心动图检测到右心室劳损
肺动脉压升高
B 型钠尿肽升高
肌钙蛋白升高

临床精粹

● 与 DVT 相似,PE 患者通常表现不典型的症状,或是无症状表现的疾病。

肺栓塞的诊断检查

计算机断层成像(computed tomographic,CT)肺血管造影

● 考虑为用于诊断的一线选择,禁忌证者除外。

● 会用到造影剂,不适于肾功能低下的患者。

● 扫描检查的阳性结果特异性强,一般能给出确切的诊断。

● 阴性结果缺乏灵敏性,如果可能性评分测试和(或)D-二聚体检查结果为可能患有 PE,还需进行进一步的诊断。

● 如果凝块发生在中枢部位而不是外周系统,扫描结果的敏感性和特异性会提高。

● 扫描检查必须操作技术较好,包括造影剂注射的恰当时间、患者屏息 20 秒、合适的空间分辨参数的设置等。

● 对于段/亚段的栓塞出现假阳性结果更为常见,需要后续检查。

表 11-5　肺栓塞可能性预测的 Wells 评估量表[6]

临床特征	评分
DVT 的症状和体征	3
与其他诊断相比 PE 可能性更大	3
心率>100 次/分	1.5
之前 4 周不能活动或有过手术	1.5
既往 DVT 栓/PE 病史	1.5
咯血	1
癌症	1
总分	

>6=高度可能;2~6=中度可能;<2=低可能性

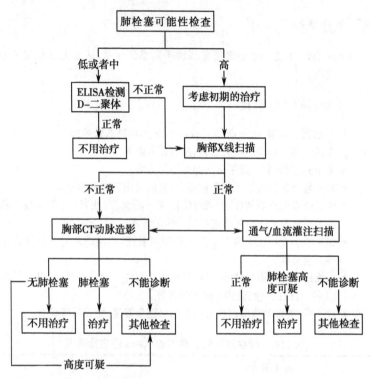

图 11-6　肺栓塞的诊断规则[2]

（引自：used with permission from reference 2. © 2008. Massachusetts Medical Society. All rights reserved）

肺通气/灌注(ventilation/perfusion,V/Q)肺扫描

- 强阳性扫描结果具有很高的特异性,可帮助确诊为肺栓塞。
- 伴有慢性阻塞性肺疾病、哮喘、充血性心力衰竭的患者扫描结果的特异性降低。
- 阴性结果同样具有很好的特异性,通常可以用于 PE 的排除诊断。
- 不能诊断(放射扫描结果是中、低度可能)的结果缺少灵敏性,如果与 PE 有相似症状,还需要进行进一步的诊断。
- 对造影剂过敏或肾功能不全的患者,通常倾向于进行 V/Q 扫描。

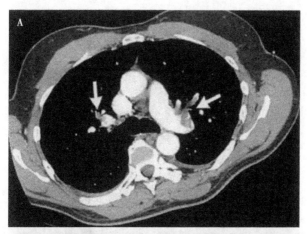

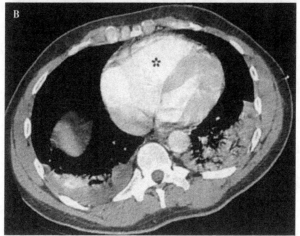

图 11-7　肺栓塞 CT 图[2]

A. 显示双侧栓塞（箭所指）。新一代的 CT 具有更高的分辨率，能够检测到较小外周栓塞；B. 显示由急性 PE 引起的扩张的右心室（图中星状物）。注意右心室扩张降低了左心室的血液充盈体积导致血流动力学效应（引自：used with permission from reference 2. ）

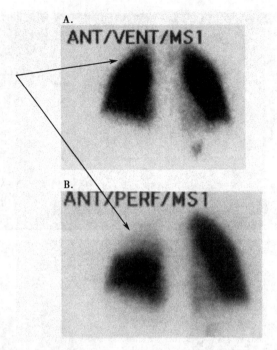

图 11-8　肺通气/血流灌注(V/Q)扫描[7]

A. 显示肺部通气良好；B 显示肺右上叶血液灌注欠佳。患者患有 PE(引自：used with permission from reference 7.)

静脉血栓栓塞治疗原则

对 PE 患者进行早期积极的抗凝治疗是一种推荐的治疗方式。正如以下所强调,在一些高风险的情况下,应采用溶栓治疗。

什么情况下采取全身性的溶栓治疗?

1. 持续性的低血压、心源性休克

2. 患者没有血流动力学改变,但存在以下情况：

● 病情严重同时出现呼吸困难、焦虑、氧饱和度低等症状

● 肌钙蛋白升高(提示有轻微的右心室心肌梗死)

● 超声心动图检测右心室功能异常

● 胸部 CT 检测右心室扩大

● 处于出血低风险(表 11-6)

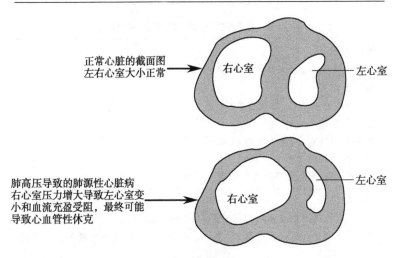

图 11-9 急性肺栓塞的右心室功能异常图

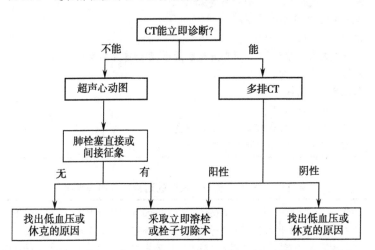

图 11-10 伴有低血压或休克的 PE 患者应采用的诊断/治疗方法[8]
PE 超声心动图直接征象包括：①右心房、右心室或肺动脉可见血栓；
②血栓可通过卵圆孔进入左心房。间接征象包括：①右心室功能异常
（图 11-10）；②右心房与右心室之间的收缩压梯度超过 30mmHg；③肺动
脉血流加速时间不超过 80 毫秒（引自：used with permission from refer-
ence 8. © 2008. Massachusetts Medical Society. All rights reserved.）

表 11-6　全身性溶栓的相对和绝对禁忌证

绝对禁忌

活动性内出血、出血性体质(不含月经)

颅内出血史

3 个月内有缺血性(血栓形成)卒中

颅内新生物

血管结构性损伤(例如动静脉畸形)

可疑的主动脉壁夹层形成

3 个月内闭合性头颅和面部的重大创伤

相对禁忌证

严重、未控制的高血压(血压>180/110mmHg)

3 个月前有缺血性(血栓形成)卒中、痴呆或不包括在绝对禁忌证中的颅
　内病变

外伤或延长的(>10min)心肺复苏

重大手术(3 周内)

近期内出血(2～4 周)

无压迫性血管创伤(例如近期肝组织活检、颈动脉穿刺等)

妊娠

急性消化性溃疡

正在进行抗凝治疗

有严重、慢性的控制较差的高血压病史

之前(5 日～2 年)应用过链激酶或有已知的过敏反应

表 11-7　肺栓塞全身给药时的溶栓剂的用法用量

2008 年美国胸科医师学会(American College of Chest Physician, ACCP)
指南建议[9]:对于急性 PE 患者给予溶栓治疗,建议短时间滴注(例如
2h),而不是长时间滴注(例如 24h)。下面是常用的输液疗法,它们均符
合已经通过临床研究的标准。

阿替普酶 2h 内 IV 100mg(有些临床试验是静脉推注 10mg,接着在 2h 内
IV 90mg)(FDA 批准并且大多数同行评议过的数据)

尿激酶 2h 内 IV 3 000 000U(10min 内静脉推注 1 000 000U,余下的时间
里再 IV 2 000 000U)

链激酶 2h 内 IV 1500 000U IV
瑞替普酶[a]10U 静脉推注,30min 后再推注一次(静脉推注 2 剂)
替奈普酶[a]在 5~10s 内静脉推注给药一次:(体重<60kg 给予 30mg;60kg≤体重<70kg 给予 35mg;70kg≤体重<80kg 给予 40mg;80kg≤体重<90kg 给予 45mg;体重≥90kg 给予 50mg)

[a]这类药物数据有限

表 11-8　肝素用于全身性溶栓治疗肺栓塞时的注意事项

无论是否决定采用溶栓治疗,静脉注射肝素进行抗凝都是不能延迟的。推荐起始量为 80U/kg(最大剂量 10 000U),然后以 18U/(kg·h)静脉输注(最大可达 1500U/h)
决定采用溶栓治疗后,必须注意到一部分临床试验中的 PE 溶栓治疗继续给予肝素,而另一部分则暂停给予肝素 当采用链激酶和尿激酶进行溶栓治疗时不能同时给予肝素
FDA 建议静脉输注溶栓药时暂停使用肝素 如果采用这种措施: ● 给药结束时检查 aPTT ● 如果 aPTT 低于正常值的 2 倍(某些权威建议 aPTT 大约小于 80s),重新给予相同剂量的肝素但不要以静脉推注的方式 ● 如果 aPTT 高于正常值的 2 倍,过 4h 再复查,如果检查结果合适,可采用非静脉推注的方法给予肝素

肝素用于导管直接溶栓治疗 DVT 时的注意事项

● 导管直接溶栓通常用于治疗大量髂股 DVT,以防止血栓形成后综合征的发生。

● 该情况下肝素给药剂量还没有标准化,在已报道的研究中使用剂量比治疗 DVT 的标准剂量要低(通常 1000U/h 或者更少)。

临床精粹

● 抗凝药与溶栓药联用时或紧接着溶栓药使用时必须谨慎。用药注意事项详见第六章。

下腔静脉(inferior vena cava,IVC)过滤器的使用

● 下腔静脉过滤器有两种:永久型和可回收型。

- 当过滤器失效时,可回收型过滤器可以随时取出。
  — 当过滤器包埋在 IVC 壁中时很难再取出,或者当过滤器被大量的栓子堵塞时,可回收型 IVC 过滤器将变成永久性的。
  — 过滤器可周期性旋转,有助于避免被埋在血管壁中。
  — 某些情况下,过滤器取出后才能给予华法林治疗。
- 现仅有一个随机试验评价了 IVC 过滤器的安全性和有效性,该项研究发现过滤器在降低 PE 发生率的同时也增加 DVT 的发生率,对死亡率基本没有影响[10]。

安置 IVC 过滤器的常规适应证

- 已知 VTE 且具有抗凝治疗的禁忌证
- 已知 VTE 且具有抗凝治疗的并发症
- 抗凝治疗失败导致 VTE 复发
- 慢性栓塞性高血压患者将进行血栓动脉内膜切除术

安置 IVC 过滤器的其他适应证*

- PE 复发导致的肺性高血压
- 心肺容量有限的 DVT 患者或慢性阻塞性肺病(COPD)患者
- 具有较大的游离性的髂股血栓的患者
- 曾经进行过血栓切除术、栓子切除术和溶栓治疗的 DVT 患者
- 不能安全采用抗凝治疗的高风险的创伤患者(脊髓损伤、骨盆或下肢骨折)
- 具有抗凝禁忌的高风险外科手术患者
- 妊娠、烧伤或患有癌症的 DVT 患者
- 器官移植患者的急性 DVT 治疗

* 在这些适应证中许多是存在争议的,因为几乎没有充分论据。

表 11-9 使用下腔静脉过滤器可能的并发症

使用过滤器的并发症	
穿刺部位形成血栓	过滤器倾斜或破碎(过滤器碎片能形成栓塞)
下腔静脉血栓	穿透 IVC
过滤器血栓(在过滤器的顶部)	DVT 复发
过滤器移位	血栓形成后综合征
静脉阻塞	导丝截留

临床精粹

- 何时使用 IVC 过滤器一直存在争议。从事抗凝治疗的医师应熟悉所使用过滤器的相关信息。只要患者适于长期抗凝，一般情况下华法林抗凝应该长期应用于装有永久性过滤器的患者(包括那些装有可回收型过滤器，但是又无法取出的患者)。

使用抗凝药治疗 VTE
治疗的一般原则

- 对 DVT/PE 临床高度可疑患者，即使还没有确切的诊断结果，也应该进行非胃肠道抗凝治疗。
- 非胃肠道抗凝治疗应该是重复使用华法林至少 5 日，直至 INR>2 并稳定在此水平，以便使维生素 K 拮抗药有足够的时间达到最好的抗凝效果(美国国家患者安全目标联合会新的核心措施)。
- 在非胃肠道抗凝治疗的首日即可给予华法林。
- 为了阻止血栓形成后综合征的发生，在使用抗凝药的同时，应尽可能使用弹力压缩性袜子，保证踝关节有 30~40mmHg 的压力；治疗应持续至少 2 年。
- 上肢 DVT 的治疗方法与下肢相似。

临床精粹

UFH 治疗 VTE(更多内容详见第三章)
- 一种比较好的溶栓药物(全身性溶栓治疗 PE、置管直接溶栓治疗等)。
- 也适用于伴有肾功能不全的 VTE 患者。
- 静脉注射和皮下注射对于 VTE 治疗来说，都是可以接受的选择。
- 采用静脉注射给药，开始 24 小时内达到治疗量的 aPTT，能降低 VTE 的复发率。
- 目标 aPTT 通常对应的抗凝血因子 Xa 活性为 0.3~0.7U/ml 的肝素治疗水平(见第十八章)。
- 考虑到药物皮下吸收的问题，静脉注射是一种比较好的选择。

LMWH/磺达肝素治疗 VTE(更多内容详见第四章)
- 家庭治疗 VTE 的最佳疗法。
- 最初采用静脉注射 UFH 的患者，单次注射相当于完成持续 5 日的肝素治疗。

- 不需要进行抗凝血因子Ⅹa活性的常规检测。
- 治疗VTE,可以单独、长期使用;推荐用于癌症VTE患者的初期治疗方法(见下面的临床精粹)。

LMWH/磺达肝素治疗癌症患者的VTE

- ACCP、美国国立综合癌症网络(National Comprehensive Cancer Network,NCCN)和美国临床肿瘤学会(American Society of Clinical Oncology,ASCO)提出单独用LMWH对静脉血栓栓塞进行初期治疗。
- 整个治疗初期3~6个月;长期治疗,如果需要,推荐依据患者的具体方案继续使用LMWH或者华法林。
- 达肝素是FDA推荐的药物;尽管证据不足,但是在治疗实践中也同时应用了其他药物[11]。

LMWH/磺达肝素作为家庭治疗用药

- 确保患者/看护者进行全面用药教育并具有良好的依从性。
- 确保已经随访预约进行抗凝监测。
- 确保门诊医护人员非常清楚治疗方案和让患者坚持治疗的重要性。
- 在决定治疗方案之前,确保患者能承担医药费用。
- 确保患者在药店能够获得所需的药品。
- 患者在家里有任何治疗上的需要时,确保他们能够通过电话和医护人员取得联系,若有必要,医护人员应有患者的联系信息。

华法林治疗VTE(华法林的具体用药信息详见第二章)

- 华法林初始给药剂量一般为5~10mg;对华法林敏感的患者可降低剂量。
- 治疗DVT时较高的初始给药剂量(如10mg)与门诊患者快速达到INR有关。
- 延迟达到治疗性INRs,可能会增加患者的住院费用或LMWH的治疗费用。
- 若最初是住院治疗,应确保所有的过渡性治疗问题告知患者(预期随访INR,提供者应了解出院和过渡期的安排,就治疗疗程问题与患者进行了沟通。)
- 确保患者接受过华法林和静脉血栓栓塞教育(美国国家患者安全目标联合会的要求与部分VTE核心措施)。
- 理想的INR目标值为2~3,INR目标值偏高与出血事件增多有关,INR目标值偏低(1.5~2)对出血事件的发生没有明显影响[9,12]。

- 经过最初 6 个月的常规治疗(INR 目标值为 2～3),可以发现 INR 值在 1.5～2.0,优于安慰剂组,这有助于减少 INR 的检测次数(若 INR 为 1.3～3.0 时,需要 8 周进行 1 次 INR 检测)[13]。

VTE 抗凝治疗的疗程

临床精粹

治疗疗程的确定

- 应根据不同患者的病情来确定抗凝治疗的疗程和持续时间,必须考虑到 VTE10 年复发风险为 30%。
- 总之,在确定疗程时必须权衡长期使用抗凝剂的风险(出血)以及复发血栓的风险。
- 血栓形成倾向评价在治疗方案确定中的指导作用还存在争议(表 11-10)。

表 11-10　抗凝治疗的推荐疗程

静脉血栓栓塞的类型	治疗的持续时间
继发性血栓[a]	治疗至少 3 个月
原发性血栓(无已知危险因素)	
首次发作	至少 3 个月;如果最初 3 个月治疗后出血风险低,考虑无限期的治疗[b]
再次或多次发作	无限期治疗
癌症活动期	LMWH 至少治疗 3～6 个月,坚持抗凝治疗直到癌症控制(见上)
上肢 VTE	至少 3 个月[b]
自发的浅表静脉栓塞	4 周[c]

[a]常见诱发 VTE 的危险因素(表 11-11)

[b]长期使用抗凝药需要权衡利弊

[c]使用预防剂量或中剂量的 LMWH、中剂量的肝素,或在交叉使用 5 日的肝素/LMWH 后在 INR 值为 2～3 时使用维生素 K 拮抗药

关于抗凝治疗最佳治疗持续时间的新观点

通过各种检测手段判断患者的早期反应,是早期停止使用 VKA 抗凝药的依据。

表 11-11　早期停止使用 VKA 的依据

短期治疗(3 个月)的指标因素[a]

● 初期 3 个月使用 VKA 抗凝治疗,1 个月后 D 二聚体阴性结果或异常
　　— VTE 复发率与持续性使用 VKA 抗凝治疗的复发率相似
　　(2.9%～3.5%)[14,15]
● 使用 VKA 抗凝治疗 3 个月后进行残余静脉血栓检测
　　— 阴性结果患者 VTE 的复发率为 1.9%[16]
　　— 基于残余血栓检测结果和患者种类,采取灵活的抗凝治疗疗程,其复发率为 11.9%[17]

[a]在首次发作、继发性 VTE 患者中表现较为明显

表 11-12　常见的(可逆性)诱发 VTE 的危险因素

常见的诱发危险因子	
主要危险因素(1 个月内发生的)	次要危险因素
外科手术	接受雌激素疗法
住院	妊娠
石膏固定无法活动	长时间的旅行(>8h)
	1～3 个月内存在任何一种主要危险因素

表 11-13　VTE 复发的正负危险因素有助于确定防止其复发的治疗疗程

危险因素	复发风险性评估
抗磷脂抗体综合征	2
男性	1.6
遗传性血栓形成倾向	1.5
近端静脉有残余血栓	1.5
静脉血栓栓塞发作不少于两次	15
亚洲后裔	0.8
游离小血栓(近端深静脉血栓)	0.5
停止使用维生素 K 拮抗药 1 个月后 D-二聚体阴性结果	0.4

有助于评价长期使用华法林治疗风险/利益的出血并发症危险因素
● 年龄>75 岁
● 胃肠道出血史(尤其是继发性的)

- 非心源性栓塞引起的休克史
- 慢性肝肾疾病
- 近期服用抗血小板药物
- 抗凝控制不佳
- 抗凝治疗的监测结果欠佳
- 近期患有严重的或急性的疾病

血栓形成倾向性检测

遗传性的高凝状态检测有助于指导治疗*

- 40 岁之前患有静脉血栓栓塞 VTE
- 明显的 VTE 家族史
- 血栓形成于解剖学非典型部位
- 大的 PE
- 新生儿爆发性紫癜、华法林所致皮肤坏死
- 多发的 VTEs
- 习惯性流产、死胎

*这些检测可以推迟到原始事件发生后的 3～6 个月，因为初始的抗凝治疗不会改变检测结果。

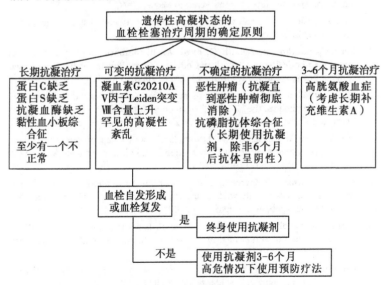

图 11-11　当已知血栓是否形成时推荐的治疗策略[18]

参考文献

* 关键文章

1. Unknown. The surgeon general's call to action to prevent deep vein thrombosis and pulmonary embolism. Available at: http://www.surgeongeneral.gov/topics/deepvein/calltoaction/call-to-action-on-dvt-2008.pdf. Accessed July 13, 2010.

* **2. Tapson VF. Acute pulmonary embolism. N Engl J Med. 2008;358(10):1037–1052.**

3. Kizer JR, Devereux RB. Clinical practice. Patent foramen ovale in young adults with unexplained stroke. N Engl J Med. 2005;353(22):2361–2372.

4. Wells PS, Anderson DR, Bormanis J, et al. Value of assessment of pretest probability of deep-vein thrombosis in clinical management. Lancet. 1997;350(9094):1795–1798.

* **5. Burnett B. Venous thromboembolism diagnosis and treatment (guideline; 9th ed.). March 2009. Available at: http://www.icsi.org/guidelines_and_more/gl_os_prot/cardiovascular/venous_thromboembolism/venous_thromboembolism_6.html. Accessed May 9, 2009.**

6. Wells PS, Anderson DR, Rodger M, et al. Derivation of a simple clinical model to categorize patients probability of pulmonary embolism: increasing the models utility with the SimpliRED D-dimer. Thromb Haemost. 2000;83(3):416–420.

7. Unknown. Case twenty seven—pulmonary embolism (PE). Available at: http://www.uhrad.com/spectarc/nucs027.htm. Accessed May 9, 2009.

8. Konstantinides S. Clinical practice. Acute pulmonary embolism. N Engl J Med. 2008;359(26):2804–2813.

* **9. Kearon C, Kahn SR, Agnelli G, et al. Antithrombotic therapy for venous thromboembolic disease: American College of Chest Physicians Evidence-Based Clinical Practice Guidelines (8th ed.). Chest. 2008;133(6 Suppl):454S–545S.**

10. Eight-year follow-up of patients with permanent vena cava filters in the prevention of pulmonary embolism: the PREPIC (Prevention du Risque d'Embolie Pulmonaire par Interruption Cave) randomized study. Circulation. 2005;112(3):416–422.

11. Lee AY, Levine MN, Baker RI, et al. Low-molecular-weight heparin versus a coumarin for the prevention of recurrent venous thromboembolism in patients with cancer. N Engl J Med. 2003;349(2):146–153.

12. Kearon C, Ginsberg JS, Kovacs MJ, et al. Comparison of low-intensity warfarin therapy with conventional-intensity warfarin therapy for long-term prevention of recurrent venous thromboembolism. N Engl J Med. 2003;349(7):631–639.

13. Ridker PM, Goldhaber SZ, Danielson E, et al. Long-term, low-intensity warfarin therapy for the prevention of recurrent venous thromboembolism. N Engl J Med. Apr 10 2003;348(15):1425–1434.

14. Palareti G, Cosmi B, Legnani C, et al. D-dimer testing to determine the duration of anticoagulation therapy. N Engl J Med. 2006;355(17):1780–1789.

15. Verhovsek M, Douketis JD, Yi Q, et al. Systematic review: D-dimer to predict recurrent disease after stopping anticoagulant therapy for unprovoked venous thromboembolism.

Ann Intern Med. 2008;149(7):481–490, W494.

16. Siragusa S, Malato A, Anastasio R, et al. Residual vein thrombosis to establish duration of anticoagulation after a first episode of deep vein thrombosis: the duration of anticoagulation based on compression ultrasonography (DACUS) study. *Blood.* 2008;112(3):511–515.

17. Prandoni P, Prins MH, Lensing AW, et al. Residual thrombosis on ultrasonography to guide the duration of anticoagulation in patients with deep venous thrombosis: a randomized trial. *Ann Intern Med.* 2009;150(9):577–585.

* 18. **Thomas RH. Hypercoagulability syndromes. *Arch Intern Med.* 2001;161(20): 2433–2439.**

注：下列关键文章文中未引用。

* Baglin T, Luddington R, Brown K, et al. Incidence of recurrent venous thromboembolism in relation to clinical and thrombophilic risk factors: prospective cohort study. *Lancet.* 2003;362:523–526.

* Crowther MA. Inferior vena cava filters in the management of venous thromboembolism. *Am J Med.* 2007;120(10 Suppl 2):S13–S17.

* Haines ST, Witt DA, Nutescu EA. Venous thromboembolism. In: Dipiro JT, Talbert RL, Yee GC, et al., eds. *Pharmacotherapy.* 7th ed. New York, NY: McGraw Hill Medical; 2008.

* Ho WK, Hankey GJ, Quinlan DJ, et al. Risk of recurrent venous thromboembolism in patients with common thrombophilia: a systematic review. *Arch Intern Med.* 2006;166:729–736.

* Snow V, Qaseem A, Barry P, et al. Management of venous thromboembolism: a clinical practice guideline from the American College of Physicians and the American Academy of Family Physicians. *Ann Intern Med.* 2007;146(3):204–210.

第十二章　心房颤动

引言

心房颤动(atrial fibrillation,AF)是一种常见的心律失常疾病。虽然很少危及生命,但它是心源性脑栓塞和全身动脉栓塞的重要的独立危险因素[1]。其中约90%AF血栓栓塞并发症与卒中有关,其余的10%则与全身动脉栓塞性疾病相关。

与 AF 有关的血栓危险因素如下[2]:

- 左心耳血流不畅或紊乱导致血栓形成。
- 血管内皮功能障碍诱发局部或全身血液凝固性过高。
- 心律自动或通过干预恢复至正常窦性心律(normal sinus rhythm, NSR)时,血流会将左心房内残留的血栓冲至血管。

AF 相关的发病率和死亡率[1,3]

- 15%的卒中发生于 AF 患者。
- 根据个体共存的危险因素,未接受治疗的 AF 患者年卒中风险率为3%~8%(平均 4.5%)。
- AF 患者的可归因卒中风险率与年龄呈正相关增长。
  - — 50~59 岁人群为 1.5%
  - — 80~89 岁人群为 23.5%
- AF 卒中患者 30 天病死率为 24%。

高质量、随机对照临床试验数据充分证明长期适量服用维生素 K 拮抗药如华法林进行抗凝治疗,几乎能消除与 AF 相关的卒中危险[1,2]。虽然华法林可有效地预防 AF 性卒中,但实际上只有一半的患者能从中受益[1]。年龄的增加、可预见的出血危险和抗凝治疗固有的复杂性,都是 AF 患者使用华法林的不利因素。

表 12-1 心房颤动的分类

急性 AF	48h 内发作
阵发性 AF	7d 内自动停止发作(可复发)
复发性 AF	发作一次以上
持续性 AF	发作时间超过 7d,且不会自动停止
顽固性 AF	即使用电击复律或药物复律治疗也不能终止发作

治疗概述

控制心率 vs. 心律

- 两项具有里程碑意义的临床随机试验:心房颤动节律控制的随访研究(atrial fibrillation follow-up investigation of rhythm management, AFFIRM)和持续性心房颤动的心率控制与心脏电复律对比试验(rate control vs. electrical cardioversion for persistent atrial fibrillation,RACE),研究结果证实将 AF 复律至正常窦性心律(心律控制)并无必要;而同时通过阻滞房室结来控制心室收缩速率(心率控制)无须复律 AF[4~6]。
  - AFFIRM 试验表明两组 AF 患者的死亡率和卒中发作率无差异。
  - RACE 试验表明控制心率治疗对预防死亡和发病率的效果不劣于控制心律。
  - 控制心率或心律治疗对患者的生活质量均无明显影响,两组之间亦无显著差异。
  - 心律控制治疗组与心率控制治疗组的心肌局部缺血的发生率相似,尤其是终止华法林治疗或抗凝治疗疗效欠佳时。
  - 对较年轻的患者同时控制心率和心律,可将心力衰竭的发生风险降至最低。
- 具有血栓风险因素的 AF 患者无论采用哪一种治疗方法(心率或心律控制),可能都需接受适量华法林长期抗凝治疗[1,2]。

AF 患者预防卒中:适量华法林治疗 vs. 每日服用阿司匹林(aspirin, ASA)

- ASA 预防 AF 卒中的作用有限,明显弱于适量华法林治疗(INR 2~3)[1]。

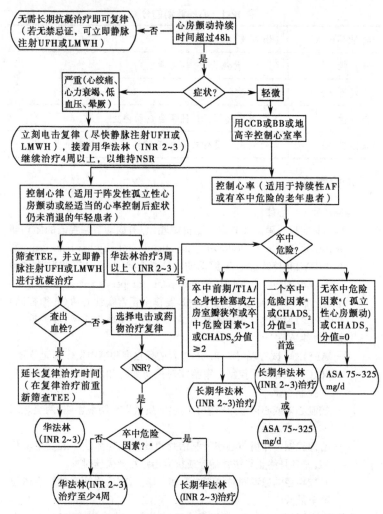

图 12-1 心房颤动治疗时卒中预防规则

IV＝静脉注射；UFH＝普通肝素；LMWH＝低分子量肝素钠；NSR＝正常窦性心律；CCB＝钙通道阻滞药；BB＝β受体阻滞剂；TEE＝经食管超声心动图；INR＝国际标准化比率；TIA＝短暂性脑缺血发作；ASA＝阿司匹林。

ª卒中危险因素包括：年龄＞75 岁；有高血压病史；糖尿病；中重度左心室收缩功能受损和(或)心力衰竭

- 综合大量临床试验数据分析结果表明,ASA 治疗组与安慰剂组相比,相对危险降低率(relative risk reduction,RRR)为 21%,95% 置信区间(confidence interval,CI)为 0%~38%,而华法林治疗组 RRR 为 68%,95% CI 为 50%~79%[1]。

- 相比单独使用 ASA,氯吡格雷与 ASA 合用能显著降低严重血管疾病(主要是卒中)的发生率,但也会增加大出血,包括脑出血(ICH)的发生风险[7]。因此,氯吡格雷与 ASA 合用的净效果与 ASA 单用疗效不相上下。

- 一项随机对照临床试验比较了华法林与氯吡格雷合用 ASA 两种治疗方法的疗效,结果华法林在试验中表现出绝对的优越性,因此便提前终止了该临床试验[8]。

- 若将 ASA 与华法林合用,会增加大出血的危险,而且预防 AF 患者缺血性卒中的作用也无进一步改善(接受过人工心脏瓣膜置换术患者和 AF 患者可能例外)[9,10]。

- 降低 AF 卒中风险的关键因素是决定"用"或"不用"华法林。只有当卒中风险很小或有华法林禁忌证时(如,有出血危险、对华法林治疗的依从性差),才考虑选择 ASA[1],而不用华法林。

AF 卒中风险分级方法

- 鉴于华法林预防 AF 卒中的疗效是同类药物中最佳的,因此推荐所有 AF 患者使用华法林来预防卒中是合理的[1]。

  — 然而,华法林可能会导致出血,特别是颅内出血。

  — 因此,不同卒中风险分级与如下目标相关[1]:

    - 区分出卒中风险较低的 AF 患者,对他们来说,华法林引发出血的风险可能大于卒中的风险。

    - 华法林对卒中高风险的 AF 患者具有肯定疗效,应鼓励这类患者使用华法林。

- $CHADS_2$ 评分经过充分验证,简单易用,是最广泛应用的评估 AF 卒中风险的方法[11]。

危险因素	分值
充血性心力衰竭	=1
高血压	=1
年龄≥75 岁	=1
糖尿病	=1
有卒中/TIA/全身性栓塞史	=2

例如:一名具有高血压和卒中史的 82 岁男性患者,$CHADS_2=4$

CHADS$_2$分值越高,AF卒中风险就越大[1,11]:

CHADS$_2$分值	卒中发生率(%/年)	推荐治疗方案
0	1.9(1.2~3.0)	每日服用 ASA
1	2.8(2.0~3.8)	华法林(INR 2~3)或每日服用 ASA
2	4.0(3.1~5.1)	华法林(INR 2~3)
3	5.9(4.6~7.3)	
4	8.5(6.3~11.1)	
5	12.5(8.2~17.5)	
6	18.2(10.5~27.4)	

● 另一种经过修改后的评级方法(CHA$_2$DS$_2$VASc)建议如下[12]。

卒中危险因素	分值
充血性心力衰竭	=1
高血压	=1
年龄≥75 岁	=2
糖尿病	=1
有卒中/TIA/全身性栓塞史	=2
血管疾病(先前患有 MI,PAD 或主动脉斑块)	=1
年龄 65~74 岁	=1
性别(女)	=1
推荐抗血栓治疗	
分值＞1:口服抗凝药物(VKA INR 2~3)	
分值=1:口服抗凝药物(INR 2~3)—首选治疗,或 ASA 75~325mg/d	
分值=0:无须口服抗凝药物(首选),或 ASA 75~325mg/d	
CHA$_2$DS$_2$VASc 适用于鉴别低风险患者,该方法对 CHADS$_2$ 的影响尚不得而知	

表 12-2 美国胸内科医师学会循证临床实践指南(第 8 版)
针对不同危险级别 AF 的治疗建议(第 8 版)[1]

危险分类	有缺血性发作、TIA、全身性栓塞或左房室瓣狭窄（瓣膜性 AF）发病史或人工心脏瓣膜a	卒中危险因素≥2b	仅有 1 个卒中危险因素b	年龄≤75 岁，无其他卒中危险因素
推荐治疗	华法林（INR 2～3)	华法林（INR 2～3)	华法林(INR 2～3)或 ASA 75～325mg/d	ASA 75～325 mg/d

a 人工心脏瓣膜移植患者,其 INR 目标值可以高于 2～3

b 卒中危险因素:年龄＞75 岁,有高血压、糖尿病、左心室收缩功能中重度受损和(或)心力衰竭等病史

表 12-3 美国心脏病学会/美国心脏协会/欧洲心脏病学会关于 AF 患者的治疗指南(2006 版)中针对不同危险级别 AF 的治疗建议[2]

危险分类	任一高危险因素a 或一个以上中度危险因素b	一个中度危险因素	无危险因素
推荐治疗	华法林(INR 2～3)	华法林(INR 2～3)或 ASA 81～325mg/d	ASA 81～325 mg/d

a 高危险因素:有卒中/TIA/栓塞、左房室瓣狭窄病史,做过人工心脏瓣膜修补手术(INR 目标值可以高于 2～3)

b 中度危险因素:年龄＞75 岁、高血压、心力衰竭、左心室射血分数≤35%、糖尿病

- 超声心动图常用来判断是否需要治疗,但研究表明该检查方法对于判断是否需要长期华法林治疗的作用有限。
  - 超声心动图可以检测到患者体内与血栓栓塞有关的特征。有血栓栓塞特征的患者接受抗凝治疗后可以降低卒中风险(如,左心室收缩功能受损、左心房血栓、密集型自发回声、"烟雾状回声",或左心耳内血液流速减慢);然而超声心动图显像无异

常者,尚不能判断无须华法林治疗的卒中低风险 AF 患者人群[2]。

— 超声心动图显像可用于检测风湿性左房室瓣疾病(这类患者应接受华法林治疗,并且这一观点已得到普遍认同)[2]。

— 检测左心房血栓是 AF 心脏复律的禁忌证(如下)。

— 在评估 AF 患者心源性危险因素方面,经食管超声心动图(transesophageal echocardiography,TEE)远优于经胸超声心动图(transthoracic echocardiography,TTE)[2]。

● 有关风险评级须知

— 目前所有公布的风险评级方法尚不完美,并且常低估卒中风险[9]。

— 若患者先前未发生过卒中/TIA/全身栓塞时,这些风险评级方法效果略差[1]。

— 当用风险评级方法来判断哪些患者最适合用华法林治疗,哪些患者最不适合用华法林治疗时,卒中和出血是相互矛盾的两个方面,尤其对于那些有中度卒中风险的患者[2]。

— 没有哪一种风险评级方法能囊括所有 AF 患者的卒中危险因素,因而最好描述为"初步指导",以帮助临床医师判断[9]。

— 目前尚缺乏能有效地评估出血风险的方法。

— 患者的心理状况和表现情况也可以作为临床决策制定的参考因素[1]。

AF 抗凝治疗的最佳强度[2]

● 抗凝治疗的最佳强度就是尽可能地预防血栓出现并将出血风险降至最低(临床重要性包括:ICH 和缺血性卒中),这两方面需谨慎平衡。

— 当 INR 值≥2.0 时,缺血性卒中发生风险低[1]。

— 当 INR 值为 3.5~4.0 甚至更高时,ICH 发生风险增加,特别是老年患者[1]。

— 当 INR 值<2.0 时,可能新发卒中,AF 卒中导致死亡或严重残疾的可能性显著增加[13]。

— 当 INR 值<2.0 时,ICH 的发生风险并未降低[1]。

● 一些证据极力推荐将抗凝治疗 INR 目标值定为 2.5(2~3)。

— 美国心脏病学会/美国心脏协会/欧洲心脏病学会指南 2006 版指出,针对那些不能耐受标准强度华法林治疗的患者,INR 目标值可适当降低(1.6~2.5),但这种方法尚无证据支持。

— 在某些情况下,患者的 INR 目标值应控制在比较窄的范围内(如,患者在接受经皮冠状动脉介入手术后需要服用华法林、ASA 和氯吡格雷,其 INR 值应为 2.0~2.5)[14]。但是这种做法尚无充分的根据,并且要达到治疗水平 INRs 难度更大,还需要更频繁地监测 INR 水平。

— 因此,对大多数 AF 患者来说,将 INR 目标值定为 2~3 即可满足治疗要求。

心脏复律期间预防卒中的注意事项

● 无论患者是通过电击、用药或自动恢复 NSR(正常窦性心律),心脏复律最严重的并发症就是全身性栓塞[1]。

● 从 AF 恢复至 NSR,无论使用何种方法,都会导致左心房短暂性、机械性功能障碍("顿抑")[2]。

— 左心房功能的恢复需要数日至数周(恢复时间长短部分取决于复律之前 AF 持续时间)。

— 在心脏复律至 NSR 之前或在心房顿抑期间形成的血栓,在心脏功能恢复正常后将被冲出,从而导致卒中或全身栓塞。

● 现在尚无证据证实,AF 患者心脏复律后 NSR 维持时间越长,栓塞的发生率越低[2]。

— 虽然建议患者在心脏复律成功后再接受华法林治疗至少 4 周(INR 2~3);但对有栓塞危险的患者,如果没有充足的证据确定已恢复 NSR,都应当继续接受 4 周以上的抗凝治疗[1]。

● 至今尚无公开数据指导紧急心脏复律情况下如何给予抗凝治疗。专家认为需要紧急心脏复律而血流动力学又不稳定的患者应当尽快静脉注射治疗剂量的 UFH 或 LMWH 进行抗凝治疗,接着应用华法林(INR 2~3)治疗至少 4 周以上[1]。

— 患者血流动力学稳定后,初始使用华法林的最佳方案目前尚未确定。大多数稳定患者无须再使用非肠道抗凝药物来交叉覆盖治疗("过渡治疗")[1]。

— 一些医务人员认为让病情较严重的 AF 患者在华法林治疗初期进行 UFH/LMWH 过渡治疗更安全。超声心动图显示有左心房血栓或重度心力衰竭的 AF 患者属于此类。

— 有限资料比较了患者在心脏复律(若未检测到栓子)前做 TEE 时选用 UFH(静脉注射,直至 aPTT 比是对照组的 1.5~2.5 倍)或 LMWH(依诺肝素,1mg/kg,皮下注射,每 12 小时 1 次)作为华法林过渡药物的疗效,结果发现两种方法结果无差异[15]。

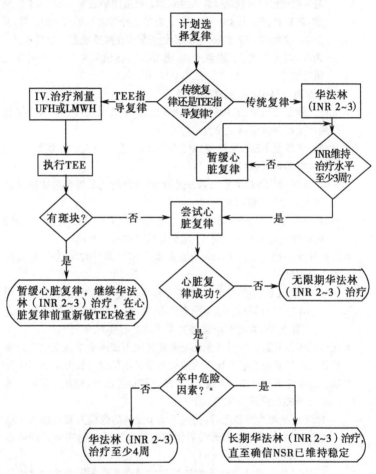

图 12-2 选择性心脏复律抗凝治疗法则

IV＝静脉注射；UFH＝普通肝素；LMWH＝低分子量肝素钠；TEE＝经食管超声心动图；INR＝国际标准化比率；NSR＝正常窦性心律

[a]卒中危险因素包括：年龄≥75 岁；有高血压病史；糖尿病；中重度左心室收缩功能受损和(或)心力衰竭

电击心脏复律与药物心脏复律对抗凝治疗的影响

● 电击心脏复律和药物心脏复律的推荐抗凝疗法相似。

● 胺碘酮通常用于 AF 患者心脏复律成功后维持 NSR,但对使用华法林治疗的患者来说,胺碘酮有潜在的危险性[16]。

— 胺碘酮抑制华法林的代谢,可能会导致华法林产生过度的抗凝作用,增加出血危险。

— 胺碘酮半衰期很长,体内浓度大概需要数百日才能达到稳态。此外,胺碘酮会导致甲状腺功能减退或亢进,这也会影响华法林的代谢。

— 当华法林和胺碘酮联合使用时,需谨慎监测 INR 水平(最初至少每周检查一次,数周后,如有需要再做检查)。有研究人员提倡在华法林治疗期间,如果添加胺碘酮,应根据经验适当减少华法林的剂量(35%～65%)[16]。

AF 卒中的非药物预防

● 对于不能安全进行抗凝药物治疗的患者,可选择其他方法进行治疗,如通过外科手术在左心耳插入平截、切断或闭合装置(如 Watchman 装置)封堵左心耳[2]。

— 与已有治疗方法相比,目前尚无足够的数据证明这些方法的安全性和有效性,所以现在仅供研究使用。通过这些技术进行抗凝治疗及治疗疗程尚有待确定。

— 偶尔,左心耳在手术后仍然可能有些小漏洞,导致血栓继续形成的危险。

● 其他恢复 NSR 的非药物方法,包括迷宫手术和各种消融术,在 AF 的治疗中发挥越来越大的作用。

— 目前的迷宫手术主要是运用冷冻疗法或心房的双极射频消融术连同两侧心耳的切断术来预防 AF 的发生,恢复 NSR,治疗率在90%以上[2]。该方法可以联合其他外科方法使用,比如心脏瓣膜置换术或直接通过小切口进入心房。

— 一些创伤较小的方法,如胸腔镜检法和导管消融术,现正在研究中[2]。AF 导管消融术主要适用于 AF 症状顽固不退或对抗心律不齐药物耐受差的患者[17]。

— 消融术就是把一根导管导入左心房,用加热或冷冻技术阻断或破坏肺静脉周围组织的异常电通路和(或)异位病灶最终破坏异常电传导。

● 导管消融术后 AF 复发率高,而且可能无症状,即使以前 AF 发作时有症状的患者亦如此[1]。

- 因此,有卒中危险因素的 AF 患者在手术或导管消融术后应继续使用华法林,并且治疗时间需适当延长[1]。

— 栓塞性卒中使导管消融术复杂了 0~5%。活化凝血时间(activated clotting tim,ACT)延长到 300 秒以上患者在手术过程中建议各种静脉注射普通肝素治疗方案,其预防血栓形成的疗效优于 ACT 值为 250~300 秒时[2]。

— 美国心律协会/欧洲心律协会/欧洲心律失常协会专家针对导管和手术消融治疗 AF 一致建议在消融治疗中最好采用以下抗凝方法[17]:

- 建议接受消融手术的 AF 患者在心脏复律期间使用抗凝治疗。

- 如果患者在消融手术过程中 AF 仍持续存在,无论先前是否应用华法林抗凝治疗,都应行 TEE 检查是否有栓子存在。若因为消融手术需要停用华法林,一些专家推荐用 0.5~1mg/kg 的依诺肝素,每日 2 次,直到消融手术前日晚上(术后抗凝方案制订部分要基于手术结果和潜在并发症而定)。

- 消融手术完成后,要暂时中断抗凝治疗(如,4~6 小时),等拔管反应消失后再立即恢复使用华法林。应继续使用 UFH 或依诺肝素直至 INR 达到治疗水平(一些专家推荐应用依诺肝素 0.5mg/kg,每日 2 次,以降低术后出血风险,如腹股沟血肿和腹膜后出血)。

- 建议所有患者在接受 AF 消融手术后使用华法林至少 2 个月(CHADS$_2$≥2 的患者需考虑延长治疗时间)。

参考文献

*关键文章

* 1. Singer DE, Albers GW, Dalen JE, et al. Antithrombotic therapy in atrial fibrillation: American College of Chest Physicians Evidence-Based Clinical Practice Guidelines (8th ed.). *Chest.* 2008;133:546S–592S.

* 2. Fuster V, Ryden LE, Cannom DS, et al. ACC/AHA/ESC 2006 Guidelines for the Management of Patients with Atrial Fibrillation: a report of the American College of Cardiology/American Heart Association Task Force on Practice Guidelines and the European Society of Cardiology Committee for Practice Guidelines. *Circulation.* 2006;114:e257–e354.

3. Lloyd-Jones D, Adams R, Carnethon M, et al. Heart disease and stroke statistics—2009 update: a report from the American Heart Association Statistics Committee and Stroke Statistics Subcommittee. *Circulation.* 2009;119:e21–181.

4. Van GI, Hagens VE, Bosker HA, et al. A comparison of rate control and rhythm control in patients with recurrent persistent atrial fibrillation. *N Engl J Med*. 2002;347:1834–1840.

5. Wyse DG, Waldo AL, DiMarco JP, et al. A comparison of rate control and rhythm control in patients with atrial fibrillation. *N Engl J Med*. 2002;347:1825–1833.

6. Hagens VE, Ranchor AV, Van SE, et al. Effect of rate or rhythm control on quality of life in persistent atrial fibrillation. Results from the Rate Control Versus Electrical Cardioversion (RACE) Study. *J Am Coll Cardiol*. 2004;43:241–247.

7. Connolly SJ, Pogue J, Hart RG, et al. Effect of clopidogrel added to aspirin in patients with atrial fibrillation. *N Engl J Med*. 2009;360:2066–2078.

8. Connolly S, Pogue J, Hart R, et al. Clopidogrel plus aspirin versus oral anticoagulation for atrial fibrillation in the Atrial fibrillation Clopidogrel Trial with Irbesartan for prevention of Vascular Events (ACTIVE W): a randomised controlled trial. *Lancet*. 2006;367:1903–1912.

9. Lip GY. The balance between stroke prevention and bleeding risk in atrial fibrillation: a delicate balance revisited. *Stroke*. 2008;39:1406–1408.

10. Johnson SG, Rogers K, Delate T, et al. Outcomes associated with combined antiplatelet and anticoagulant therapy. *Chest*. 2008;133:948–954.

* **11. Gage BF, Waterman AD, Shannon W, et al. Validation of clinical classification schemes for predicting stroke: results from the National Registry of Atrial Fibrillation. *JAMA*. 2001;285:2864–2870.**

12. Lip GY, Nieuwlaat R, Pisters R, et al. Refining clinical risk stratification for predicting stroke and thromboembolism in atrial fibrillation using a novel risk factor-based approach: the euro heart survey on atrial fibrillation. *Chest*. 2010;137:263–272.

13. Hylek EM, Go AS, Chang Y, et al. Effect of intensity of oral anticoagulation on stroke severity and mortality in atrial fibrillation. *N Engl J Med*. 2003;349:1019–1026.

14. King SB III, Smith SC Jr., Hirshfeld JW Jr., et al. 2007 Focused Update of the ACC/AHA/SCAI 2005 Guideline Update for Percutaneous Coronary Intervention: a report of the American College of Cardiology/American Heart Association Task Force on Practice Guidelines. *Circulation*. 2008;117:261–295.

15. Klein AL, Jasper SE, Katz WE, et al. The use of enoxaparin compared with unfractionated heparin for short-term antithrombotic therapy in atrial fibrillation patients undergoing transoesophageal echocardiography-guided cardioversion: assessment of Cardioversion Using Transoesophageal Echocardiography (ACUTE) II randomized multicentre study. *Eur Heart J*. 2006;27:2858–2865.

16. Lu Y, Won KA, Nelson BJ, et al. Characteristics of the amiodarone-warfarin interaction during long-term follow-up. *Am J Health-Syst Pharm*. 2008;65:947–952.

* **17. Calkins H, Brugada J, Packer DL, et al. HRS/EHRA/ECAS expert Consensus Statement on catheter and surgical ablation of atrial fibrillation: recommendations for personnel, policy, procedures and follow-up. A report of the Heart Rhythm Society (HRS) Task Force on catheter and surgical ablation of atrial fibrillation. *Heart Rhythm*. 2007;4:816–861.**

第十三章　急性冠脉综合征

引言

据估计每年有超过 120 万的人患有急性冠脉综合征(acute coronary syndrome, ACS),其中 935 000 人被诊断同时患有心肌梗死(myocardial infarction, MI)[1]。最新的国际注册数据显示,疑似冠脉综合征患者中约 31% 为 ST 段抬高型心肌梗死(ST segment elevation myocardial infarction, STEMI),约 32% 为非 ST 段抬高型心肌梗死(non-ST segment elevation myocardial infarction, NSTEMI), 26% 为不稳定型心绞痛, 8% 为其他心脏疾病诊断, 4% 最终诊断为非心脏疾病。约 70% 的住院患者进行过心脏导管插入术和血管造影术, 66% 经历过经皮冠状动脉介入治疗(percutaneous coronary intervention, PCI),通常称为血管成形术,还有不到 5% 的患者经历过冠状动脉旁路移植术(coronary artery bypass graft, CABG)。约 20% 的患者会出现复发性缺血(表 13-1)[2]。

表 13-1　住院患者患有 ACS 伴随 MI 的临床转归

住院患者临床转归	STE MI	NSTE MI	不稳定型心绞痛
死亡(%)	6.2	2.9	1.7
MI 复发(%)	12	10	1.2
心力衰竭(%)	15	10	6
卒中(%)	1	0.5	0.2
大出血(%)	1.4	1.2	0.5

ACS 的病理生理与流行病学

ACSs(MI 或心肌缺血)是由于冠状动脉壁斑块破裂、侵蚀、开裂或分解造成部分或全部冠状动脉血栓阻塞所致(图 13-1)。

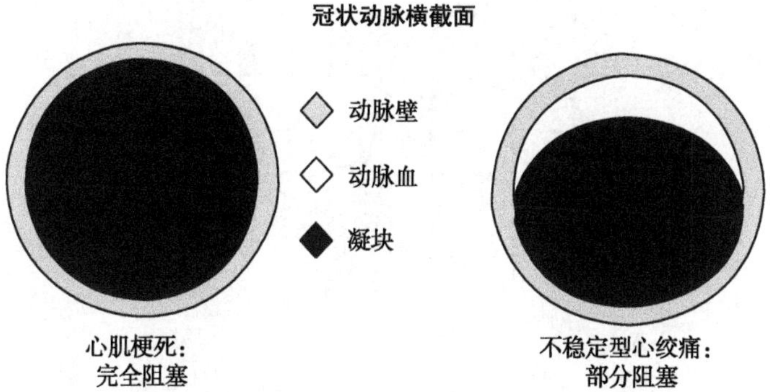

冠状动脉横截面

◇　动脉壁

◇　动脉血

◆　凝块

心肌梗死：
完全阻塞

不稳定型心绞痛：
部分阻塞

图 13-1　ACS 的病理生理学

ACS 的体征和症状

体征

- 心电图变化：ST 段抬高，ST 段压低，T 波倒置，新出现的左束支传导阻滞，Q 波（图 13-2A、B）
- 生化指标升高：肌钙蛋白 T 或 I* 升高，肌酸激酶同工酶升高
- 急性心力衰竭或心源性休克：啰音，第三心音（S3），缺氧，低血压，胸部 X 线检查有肺水肿
- 室性心律失常

* 症状发作后 6 小时内测定生物标记物若为阴性，应在症状发作后8～12 小时内重新测定；若生物标记物测定值为阳性，应每间隔 6～8 小时测定 1 次，直至峰值出现。

症状

- 前内侧胸部疼痛、胸闷或休息时胸部有挤压感
- 胸部不适扩散至左臂、肩部、背部或颌部
- 心绞痛的发作频率、严重程度或持续时间增加
- 恶心、呕吐
- 急性心力衰竭：呼吸困难

ACS 的诊断标准

急性 MI 的一般标准[3]

符合下述标准之一：

- 检测到生物标记物升高或降低（首选肌钙蛋白），至少有一项值大于正常人群参考值的 99%（参考值上限），并且需要满足下述条件之一：

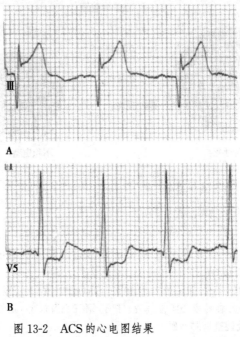

图 13-2　ACS 的心电图结果

A. ST 段抬高；B. ST 段压低

—— 缺血症状

—— ECG 改变

—— 在超声心动图中有新的区域室壁运动异常（运动不能、运动障碍）

● 突发的、原因不明的心源性猝死包括心搏骤停（通常体征和症状表明是 ACS）和（或）冠状动脉造影或尸检显示有新形成的血栓

● 对于接受 PCI 的患者：

—— 如果治疗前肌钙蛋白阴性——升高的肌钙蛋白水平超过参考值上限的 99%

—— 如果治疗前肌钙蛋白阳性——升高的肌钙蛋白水平超过参考值上限 99% 的 3 倍

NSTE ACS 的风险分级

对于患有 ACS 的高危患者：若 TIMI 风险评分≥5（表 13-2）或 GRACE

风险评分＞140(图 13-3),建议早期进行侵入性的治疗,如冠状动脉造影术或血管再生术如 PCI 和 CABG。

表 13-2　NSTE ACS 患者的 TIMI 风险评分[4,5]

7 项病史和临床表现,每项 1 分,计算总得分,据此将患者分为可能经历复合终点如死亡、MI 或迫切需要血管重建的不同风险级别。如下所示:

- 年龄≥65 岁

- 有三个或以上冠心病(CHD)危险因素:吸烟、高胆固醇血症、高血压、糖尿病、有早期冠心病死亡/事件的家族史

- 患有冠状动脉疾病(CAD)(动脉造影显示至少有一个主要冠状动脉≥50%狭窄)

- 过去 7d 内服用过阿司匹林

- 过去 24h 内有 2 次或以上的胸部不适发作

- ST 段压低≥0.5mm

- 梗死的生化标记物为阳性

高风险	中度风险	低风险
TIMI 风险评分	TIMI 风险评分	TIMI 风险评分
5~7 分	3~4 分	0~2 分

TIMI 风险评分	死亡率,MI,或严重的复发性缺血需要立即重建靶血管
0/1	4.7%
2	8.3%
3	13.2%
4	19.9%
5	26.2%
6/7	40.9%

1. 找出与每一特征最为匹配的分数,若得分落在两栏之间,推测出最接近的得分。在每一列下面写出相应的分数。

Killip 等级	分数	收缩压	分数	心率	分数	年龄	分数	肌酐	分数
I	0	≤70	66	≤70	10	≤30	0	0~0.39	3
II	17	70~89	53	70~89	15	30~49	10	0.4~0.9	9
III	34	90~109	40	90~109	26	50~69	29	1.0~1.9	32
IV	51	110~129	27	110~129	32	70~79	56	≥2	51
		≥130	19	130~149	24	80~89	73		
				150~169	16	≥90	91		
				170~199	8				
				≥200	0				
—	+	—	+	—	+	—	+	—	

风险因素基线值	分数	风险因素基线值	分数
心搏骤停	38	STEMI	14
ST 段偏离	18	临床评价总和	—
心肌标记物阳性	14		

2. 所有预测因素的总分

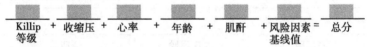

Killip 等级 ＋ 收缩压 ＋ 心率 ＋ 年龄 ＋ 肌酐 ＋ 风险因素基线值 ＝ 总分

3. 查找总分数对应的风险

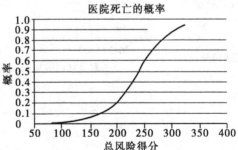

医院死亡的概率 0.2% 0.9% 4.6% 21% 58% 88% 97% 99%

图 13-3　最新的 GRACE 风险评分[6]

(引自:Reprinted with permission from KS Pieper,JM Gore,G FitzGerald,et al. Validity of a risk-prediction tool for hospital mortality:the Global Registry of Acute Coronary Events. *Am Heart J*. 2009;157:1097-1105.)

临床精粹

● TIMI 的风险评分可在线计算：http：//www. mdcalc. com/timi-risk-score-for-uanstemi。2009 年 10 月 20 日[5]。

ACS 患者抗凝治疗的注意事项

指导普通肝素使用的部分活化凝血活酶时间(aPTT)指标与临床转归的关系

● 最近的临床试验制订 aPTT 目标值治疗范围为 50～70 秒，无须根据抗Ⅹa 凝血因子活性而进行校准以克服反应物的变异。

● 评估使用普通肝素(unfractionated heparin, UFH)的 ACS 患者出血和发生血栓风险的数据有限，结论与大样本临床随机试验析因分析一致。

● 早期纤溶临床试验表明 aPTT 治疗范围为 50～70 秒效果最佳[7～10]。

— GUSTO-1 临床试验，STE MI 患者接受纤维蛋白溶解药物治疗时，aPTT 在 50～70 秒范围内其 30 天内其死亡率、卒中和出血的发生率最低。至今尚无证据表明 aPTTs 低于 50 秒与形成血栓的风险增加有关。出乎意料的是，若 aPTTs 超过 70 秒则会增加死亡、再梗死及出血的风险[7]。

— GUSTO-Ⅱb 临床试验，另一项 STE MI 纤溶试验，结果表明：体重是最重要的预测治疗 aPTT 的指标，根据体重模拟推注 60U/kg 肝素并以 12U/(kg·h)输注肝素将会导致治疗 aPTTs 比例最高。当 aPTT 约为 70 秒以及初始输注剂量为 12U/(kg·h)时死亡率最低[8]。

— GUSTO-Ⅴ临床试验中，根据体重给予肝素剂量列线图所示剂量，制订给药方案和目标 aPTT 范围 50～70 秒，对 ST 段抬高的 MI 患者接受瑞替普酶、肝素，同时使用或不使用阿昔单抗治疗进行了前瞻性研究。更长的 aPTTs，即超过 70 秒与出血有关，但 aPTT 峰值与死亡率无关。aPTTs 少于 50 秒与临床转归不佳有关(作者推测这与出血并发症患者中断使用肝素有关)[9]。

— EXTRACT-TIMI 25 临床试验中，aPTTs 明显增高，且≥对照组的 2.75 倍时，出血风险增加；然而 aPTTs 降低，且＜对照组的 1.25 倍时，在 48 小时内有增加 MI 风险的趋势[10]。

● 支持 NSTE ACS 患者肝素治疗范围的数据并不充分。

— 在 OASIS-2 临床试验中，研究者建议 aPTT 的目标范围为 60～

100 秒。aPTTs＜60 秒的患者发生复发性缺血的概率更高,而 aPTTs＞100 秒的患者则出血风险增加[11]。

— PARAGON-A 临床试验,研究表明 aPTT 与死亡、再梗死或出血的相关性并无统计学意义[12]。

— 在 TIMI-ⅢB 大型随机试验中,NSTE ACS 患者使用纤维蛋白溶解药或安慰剂治疗时,肝素抗Ⅹa 因子活性水平及 aPTT 都不能预测复发性缺血、再梗死或死亡[13]。

● ACCP 和美国病理学家学会推荐,通过 aPTT 校准至肝素抗Ⅹa 活性因子水平在 0.3～0.7IU/ml,进而研发出基于体重的肝素剂量列线图。然而 ACS 临床试验中并无数据支持目标肝素抗Ⅹa 因子活性的范围,该范围最初只是从单个静脉血栓栓塞治疗研究发展而来[14,15]。

低分子量肝素抗Ⅹa 因子活性与临床转归之间的关系

患者应用 LMWHs 治疗时,预测出血的最佳指标是剂量(mg/kg)。

● ACS 患者应用 LMWHs 所需抗Ⅹa 因子活性范围尚未明确[14]。

● TIMI-11A 临床试验中,NSTE ACS 患者使用依诺肝素每 12 小时给予 1.25mg/kg 的剂量比每 12 小时给予 1mg/kg 时出现大出血概率高。在使用较高剂量的依诺肝素治疗组中出现大出血的患者的抗Ⅹa因子峰值为 1.8IU/ml,而未出现大出血的患者的抗Ⅹa 凝血因子峰值为 1.4IU/ml。而使用依诺肝素 1mg/kg 治疗的患者的抗Ⅹa 凝血因子峰值为 1.0IU/ml,且仅有 2 名患者有出血现象[16]。

● 在 STEEPLE 临床试验中,稳定性 CAD 患者进行选择性 PCI,单静脉注射 0.5mg 或 0.75mg,其抗Ⅹa 因子水平＞0.9IU/ml,非 CABG 大或轻微出血增加,但是在多变量分析中单独大出血并无增加[17]。

● 第三个较小的 NSTE-ACS 患者前瞻性研究,结果显示抗Ⅹa 凝血因子水平＜0.5IU/ml 是一个独立的预测 30 天死亡率的指标。然而,抗Ⅹa 凝血因子水平较低患者依诺肝素的平均剂量仅为 0.66mg/kg[18]。

● 总体来说,如果基于按体重给药,尚无充分数据表明需常规监测抗Ⅹa 凝血因子水平以达到 LMWHs 治疗的抗Ⅹa 凝血因子的目标治疗范围。

CRUSADE 出血风险评分[19]

CRUSADE 出血风险评分可以让医师评估 NSTE ACS 患者大出血的可能性。CRUSADE 出血风险评分高的患者可以考虑选择出血风险低的抗凝药,如比伐卢定或磺达肝素。有高出血风险的患者应避免使用糖蛋白Ⅱb/Ⅲa 抑制药。

表 13-3　CRUSADE 出血风险评分

预测因素	分数
血细胞比容基线值(%)	
<31	9
31.0~33.9	7
34.0~36.9	3
37.0~39.9	2
≥40	0
肌酐清除率(ml/min,Cockcroft-Gault 公式,总体重)	
≤15	39
>15~30	35
>30~60	28
>60~90	17
>90~120	7
>120	0
心率(每分钟心跳次数)	
≤70	0
71~80	1
81~90	3
91~100	6
101~110	8
111~120	10
≥121	11
性别	
男性	0
女性	8
心力衰竭体征	
无	0
有	7
PAD 或卒中史	
无	0
有	6
糖尿病	
无	0
有	6
收缩压(mmHg)	
≤90	10

续表

预测因素	分数
91~100	8
101~120	5
121~180	1
181~200	3
≥200	5

缩写：PAD＝eripheral arterial disease 外周动脉疾病

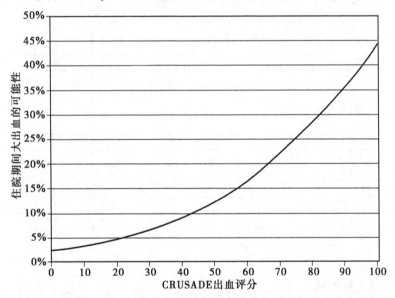

图13-4　根据 CRUSADE 出血风险评分预测 CRUSADE 患者住院期间大出血的可能性将每一部分的分数相加。最低 1 分，最高 96 分
（引自：Add up point total from each section. Minimum score 1, maximum score 96.
(Reprinted with permission from S Subherwal, RG Bach, AY Chen, et al. Baseline risk of major bleeding in non-ST-segment-elevation myocardial infarction：the CRUSADE [Can Rapid risk stratification of Unstable angina patients Suppress ADverse
outcomes with Early implementation of the ACC/AHA Guidelines] Bleeding Score. *Circulation.* 2009；119(14)：1873-1882. Copyright 2009 Wolters Kluwer Health.)

临床精粹

- 在线计算网站：http://www.crusadebleedingscore.org/. 2009 年 10 月 16 日[20]

根据指南选择抗凝治疗

表 13-4　STE MI 患者初次 PCI[21~24]

药物	2004 年 ACC/AHA STE MI 完整指南,2005 年 ACC/AHA PCI 指南,2007 年 ACC/AHA PCI 新版指南,或 2009 年 STE MI/PCI 更新分类建议	禁忌证	剂量（分类推荐）	疗程	注解（分类推荐）
UFH	I A(2004)	活动性出血,肝素诱导的血小板减少症(HIT)	初次 PCI（不合用糖蛋白 IIb/IIIa 抑制药）：70~100 U/kg（最大剂量 100U/kg）(2009 IC) 初次 PCI（合用糖蛋白 IIb/IIIa 抑制药）：50~70U/kg（最大剂量 70U/kg）(2009 IC)	手术结束后停用	初次 PCI 不合用糖蛋白 IIb/IIIa 抑制药：HemoTec 监测 ACT 250~300s, Hemochron 监测 ACT 为 300~350s (2009 IC) 初次 PCI 合用糖蛋白 IIb/IIIa 抑制药：ACT 为 200~250s(2009 IC)
达肝素[a]	无建议				

续表

药物	2004 年 ACC/AHA STE MI 完整指南,2005 年 ACC/AHA PCI 指南,2007 年 ACC/AHA PCI 新版指南,或 2009 年 STE MI/PCI 更新分类建议	禁忌证	剂量（分类推荐）	疗程	注解（分类推荐）
依诺肝素[a]	ⅡB(2005)	活动性出血,HIT	IV 剂量尚不明确,对初次 PCI 暂无研究;择期 PCI 患者单次 IV 剂量 0.5mg/kg 或 0.75mg/kg	单剂量	之前应用 UFH 的患者禁用
磺达肝素[a]	Ⅲ,与 UFH 合用时为 ⅠC(2007)	活动性出血,CrCl<30ml/min	合用糖蛋白Ⅱb/Ⅲa 抑制药:2.5mg IV 不合用糖蛋白Ⅱb/Ⅲa 抑制药:5mg IV PCI 治疗时,额外使用 UFH 50~60U/kg	单剂量	与 UFH 的死亡率、MI 率及出血率相似
比伐卢定	用于初次 PCI:ⅠB 用于肾功能不全患者的 PCI:ⅠB(2009)	活动性出血	0.75mg/kg IV 之后给予 1.75mg/(kg·h)（对于使用 UFH 的患者）停用 UFH,在间隔 30min 后	用至 PCI 结束以后（首选）;也可选择继续给予相	在临床试验中对于肾功能不全患者无须减少剂量;对于 CrCl<30ml/min 的患者要考虑减少静注输注剂量至 1mg/(kg·h),

续表

药物	2004 年 ACC/AHA STE MI 完整指南,2005 年 ACC/AHA PCI 指南,2007 年 ACC/AHA PCI 新版指南,或 2009 年 STE MI/PCI 更新分类建议	禁忌证	剂量（分类推荐）	疗程	注解（分类推荐）
比伐卢定			再给予比伐卢定)	同剂量静脉输注至术后4h;也可额外继续给予较低剂量0.2mg/(kg·h)至术后20h	对于接受透析的患者减少剂量至0.25mg/(kg·h);可用于之前使用普通肝素治疗的患者;HIT患者首选;噻吩吡啶类药物预处理的患者首选;与使用UFH相比,其出血率和死亡率均降低

a 美国食品药品监督管理局(FDA)尚未批准

表 13-5　纤维蛋白溶解药治疗 STE MI[25]

药物	2007 年 ACC/AHA STE MI 指南更新分类建议	禁忌证	剂量	疗程	注解
UFH	ⅠC	活动性出血,HIT	60U/kg(最大剂量 4000U)静脉推注,随后12U/(kg·h),Ⅳ输注(最大剂量 1000U/h)	48h(ⅠA)	aPTT 是对照组(50~70s)的 1.5~2.0 倍;对于再次 PCI 之后使用纤维蛋白溶解药,使用额外的静脉推注剂量以达到 PCI 的 ACT 目标值(ⅠC)

续表

药物	2007年ACC/AHA STE MI指南更新分类建议	禁忌证	剂量	疗程	注解
达肝素[a]	无建议				
依诺肝素[a]	ⅠA	活动性出血，HIT；男性血清肌酐≥221μmol/L或女性血清肌酐≥177μmol/L	<75岁患者：静脉推注30mg，随后1mg/kg SC q12h ≥75岁患者：0.75mg/kg SC q12h（无须静脉推注） <75岁体重>100kg患者：前两次给予最大剂量为100mg ≥75岁且体重≥100kg患者：前两次给予最大剂量为75mg 如果治疗期内CrCl<30ml/min：减少剂量至1mg/kg SC，每日1次	最短48h，长至8日（ⅠA）	避免用于之前使用UFH治疗的患者；对于住院期间再次PCI患者以后还需使用纤维蛋白溶解药，若最后的皮下注射剂量提前了8～12h，使用0.3mg/kg的静注剂量；若最后的皮下注射剂量提前8h之内，不需要额外给予依诺肝素（ⅠB）；与UFH相比，其死亡率、MI率降低，但出血率升高
磺达肝素[a]	ⅠB	活动性出血，血清肌酐>265μmol/L	2.5mg IV从第2日开始，每日给予2.5mg SC	最短48h，长至8d（ⅠA）	与UFH相比其死亡率、MI率、出血率相似；对于住院期间的再次PCI患者需额外使用UFH，与初次PCI剂量相同（ⅠC）

续表

药物	2007 年 ACC/AHA STE MI 指南更新分类建议	禁忌证	剂量	疗程	注解
比伐卢定[a]	无建议				禁用纤维蛋白溶解药(与 UFH 相比引起过多的出血);对于住院期间使用纤维蛋白溶解药后需再次 PCI 的患者,可给予初次 PCI 使用 UFH 或比伐卢定治疗的患者,与初次 PCI 时的剂量相同(ⅠC)

[a]FDA 尚未批准

表 13-6　非 ST 段提高急性冠脉综合征(NSTE ACS)[26]

药物	2007 年 ACC/AHA UA/NSTE MI 指南更新建议	禁忌证	剂量	疗程	注解
UFH	初始侵入性治疗策略(高风险患者):ⅠA 初始保守治疗策略(低风险患者):ⅠA	活动性出血,HIT	60U/kg(最大剂量 4000U)静脉推注,随后 12U/(kg·h)(最大剂量 1000U/h)静脉输注	至少 48h 或直至出院,或停止 PCI 治疗后	aPTT 是对照组(50～70s)的 1.5～2.0 倍
达肝素[a]	无建议	活动性出血,HIT	120IU/kg(最大剂量 10 000 IU/剂)SC q 12h	临床试验中疗程为 5～8d	

药物	2007 年 ACC/AHA UA/NSTE MI 指南更新建议	禁忌证	剂量	疗程	注解
依诺肝素	初始侵入性治疗策略（高风险患者）：Ⅰ A 初始保守治疗策略（低风险患者）：Ⅰ A,除非已计划进行 CABG,否则依诺肝素优于 UFH 作为首选 Ⅱ A	活动性出血,HIT	1mg/kg SC q12h；若 CrCl ＜ 30ml/min,减小剂量至每 24 小时给予 1mg/kg；考虑剂量上限为 120mg（CRUSADE 记录表中显示更高剂量时将与出血风险有关）[27]	住院期间继续使用(长至 8d）PCI 术后停止使用	对于 PCI 患者,若最后的皮下注射剂量提前 8～12h 给药,则给予 0.3mg/kg 的静注剂量；若最后的皮下注射剂量提前在 8h 内给药,不需额外给予依诺肝素(Ⅰ B)；对于正在透析的患者未作研究；对于早期侵入性治疗策略的高风险患者,与使用比伐卢定相比其死亡率或 MI 率相似,但出血风险更高；若患者接受初始保守治疗策略,与使用 UFH 患者相比,其死亡率、MI 率或紧急血管重建下降,但其出血风险增加；对于初始接受保守治疗的患者,与磺达肝素相比其死亡率或 MI 风险相似,但出血风险增加

药物	2007 年 ACC/AHA UA/NSTE MI 指南更新建议	禁忌证	剂量	疗程	注解
磺达肝素[b]	初始侵入性治疗策略（高风险患者）：ⅠB 初始保守治疗策略（低风险患者）：ⅠB，除非已计划进行 CABG 否则依诺肝素优于 UFH 作为首选ⅡA；出血风险增加的患者作为首选ⅠB	活动性出血，CrCl＜30ml/min	每日皮下注射 2.5mg/kg	住院期间继续使用（长至8d）；PCI 术后停止使用	若作为单独的抗凝药，在 PCI 过程中有增加导管内血栓形成的风险；在 PCI 过程中静脉推注 50～60U/kg 肝素；对于接受初始保守治疗的患者，与磺达肝素相比其死亡率和 MI 风险相似，但出血风险更小
比伐卢定[c]	初始侵入性治疗策略（高风险患者）：ⅠB 初始保守治疗策略（低风险患者）：无建议	活动性出血	静脉推注 0.1 mg/kg，随后输注 0.25mg/(kg・h)；在 PCI 过程中，使用 0.5mg/kg 的额外静脉推注剂量并且增加输注速率至 1.75mg/(kg・h)	用至 PCI 手术结束后（首选）；选择继续以相同静脉输注剂量输注至术后4h；选择继续以较低剂量 0.2mg/(kg・h)输注至	对于初始保守治疗策略尚未研究；对于 PCI 过程中的患者及初始侵入性治疗策略的患者可作首选；对于初始侵入性治疗策略，与 UFH 或依诺肝素相比其疗效相似且出血率更低；在临床试验中，肾功能不全患者无须减少剂量；对于 CrCl＜30 ml/min 的患者要考虑减少静注剂量至 1mg/(kg・h)，对于接受透析的患者减少剂量

续表

药物	2007 年 ACC/AHA UA/NSTE MI 指南更新建议	禁忌证	剂量	疗程	注解
比伐卢定[c]				术后 20h	至 0.25mg/(kg·h);对于有 HIT 病史的患者可作首选;对用噻吩吡啶类药物预处理的患者可作首选

[a]"……相对有效和安全……尚不明确"……在早期干预和 PCI 的同期实践中
[b]FDA 尚未批准
[c]FDA 尚未批准用于初始保守治疗策略

表 13-7 注射用抗凝药监测

药物	监 测
UFH	每日体重,出血的临床体征和症状,aPTT 基线以及每间隔 4～6h[a]监测 1 次直至达到理想范围,其后每日监测 1 次,PCI 期间的 ACT;每日血小板计数和基值,INR 基值
依诺肝素	每日体重,出血的临床体征和症状,每日 CrCl 及基值,血小板计数基线,每日全血细胞计数(CBC)及基值,INR 基值
磺达肝素	每日体重,出血的临床体征和症状,每日 CrCl 及基值,每日 CBC 及基值,血小板计数基值,INR 基值
比伐卢定	每日体重,出血的临床体征和症状,每日 CrCl 及基值,每日 CBC 及基值,血小板计数值线,INR 基值

[a]一些机构监测肝素抗 X_a 凝血因子活性水平,而不是对 ACS 患者输注 UFH 治疗时监测 aPTT。参考上述资料讨论以获得更多信息

表 13-8　介入问题：心导管插入术后股动脉鞘治疗策略[22,28~30]

药物	推荐动脉鞘治疗
UFH(UFH)	ACT<180s[a]
依诺肝素	1)最后一次静注给药后 4h 或最后一次皮下注射后 6~8h[a] 2)若使用单剂量静脉注射 0.5mg/kg,可考虑立即去除动脉闭合装置 若继续治疗,至少应在鞘去除后 6h 给予下一剂量
比伐卢定	1)立即去除动脉闭合装置,或 2)未监测 ACT 时,停止治疗 2h 后去除动脉闭合装置[a]

[a]采用直接人工压迫腹股沟(优于机械压迫装置)

表 13-9　合用阿司匹林治疗[23,25,26,31]

ACS	初始剂量	从第 2 日起治疗剂量和疗程
NSTE ACS 内科治疗[26]	口服或咀嚼非肠溶制剂 162~325mg	75~100mg/d,长期用药
NSTE ACS PCI,裸金属支架[23,26,31]	口服或咀嚼非肠溶制剂 300~325mg	1)从第 2 日起至第 30 日,300~325mg/d;随后 75~100mg/d,长期服用[23,26] 或 2)从第 2 日起至第 30 日,162~325mg/d;随后 75~162mg/d,长期服用[31]
NSTE ACS PCI,药物洗脱支架[23,26,31]	口服或咀嚼非肠溶制剂 300~325mg	1)从第 2 日起至第 30 日,300~325mg/d;随后 75~100mg/d,长期服用[23,26]或 2)对于使用紫杉醇洗脱支架的患者,从第 2 日起至第 3 个月,162~325mg/d,或者对于使用西罗莫司洗脱支架的患者,从第 2 日起至第 6 个月,162~325mg/d;随后 75~162mg/d,长期服用[31]

续表

ACS	初始剂量	从第2日起治疗剂量和疗程
STE MI 医学治疗（包括纤维蛋白溶解）[21,25]	口服或咀嚼非肠溶制剂 162～325mg	75～100mg/d,长期服用
STE MI,初次 PCI,裸金属支架[23,25,31]	口服或咀嚼非肠溶制剂 300～325mg	1)从第2日起至第30日,300～325mg/d,随后75～100mg/d,长期服用[23,25]或 2)从第2日起至第30日,162～325mg/d,随后75～162mg/d,长期服用[31]
STE MI 初次 PCI,药物洗脱支架[23,25,31]	口服或咀嚼非肠溶制剂 300～325mg	1)从第2日起至第30日,300～325mg/d,随后75～100mg/d,长期服用[23,26]或 2)对于使用西罗莫司洗脱支架的患者,从第2日起至第3个月,162～325mg/d,或对于使用紫杉醇洗脱支架的患者,从第2日起至第6个月,162～325mg/d;随后75～162mg/d,长期服用[31]

表 13-10　合用噻吩吡啶类药物治疗[24~26,31,32]

ACS	初始剂量	从第2日起的治疗剂量和疗程（分类推荐）
NSTE ACS 内科治疗[26]	氯吡格雷 300mg	氯吡格雷 75mg/d,服用至少1个月,理想状态可达1年（适用于无高出血风险的患者）

ACS	初始剂量	从第2日起的治疗剂量和疗程(分类推荐)
NSTE ACS PCI,裸金属支架[24,31,32]	氯吡格雷300～600mg	1)氯吡格雷75mg/d,服用至少1个月,理想状态可达1年(若出血风险超出预期,可提前停药—ⅠC类)或 2)第2～7日,氯吡格雷150mg/d,随后75mg/d[31]
	普拉格雷60mg	普拉格雷10mg/d,服用至少12个月,理想状态可达1年(若出血风险超出预期,可提前停药—ⅠC类);对于体重<60kg的患者,考虑将剂量减至5mg/dᵃ;禁用于之前卒中/TIA发作的患者
NSTE ACS,药物洗脱支架[24,31,32]	氯吡格雷300～600mg	1)氯吡格雷75mg/d,服用至少1年(2009ⅠC),长至15个月(2009ⅡB),(若出血风险超出预期,可提前停药—2009年ⅠC类)[24]或 2)第2～7日,服用氯吡格雷150mg/d,随后服用75mg/d[31]
	普拉格雷60mg	普拉格雷10mg/d,服用至少12个月(2009ⅠB),长至15个月(2009ⅡB),若出血风险超出预期,可提前停药(2009ⅠC);对于体重<60kg的患者,考虑将剂量减至5mg/dᵃ;禁用于之前卒中/TIA发作的患者[24]

ACS	初始剂量	从第2日起的治疗剂量和疗程(分类推荐)
STE MI 医学治疗(包括纤维蛋白溶解)[25]	＞75 岁的患者:75mg ≤75 岁的患者:300 mg	第 2～14 日,服用氯吡格雷 75mg/d
STE MI 初次 PCI,裸金属支架[24,31,32]	氯吡格雷 300～600 mg	1)氯吡格雷 75mg/d,服用至少 1 个月,理想状态可达 1 年(若出血风险超出预期,可提前停药—ⅠC 类)[24]或 2)第 2～7 日,服用氯吡格雷 150mg/d,随后服用 75mg/d[31]
	普拉格雷 60mg	普拉格雷 10mg/d,服用至少 12 个月(若出血风险超出预期,可提前停药—ⅠC 类);对于体重＜60kg 的患者,考虑将剂量减至 5mg/d;禁用于之前卒中/TIA 发作的患者[24]
STE MI 初次 PCI,药物洗脱支架[24,31,32]	氯吡格雷 300～600 mg	1)氯吡格雷 75mg/d,服用至少 1 年(2009 ⅠC),长至 15 个月(2009 ⅡB),(若出血风险超出预期,可提前停药—2009 ⅠC)[24]或 2)第 2～7 日,服用氯吡格雷 150mg/d,随后服用 75mg/d[31]
	普拉格雷 60mg	普拉格雷 10mg/d,服用至少 12 个月(2009 ⅠB),长至 15 个月(2009 ⅡB),若出血风险超出预期,可提前停药(2009 ⅠC);对于体重＜60kg 的患者,考虑将剂量减至 5mg/d[a];禁用于之前卒中/TIA 发作的患者[24]

ACS	初始剂量	从第2日起的治疗剂量和疗程(分类推荐)
STE MI 非初次 PCI[24]	如果使用了纤维蛋白溶解药,若已经开始则继续使用氯吡格雷,反之使用300～600mg 如果未使用纤维蛋白溶解药,在初次PCI过程中按上述剂量开始使用氯吡格雷或普拉格雷	同上述初次 PCI
对于正在接受 CABG 的患者[24]	氯吡格雷	除非需要紧急血管重建和(或)需要噻吩吡啶类药物超过出血的风险,则最少维持5日治疗(2009 I C)
	普拉格雷	禁用;除非需要紧急血管重建及(或)需要噻吩吡啶类药物超过出血的风险,则最少维持7日治疗(2009 I C)

a临床试验中尚无进行普拉格雷 5mg 的前瞻性研究

13-11 急性冠脉综合征(ACS)患者在 PCI 过程中使用糖蛋白ⅡB/ⅢA抑制药

药物	2005 ACC/AHA PCI 指南建议[22]	禁忌证	剂量(从 PCI 手术开始,例如"后期")	疗程	注解
阿昔单抗	NSTE ACS,I类不使用氯吡格雷,ⅡA 类使用氯吡格雷 STE MI,Ⅱa 类	活动性出血,血小板减少症,有卒中史患者	血管造影时,静脉推注 0.25 mg/kg,随后给予 0.125μg/(kg·min)(最大剂量为 10μg/min)	用至 PCI 术后 12h	STE MI 初次 PCI,大量的数据支持使用

续表

药物	2005 ACC/AHA PCI 指南建议[22]	禁忌证	剂量（从 PCI 手术开始，例 如"后期"）	疗程	注解
依替 巴肽	NSTE ACS，I 类 不使用氯吡格 雷，II A 类使用 氯吡格雷 STE MI，II b 类	活动性 出血，血 小板减 少症，有 卒中史 患者，肾 脏透析 患者	静脉推注 180 $\mu g/kg$ 2 次，另 10min 后输注 $2\mu g/(kg \cdot min)$	用至 PCI 术后 12～ 24h[33]	冠状动脉造影前 早期常规使用会 增加出血，且对患 有 NSTE ACS[33] 的高风险患者无 疗效；CrCl＜50ml/ min 的患者剂量调 整至 $1\mu g/(kg \cdot min)$
替罗 非班	NSTE ACS，I 类 不使用氯吡格 雷，II A 类使用 氯吡格雷 STE MI，II a 类	活动性 出血，血 小板减 少症，卒 中史患 者	采用高静脉推 注剂量、高维 持剂量的给药 方案[34]；推注 $25\mu g/kg$，时间 ＞3min，随后 静脉输注 $0.15\mu g/(kg \cdot min)$		非 FDA 批准的剂 量；若患者 CrCl＜ 30ml/min，减小维 持静脉输注剂量 至 $0.05\mu g/(kg \cdot min)$

表 13-12　MI 患者使用华法林[21,25]

华法林抗凝治疗的适应证	推荐 INR 值	华法林治疗疗程
慢性心房颤动或心房 扑动[21,25]	2.0～3.0；对于同时 使用阿司匹林和噻吩 吡啶类药物的患者： 2.0～2.5	长期
左心室血栓（超声心动 图中显示）[21,25]	2.0～3.0；对于同时 使用阿司匹林和噻吩 吡啶类药物的患者： 2.0～2.5	至少 3 个月（重复超 声心动图）

续表

华法林抗凝治疗的适应证	推荐 INR 值	华法林治疗疗程
超声心动图上显示广泛的区域室壁运动异常（少动段）[21]	2.0～3.0；对于同时使用阿司匹林和噻吩吡啶类药物的患者：2.0～2.5	至少 3 个月（重复超声心动图）
不能使用阿司匹林或噻吩吡啶类药物的患者[21]	2.5～3.5	长期

临床精粹

采用三联抗栓治疗（ASA，噻吩吡啶类药物＋华法林）：
- 三联疗法最常用的适应证：接受冠状动脉支架植入术治疗的慢性心房颤动患者（CHADS$_2$风险得分为 2 或更高，需要长期抗凝）。
- 对于接受支架需要长期抗凝治疗的患者，首选裸金属支架，因为他们所需的双重抗血小板治疗时间最短。
- 普拉格雷在双重抗血小板治疗研究中表明其出血风险更高，但尚未进行三联抗栓治疗的研究，故不推荐使用。接受华法林的患者，首选氯吡格雷。
- 使用双重抗血小板治疗需要的最短时间由支架的类型决定。对于使用裸金属支架的患者，通常给予 1 个月的氯吡格雷。对于使用药物洗脱支架的患者，使用西罗莫司或依维莫司洗脱支架时，治疗疗程至少 3 个月；使用紫杉醇洗脱支架时，治疗疗程至少 6 个月。
- 每日使用阿司匹林 81mg 以最小化出血风险。
- 在三联抗栓治疗期间需频繁监测 INR，维持 INR 在 2.0～2.5 范围内。

表 13-13 联合委员会对急性 MI 患者的核心措施[35],a

核心措施名称	实施措施
AMI-1	在入院前或入院后 24h 内给予阿司匹林
AMI-2	出院后给予阿司匹林
AMI-7	从入院到进行溶栓治疗的平均时间
AMI-7a	入院 30min 内给予溶栓治疗

a此外，一些医院实施 AHA 2008 MI 核心措施[36]和（或）将临床转归报告美国心脏病学会（ACC）NCDR ®（全国心血管数据记录）急性冠状动脉治疗以及网络干预（ACTION ®）—遵从指南（GWTG™）[37]作为质量改进过程的一部分

参考文献

* 关键文章

1. Lloyd-Jones D, Adams R, Carnethon M, et al. Heart disease and stroke statistics—2009 update: a report from the American Heart Association Statistics Committee and Stroke Statistics Subcommittee. *Circulation.* 2009;119:480–486.

2. Rich JD, Cannon CP, Murphy SA, et al. Prior aspirin use and outcomes in acute coronary syndromes. *J Am Coll Cardiol.* 2010;56:1376–1385.

3. Thygesen K, Alpert JS, White HD, et al. Universal definition of myocardial infarction. *Circulation.* 2007;116:2634–2653.

* **4. Antman EM, Cohen M, Bernink PJ, et al. The TIMI risk score for unstable angina/ non-ST elevation MI: A method for prognostication and therapeutic decision making. *JAMA.* 2000;284:835–842.**

5. TIMI Risk Score for UA/NSTEMI. Available at http://www.mdcalc.com/timi-risk-score-for-uanstemi. Accessed October 20, 2009.

6. Pieper KS, Gore JM, FitzGerald G, et al. Validity of a risk-prediction tool for hospital mortality: the Global Registry of Acute Coronary Events. *Am Heart J.* 2009;157:1097–1105.

7. Granger CB, Hirsch J, Califf RM, et al. Activated partial thromboplastin time and outcome after thrombolytic therapy for acute myocardial infarction: results from the GUSTO-I trial. *Circulation.* 1996;93:870–878.

8. Gilchrist IC, Berkowitz SD, Thompson TD, et al. Heparin dosing and outcome in acute coronary syndromes: the GUSTO-IIb experience. Global use of strategies to open occluded coronary arteries. *Am Heart J.* 2002;144:73–80.

9. Nallamothu BK, Bates ER, Hochman JS, et al. Prognostic implication of activated partial thromboplastin time after reteplase or half-dose reteplase plus abciximab: results from the GUSTO-V trial. *Eur Heart J.* 2005;26:1506–1512.

10. Cheng S, Morrow DA, Sloan S, et al. Predictors of initial nontherapeutic anticoagulation with unfractionated heparin in ST-segment elevation myocardial infarction. *Circulation.* 2009;119:1195–1202.

11. Anand SS, Yusuf S, Pogue J, et al. Relationship of activated partial thromboplastin time to coronary events and bleeding in patients with acute coronary syndromes who receive heparin. *Circulation.* 2003;107:2884–2888.

12. Newby LK, Harrington RA, Bhapkar MV, et al. An automated strategy for bedside aPTT determination and unfractionated heparin infusion adjustment in acute coronary syndromes: insights from PARAGON A. *J Thromb Thrombolysis.* 2002;14:33–42.

13. Becker RC, Cannon CP, Tracy RP, et al. Relation between systemic anticoagulation as determined by activated partial thromboplastin time and heparin measurements and in-hospital clinical events in unstable angina and non-Q wave myocardial infarction. Thrombolysis in Myocardial Ischemia III B Investigators. *Am Heart J.* 1996;131:421–433.

* 14. Harrington RA, Becker RC, Cannon CP, et al. Antithrombotic therapy for non-ST-segment elevation acute coronary syndromes: American College of Chest Physicians Evidence-Based Clinical Practice Guidelines (8th ed.). *Chest.* 2008;133 (6 Suppl):670S–707S.

15. Goodman SG, Menon V, Cannon CP, et al. Acute ST-segment elevation myocardial infarction: American College of Chest Physicians Evidence-Based Clinical Practice Guidelines (8th ed.). *Chest.* 2008;133(6 Suppl):708S–775S.

16. TIMI 11A Investigators. Dose-ranging trial of enoxaparin for unstable angina: results of TIMI 11A. The Thrombolysis in Myocardial Infarction (TIMI) 11A Trial Investigators. *J Am Coll Cardiol.* 1997;29:1474–1482.

17. Montalescot G, Cohen M, Salette G, et al. Impact of anticoagulation levels on outcomes in patients undergoing elective percutaneous coronary intervention: insights from the STEEPLE trial. *Eur Heart J.* 2008;29:462–471.

18. Montalescot G, Collet JP, Tanguy A, et al. Anti-Xa activity related to survival and efficacy in unselected acute coronary syndrome patients treated with enoxaparin. *Circulation.* 2004;110:392–398.

* 19. Subherwal S, Bach RG, Chen AY, et al. Baseline risk of major bleeding in non-ST-segment-elevation myocardial infarction: the CRUSADE (Can Rapid risk stratification of Unstable angina patients Suppress ADverse outcomes with Early implementation of the ACC/AHA Guidelines) Bleeding Score. *Circulation.* 2009;119(14):1873–1882.

20. CRUSADE Bleeding Score Calculator. Available at http://www.crusadebleedingscore.org/. Accessed October 20, 2009.

* 21. Antman EM, Anbe DT, Armstrong PW, et al. ACC/AHA guidelines for the management of patients with ST-elevation myocardial infarction—executive summary: a report of the American College of Cardiology/American Heart Association Task Force on Practice Guidelines (Writing Committee to Revise the 1999 Guidelines for the Management of Patients With Acute Myocardial Infarction). *Circulation.* 2004;110:588–636.

* 22. Smith SC Jr, Feldman TE, Hirshfeld JW Jr, et al. ACC/AHA/SCAI 2005 guideline update for percutaneous coronary intervention: a report of the American College of Cardiology/American Heart Association Task Force on Practice Guidelines (ACC/AHA/SCAI Writing Committee to Update the 2001 Guidelines for Percutaneous Coronary Intervention). *J Am Coll Cardiol.* 2006;47(1):e1–e121.

* 23. King SB 3rd, Smith SC Jr, Hirshfeld JW Jr, et al. 2007 Focused Update of the ACC/AHA/SCAI 2005 Guideline Update for Percutaneous Coronary Intervention: a report of the American College of Cardiology/American Heart Association Task Force on Practice Guidelines: 2007 Writing Group to Review New Evidence and Update the ACC/AHA/SCAI 2005 Guideline Update for Percutaneous Coronary Intervention, Writing on Behalf of the 2005 Writing Committee. *Circulation.* 2008;117(2):261–295.

* 24. Kushner FG, Hand M, Smith SC Jr, et al. 2009 Focused Updates: ACC/AHA

Guidelines for the Management of Patients With ST-Elevation Myocardial Infarction (updating the 2004 Guideline and 2007 Focused Update) and ACC/AHA/SCAI Guidelines on Percutaneous Coronary Intervention (updating the 2005 Guideline and 2007 Focused Update): a report of the American College of Cardiology Foundation/American Heart Association Task Force on Practice Guidelines. *Circulation*. 2009;120(22):2271-2306.

* 25. Antman EM, Hand M, Armstrong PW, et al. 2007 Focused Update of the ACC/AHA 2004 Guidelines for the Management of Patients With ST-Elevation Myocardial Infarction: a report of the American College of Cardiology/American Heart Association Task Force on Practice Guidelines: developed in collaboration With the Canadian Cardiovascular Society endorsed by the American Academy of Family Physicians: 2007 Writing Group to Review New Evidence and Update the ACC/AHA 2004 Guidelines for the Management of Patients With ST-Elevation Myocardial Infarction, Writing on Behalf of the 2004 Writing Committee. *Circulation*. 2008;117(2):296-329.

* 26. Anderson JL, Adams CD, Antman EM, et al. ACC/AHA 2007 guidelines for the management of patients with unstable angina/non ST-elevation myocardial infarction: a report of the American College of Cardiology/American Heart Association Task Force on Practice Guidelines (Writing Committee to Revise the 2002 Guidelines for the Management of Patients with Unstable Angina/Non ST-Elevation Myocardial Infarction): developed in collaboration with the American College of Emergency Physicians, the Society for Cardiovascular Angiography and Interventions, and the Society of Thoracic Surgeons: endorsed by the American Association of Cardiovascular and Pulmonary Rehabilitation and the Society for Academic Emergency Medicine). *Circulation*. 2007;116:e148-e304.

27. Spinler SA, Ou FS, Roe MT, et al. Weight-based dosing of enoxaparin in obese patients with non-ST-segment elevation acute coronary syndromes: results from the CRUSADE initiative. *Pharmacotherapy*. 2009;29:631-638.

28. Gallo R, Steinhubl SR, White HD, et al. Impact of anticoagulation regimens on sheath management and bleeding in patients undergoing elective percutaneous coronary intervention in the STEEPLE trial. *Catheter Cardiovasc Interv*. 2009;73:319-325.

29. Cantor WJ, Mahaffey KW, Huang Z, et al. Bleeding complications in patients with acute coronary syndrome undergoing early invasive management can be reduced with radial access, smaller sheath sizes, and timely sheath removal. *Catheter Cardiovasc Interv*. 2007;69:73-83.

30. Angiomax (bivalirudin) for injection. Removal of the femoral artery catheter. Available at http://www.angiomax.com/Catheter/Default.aspx. Accessed October 20, 2009.

* 31. Mehta SR, Tanguay JF, Eikelboom JW, et al. Double-dose versus standard-dose clopidogrel and high-dose versus low-dose aspirin in individuals undergoing percutaneous coronary intervention for acute coronary syndromes (CURRENT-OASIS 7): a randomised factorial trial. *Lancet*. 2010;376:1233-1243.

32. Wiviott SD, Braunwald E, McCabe CH, et al. Prasugrel versus clopidogrel in patients with acute coronary syndromes. *N Engl J Med*. 2007;357:2001-2015.

33. Giugliano RP, White JA, Bode C. Early versus delayed, provisional eptifibatide in acute coronary syndromes. *N Engl J Med*. 2009;360:2176–2190.

34. Juwana YB, Suryapranata H, Ottervanger JP, et al. Tirofiban for myocardial infarction. *Expert Opin Pharmacother*. 2010.11:861–866.

35. The Joint Commission. Acute myocardial infarction core measure set. Available at http://www.jointcommission.org/PerformanceMeasurement/PerformanceMeasurement/Acute+Myocardial+Infarction+Core+Measure+Set.htm. Accessed March 8, 2010.

* 36. **Krumholz HM, Anderson JL, Bachelder BL, et al. ACC/AHA 2008 performance measures for adults with ST-elevation and non-ST-elevation myocardial infarction: a report of the American College of Cardiology/American Heart Association Task Force on Performance Measures (Writing Committee to develop performance measures for ST-elevation and non-ST-elevation myocardial infarction): developed in collaboration with the American Academy of Family Physicians and the American College of Emergency Physicians: endorsed by the American Association of Cardiovascular and Pulmonary Rehabilitation, Society for Cardiovascular Angiography and Interventions, and Society of Hospital Medicine. *Circulation*. 2008;118:2596–2648.**

37. National Cardiovascular Data Registry (NCDR®) ACTION® Get with the Guidelines (GWTG)™. Available at http://www.ncdr.com/webncdr/ACTION/Default.aspx. Accessed March 9, 2010.

第十四章　人工心脏瓣膜

引言

装有机械人工心脏瓣膜（mechanical prosthetic heart valves，MPHVs）的患者存在发生包括脑血管意外（cerebrovascular accident，CVA）在内的血栓栓塞并发症的高风险，故所有 MPHVs 患者都需预防性抗血栓治疗。目前，持久耐用并且不形成血栓的理想瓣膜尚不存在。

- 人工瓣膜材料广泛，且其凝血活性各异[1]。
  - 新型材料可降低凝血活性，具有应用前景的材料例如聚合材料可进一步降低凝血活性[2]。
- 人工瓣膜改变心脏血流动力学引起湍流和其他血流异常[3]。
  - MPHVs 尤易导致高剪切应力，这会破坏血液成分导致血小板、内皮细胞和一些胶凝结蛋白的激活，因此导致血液呈高凝状态。
  - 人工生物瓣膜促凝活性较低，但不如 MPHVs 耐用，因此更易发生瓣膜失效而需要重新置换。

临床精粹

- 因为瓣膜的位置、类型和材料都会影响促凝活性，所以准确地确定哪个瓣膜已被修复以及选用何种人工瓣膜类型对于避免抗凝治疗失误十分重要。
- 在临床实践中，"MVR"是个易混淆的缩写。它可以是"机械瓣置换术"、"左房室瓣修补术"（通常具有瓣环成形术环）或者"左房室瓣置换术"。因为上述原因，任何时候遇到该缩写，临床医师都需要特别注意确定何种类型的人工瓣膜被植入到患者体内。
- 血栓栓塞事件包括瓣膜血栓、全身性栓塞和卒中。人工瓣膜血栓必须给予纤维蛋白溶解药治疗或者瓣膜置换。
- 瓣膜置换次数有限。两次换瓣以后，密切观察抗凝治疗是避免将来发生任何血栓并发症的关键。

血栓形成的危险因素

- 未采取预防治疗时，血栓栓塞（thromboembolism，TE）的年危险性范

256

围为 4%～23%[6,7]。

- 预防性治疗可降低 TE 年危险性 1%～2%[4]。
- TE 的危险性在术后早期(约 3 个月)最高,直至瓣膜完全内皮化[8]。

临床精粹

- 经食管超声心动图(transesophageal echocardiography,TEE)是影像上确定心脏瓣膜血栓的金标准,优于经胸超声心动图(transthoracic echocardiogram,TTE),因为 TEE 在检测血栓上敏感性更高[9]。

人工瓣膜类型

机械瓣膜
- 三种基本类型:笼球/碟瓣、斜碟瓣和双叶瓣
- 老式的笼球瓣和斜碟瓣比双叶瓣更易产生血栓
- 抗凝治疗达到 INR2.5～4.9 时 TE 事件的年发生率[10]
  — 双叶瓣每年 0.5%
  — 斜碟瓣每年 0.7%
  — 笼球瓣每年 2.5%

表 14-1　机械瓣膜的类型和样式

类型	样式	示例
笼球瓣	Starr-Edwards	Starr-Edwards(图 14-1)
斜碟瓣	Björk-Shiley	Björk-Shiley(图 14-2)
	Monostrut	Medtronic Hall(图 14-3)
	Medtronic Hall	
	Omniscience	
	Omnicarbon	
	Ultracor	
双叶瓣	St. Jude	On-X(图 14-4)
	On-X	
	Carbomedics	
	Baxter TEKNA	
	Duromedics	
	Sorin Bicarbon	

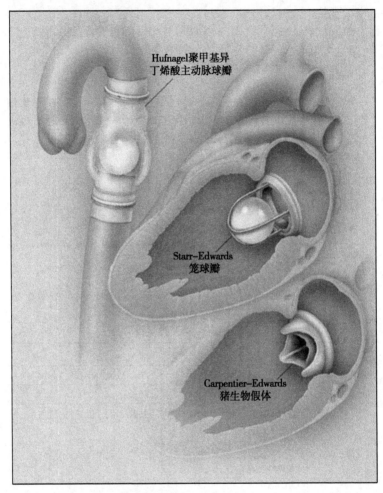

图 14-1　人工机械瓣膜的发展

植入胸降主动脉的 Hufnagel 主动脉球瓣；左房室瓣位置的 Starr-Edwards 笼球瓣；左房室瓣位置的 Carpentier-Edwards 猪生物假体

（引自：经 Chaikoff EL 授权使用）

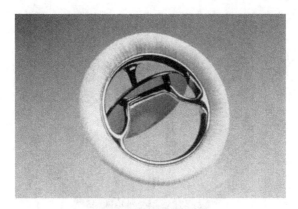

图 14-2　Bjök-Shiley 斜碟瓣
（引自：经 Sorin Group 授权使用）

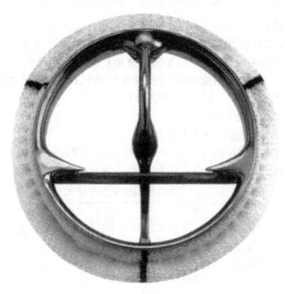

图 14-3　Medtronic-Hall 斜碟瓣
（引自：经 Medtronic,Inc. 授权使用）

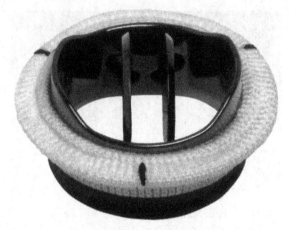

图 14-4　On-X ConformX 主动脉双叶瓣
（引自：图片经 Austin，TX：On-X Life Technologies；2009 授权使用）

生物瓣膜
- 生物瓣膜使用源于动物瓣膜的环形材料（例如猪的、牛的）。
  — 猪瓣使用猪心的组织瓣膜（通常是主动脉瓣）（图 14-1）
  — 心包生物瓣膜使用牛的心包来制作瓣叶，由人造框架支撑
- 生物瓣膜相对于 MPHVs 较不容易形成血栓。
  — 血流动力学上湍流更少
  — 血液细胞成分的损伤更小
- 生物瓣膜没有 MPHVs 耐用，更容易发生瓣膜失效而需要重新置换。
- 同种移植涉及使用供体瓣膜置换主动脉瓣或肺动脉瓣。

表 14-2　生物瓣膜的类型和样式

类型	样式	示例
猪瓣膜	Hancock Ⅰ Hancock Ⅱ Intact Carpentier-Edwards Freestlye Bicor	Hancock Ⅱ 猪瓣膜（图 14-5） Carpentier-Edwards（图 14-1）
牛心包瓣	Carpentier-Edwards Perimount Ionescu-Shiley Mitroflow	

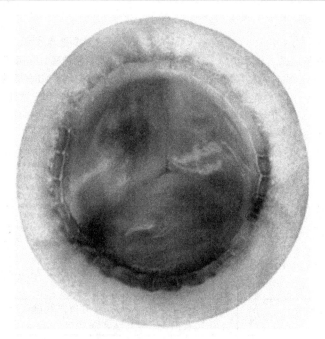

图 14-5　Hancock Ⅱ 猪生物瓣

（引自：经 Medtronic,Inc. 授权使用）

瓣膜位置

● 瓣膜位置影响凝血活性

　　— 左房室瓣位置的 MPHVs 似乎比主动脉位置的 MPHVs 更易形
　　　成血栓

● 未进行预防性抗凝治疗的 St.Jude 瓣的 TE 事件年发生率[11]：

　　— 主动脉位置：12%

　　— 左房室瓣位置：22%

● Starr-Edwards 瓣 TE 事件 5 年发生率[12]

　　— 主动脉位置：35%

　　— 左房室瓣位置：70%

血栓形成的预防

● 瓣膜植入术后，只要出血被控制，可以调整普通肝素（UFH）或者低
　分子量肝素（LMWH）的静脉注射剂量，直至 INR 连续两日内均达治

疗标准。
- 所有 MPHVs 均须调整 VKA 的剂量使 INR 达到推荐范围。
- 满足表 14-3 中至少 1 条标准(年龄除外)的患者应被视为"高度危险"。
  - 例如:如果伴随心房颤动的患者接受使用双叶瓣 MPHV 的自体主动脉瓣置换术,那么应逐渐调整 VKA 的剂量使 INR 达到 2.5～3.5 的范围,同时合用低剂量 ASA(推荐的 ASA 剂量范围如下)
- 尽管 INR 达到治疗标准,但有全身性栓塞的患者
  - 如果之前未使用 ASA,则须每日加用 ASA 50～100mg,并且
  - 逐渐调整 VKA 的剂量使 INR 的值进一步增加

表 14-3　血栓形成的其他危险因素和(或)总发病率/死亡率

其他伴随情况	对发病率/死亡率的影响
主动脉瓣＋左房室瓣置换术	TE 事件发生率比单独主动脉瓣置换高 2.4 倍,比单独左房室瓣置换高 1.33 倍[10] 早期死亡率比单独主动脉瓣置换高 3 倍,比单独左房室瓣置换高 1.4 倍[13]
心房颤动	TE 事件发生率比窦性心律时的主动脉瓣置换高 1.6 倍,长期死亡率高 2.2 倍[14]
左心室功能弱/心衰	NYHA Ⅳ级心衰患者比 NYHA Ⅰ～Ⅱ级患者使用 MPHV 行主动脉瓣置换的 5 年死亡率高 10.7 倍[14]
左心房增大	左心房直径≥4cm 患者的全身性栓塞发生率比左心房直径＜4cm 患者高 3 倍[15]
年龄＞70 岁[a]	比年龄＜70 岁的患者卒中发生率高 1.9 倍[16] 围手术期死亡率更高[17,18] 瓣膜相关的再次手术发生率更高[18]
既往 TE 病史	有术前 TE 病史的患者在主动脉瓣置换术后发生 TE 风险高 3.2 倍,复发 TE 风险高 5.4 倍[14]

[a]虽然 AHA 与 Chest 指南中均未建议将患者年龄大于 70 岁作为"高危因素",但血栓形成的危险确实随着年龄的增长而增加

栓塞前 INR 范围	全身性栓塞之后的 INR 范围
2～3	2.5～3.5
2.5～3.5	3.0～4.5[a]

[a]Chest 推荐 INR3～4,ACC/AHA 推荐 3.5～4.5

表 14-4 不同 TE 风险程度下的抗凝治疗水平

	笼球瓣	斜碟瓣(除 Medtronic Hall 瓣外)	双叶瓣(以及 Medtronic Hall 瓣)	生物瓣
主动脉瓣置换术				
低风险	INR2.5~3.5[a]	INR2.5~3.5[a]	INR2~3[a]	ASA[b]
高风险	INR2.5~3.5+ASA	INR2.5~3.5+ASA	INR2.5~3.5+ASA	INR2~3[c]
左房室瓣置换术				
低风险	INR2.5~3.5[a]	INR2.5~3.5[a]	INR2.5~3.5[a]	前 3 个月 INR2~3,然后 ASA
高风险	INR2.5~3.5+ASA	INR2.5~3.5+ASA	INR2.5~3.5+ASA	INR2~3±ASA
以下任一状态				
既往有全身性栓塞史				前 3 个月 INR2~3,然后重新评估
术中出现左心房血栓				INR2~3 直至栓塞溶解

[a]ACC/AHA 推荐所有植入 MPHV 的患者使用 ASA

[b]所有适应证的剂量推荐:ACC/AHA 75~100mg/d[4];Chest 50~100mg/d[5]。均不推荐对有出血高风险的患者(例如既往有消化道出血史,年龄大于 80 岁)使用 ASA。对不能使用 ASA 的高风险患者,ACC/AHA 推荐氯吡格雷 750mg/d 或 INR3.5~4.5[4]

[c]ACC/AHA 推荐前 3 个月 INR 2.5~3.5[4]

小结

- 植入 MPHV 的患者需要终身使用 VKA±ASA 的抗凝治疗。
- TE 发生的最高风险是在术后早期。
- 血栓形成受瓣膜类型、材料和位置的影响。

● 多瓣置换术、心房颤动、左心室功能弱/心衰、左心房增大、年龄＞70
岁以及既往有 TE 病史等情况均会增加 TE 的风险和其他发病率/死
亡率。

参考文献

1. Vongpatanasin W, Hillis LD, Lange RA. Prosthetic heart valves. *N Engl J Med.* 1996;335(6):407–416.

2. Ghanbari H, Viatge H, Kidane AG, et al. Polymeric heart valves: new materials, emerging hopes. *Trends Biotechnol.* 2009;27(6):359–367.

3. Schoen FJ. Evolving concepts of cardiac valve dynamics: the continuum of development, functional structure, pathobiology, and tissue engineering. *Circulation.* 2008;118(18):1864–1880.

4. Bonow RO, Carabello BA, Chatterjee K, et al. 2008 focused update incorporated into the ACC/AHA 2006 guidelines for the management of patients with valvular heart disease: a report of the American College of Cardiology/American Heart Association Task Force on Practice Guidelines (Writing Committee to Revise the 1998 Guidelines for the Management of Patients with Valvular Heart Disease): endorsed by the Society of Cardiovascular Anesthesiologists, Society for Cardiovascular Angiography and Interventions, and Society of Thoracic Surgeons. *Circulation.* 2008;118(15):e523–e661.

5. Salem DN, O'Gara PT, Madias C, et al. Valvular and structural heart disease. *Chest.* 2008;133(6 suppl):593S–629S.

6. Björk VO, Henze A. Management of thrombo-embolism after aortic valve replacement with the Björk-Shiley tilting disc valve. Medicamental prevention with dicumarol in comparison with dipyridamole - acetylsalicylic acid. Surgical treatment of prosthetic thrombosis. *Scand J Thorac Cardiovasc Surg.* 1975;9(3):183–191.

7. Cannegieter S, Rosendaal F, Briet E. Thromboembolic and bleeding complications in patients with mechanical heart valve prostheses. *Circulation.* 1994;89(2):635–641.

8. Benussi S, Verzini A, Alfieri O. Mitral valve replacement and thromboembolic risk. *J Heart Valve Dis.* 2004;13(Suppl 1):S81–S83.

9. Roudaut R, Serri K, Lafitte S. Thrombosis of prosthetic heart valves: diagnosis and therapeutic considerations. *Heart* 2007;93(1):137–142.

10. Cannegieter SC, Rosendaal FR, Wintzen AR, et al. Optimal oral anticoagulant therapy in patients with mechanical heart valves. *N Engl J Med.* 1995;333(1):11–17.

11. Baudet EM, Puel V, McBride JT, et al. Long-term results of valve replacement with the St. Jude Medical prosthesis. *J Thorac Cardiovasc Surg.* 1995;109(5):858–870.

12. Macmanus Q, Grunkemeier G, Thomas D, et al. The Starr-Edwards model 6000 valve. A fifteen-year follow-up of the first successful mitral prosthesis. *Circulation.* 1977;56(4):623–625.

13. Horstkotte D, Schulte H, Bircks W, et al. Unexpected findings concerning thromboembolic complications and anticoagulation after complete 10 year follow up of patients with St. Jude Medical prostheses. *J Heart Valve Dis.* 1993;2(3):291–301.

14. Kvidal P, Bergström R, Malm T, et al. Long-term follow-up of morbidity and mortality after aortic valve replacement with a mechanical valve prosthesis. *Eur Heart J*. 2000;21(13):1099–1111.

15. Burchfiel C, Hammermeister K, Krause-Steinrauf H, et al. Left atrial dimension and risk of systemic embolism in patients with a prosthetic heart valve. Department of Veterans Affairs Cooperative Study on Valvular Heart Disease. *J Am Coll Cardiol*. 1990;15(1):32–41.

16. Arom K, Nicoloff D, Lindsay W, et al. Should valve replacement and related procedures be performed in elderly patients? *Ann Thorac Surg*. 1984;38(5):466–472.

17. Lawrie GM, Earle EA, Earle NR. Abstract 2308: conventional aortic valve replacement in very elderly patients. *Circulation*. 2008;118:S_703.

18. Jebara VA, Dervanian P, Acar C, et al. Mitral valve repair using Carpentier techniques in patients more than 70 years old. Early and late results. *Circulation*. 1992;86 (5 Suppl):1153–1159.

19. Chan V, Jamieson WRE, Germann E, et al. Performance of bioprostheses and mechanical prostheses assessed by composites of valve-related complications to 15 years after aortic valve replacement. *J Thorac Cardiovasc Surg*. 2006;131(6):1267–1273.

关键文章

Chan WS, Anand S, Ginsberg JS. Anticoagulation of pregnant women with mechanical heart valves: a systematic review of the literature. *Arch Intern Med*. 2000;160(2):191–196.

Gohlke-Barwolf C, Acar J, Oakley C, et al. Guidelines for prevention of thromboembolic events in valvular heart disease. *Eur Heart J*. 1995;16(10):1320–1330.

Little SH, Massel DR. Antiplatelet and anticoagulation for patients with prosthetic heart valves. *Cochran Database Syst Rev*. javascript:AL_get(this, 'jour', 'Cochrane Database Syst Rev.'); 2003;(4):CD003464.

Wittkowski AK. Thrombosis. In: Koda-Kimble MA, Young LY, Kradjan WA, et al., eds. *Applied Therapeutics: The Clinical Use of Drugs*. Baltimore, MD: Lippincott Williams & Wilkins; 2005:16-23–16-25.

第十五章　肝素诱导的血小板减少症

引言

肝素诱导的血小板减少症(heparin-induced thrombocytopenia, HIT)是使用普通肝素(unfractionated heparin, UFH)或低分子量肝素(low molecular weight heparin, LMWH)后触发的,由免疫介导的导致血小板减少,同时伴有血栓形成风险增加的矛盾状况。当发生 HIT 时,重要的是认识该疾病并及时采取适当的措施。目前尚无可以作为金标准的检查方法。因此,通常是结合症状、体征和实验室检查进行诊断。仅通过停用肝素不能预防血栓、肢体缺血(可导致截肢)或死亡的潜在风险。

HIT 的鉴别[1]

表 15-1　与肝素相关的非免疫和免疫介导的血小板减少症特点

	非免疫介导的肝素相关性血小板减少症(heparin associated thrombocytopenia, HAT)	免疫介导的(HIT)
发生率	10%~30%	<1%~3%
发病时间	1~4d	通常 5~10d 急性:近期使用药物后迅速发病 迟发型:最后一次使用肝素类药物 40d 后发病
血小板减少	轻度	中度/重度
抗体介导	无	有
血栓形成	无	30%~75%
出血	无	罕见
治疗方案	观察	停止使用所有肝素/LMWH 类药物,停止利用此类药物进行冲洗以及停止使用有肝素涂层的导管 选用其他肠外抗凝药物

表 15-2　HIT 术语[2]

术语	描述	治疗疗程
急性 HIT	由近期使用肝素导致的血小板减少症,发生于血小板计数恢复之前	—
孤立性 HIT	与血栓形成结果无关的 HIT	继续抗凝治疗直到血小板计数恢复至稳定水平
HIT 合并血栓形成综合征(HIT-related thrombosis syndrome, HITTS)	HIT 的进展结果导致血栓的形成	通常治疗 3~6 个月,除非存在其他因素需要更长时间的抗凝治疗
HIT 病史	既往有 HIT 病史,但无急性或相关的血小板减少症	NA—无须长期治疗 HIT;其他原因可接受抗凝治疗(例如,DVT 预防)

HIT 相关疾病(不常见)[2]

肝素注射部位皮肤损害

肾上腺皮质梗死

再次暴露时心血管反应/过敏反应

与华法林合用时静脉性肢体坏疽(venous limb gangrene,VLG)

华法林诱导的皮肤坏死

临床精粹

● 由于蛋白 C 消耗,开始单用华法林(无其他抗凝药物存在),特别是较高剂量导致 INR 值>4 时,可增加 VLG 风险。

表 15-3　同样会出现血小板减少症和血栓形成的伪 HIT 样疾病[3]

早发性	迟发性
GP Ⅱb/Ⅲa 抑制药	腺癌
肺栓塞	输血后紫癜
溶栓治疗	手术后血栓性血小板减少性紫癜
磷脂障碍	肺栓塞
糖尿病酮症酸中毒	药物(非肝素)诱导的血小板减少症
感染性心内膜炎	
败血症相关的暴发性紫癜	
阵发性睡眠性血红蛋白尿	
手术后血栓性血小板减少性紫癜	

表 15-4 与 HIT 进展相关因素[4~6]

因素	重要性	风险等级
肝素类型	重要	UFH＞LMWH＞磺达肝素 越近期的暴露风险越高
肝素疗程	重要	11~14d[a]＞5~10d＞4d(或更少)
患者类型	中等	术后治疗≥内科治疗＞妊娠或新生儿
肝素剂量	中等	治疗剂量≥预防剂量＞"冲管"剂量
患者性别	小	女性＞男性

缩写:＞＝超过;≥＝超过或相似

[a]如果肝素治疗超过 14 天,最小化其他风险

表 15-5 ACCP 推荐血小板计数监测识别 HIT[4]

指标	HIT 患者合并的特殊风险因素	血小板计数监测	ACCP推荐等级
任何剂量的 UFH 或 LWMH	100d 内 UFH 暴露	基线和 24h 内	1C
静脉推注 UFH	UFH 推注 30min 内发生过敏反应	立即监测并与之前的计数进行比较	1C
给予治疗剂量的 UFH		每 2~3 日(4~14d 或直至停药)肝素	2C
给予预防剂量的 UFH	术后(HIT 风险＞1%)	每隔 1 日(4~14d 或直至停药)肝素	2C
给予预防剂量的 UFH 或 LMWH	UFH 用于内科/产科患者 术后患者 UFH 冲洗 LMWH 用于术后患者 LMWH 用于以前用过 UFH 的内科/产科患者 (HIT 风险 0.1%~1.0%)	每 2~3 日(4~14d 或直至停药)肝素	2C

续表

指标	HIT 患者合并的特殊风险因素	血小板计数监测	ACCP推荐等级
给予预防剂量的 UFH 或 LMWH	LMWH 用于内科/产科患者UFH 用于内科患者导管冲洗（HIT 风险 0.1%～1.0%）	不推荐	2C
任何剂量的磺达肝素	所有情况（HIT 仅有罕见的病例报告）	不推荐	1C

表 15-6　预测 HIT 可能性评分(4Ts)[2]a

指标	2 分	1 分	0 分
血小板减少症	降低＞50%或血小板最低点 20～100K/mm^2	降低 30%～50%或血小板最低点 10～19K/mm^2	降低＜30%或血小板最低点＜10K/mm^2
血小板计数降低或其他临床事件的发病时间	暴露后 5～10d 明确发病；100d 内如果再次暴露后不超过 1d 明确发病	符合免疫作用但未明确发病（如缺少血小板计数）或 10d后发病	血小板计数降低（近期无肝素暴露）
血栓形成或其他临床事件	新形成的血栓,皮肤坏死;肝素静脉推注后的全身急性反应	进展性或复发性血栓形成;红斑性皮肤坏死;可疑的但未经证实的血栓	无相关血栓形成
引起血小板减少症的其他原因	无其他引起血小板减少症的原因	可能有其他引起血小板减少症的原因	肯定有其他原因
预测可能性			

6～8　高

4～5　中等

0～3b　低

a4 Ts＝血小板减少症（Thrombocytopenia），发病时间（Timing），血栓形成（Thrombosis），其他（Other）

b某些机构将评分为 3 分的患者评定为中等风险

表 15-7　由 Chong 提出发生 HIT 后的可能性评估工具[7]

指　标	评　分
发生血小板减少症[a]（或暴露后 4～14d 内血小板持续减少＞50%）	3
如果血小板减少症发病＜4d 或＞14d	1
排除其他引起血小板减少症的原因	2
停药后血小板减少症痊愈	2
肝素再次暴露后血小板减少症复发	1
血小板减少症相关的血栓形成	1
实验室检查 — 免疫学检查阳性 — 功能性检查：两点系统阳性[b] — 功能性检查：非两点系统[b]	2 3 2

＞7＝肯定的；5～6＝很可能的；3～4＝可能的；＜3＝不可能

[a]血小板减少症定义为血小板计数＜150×10^9/L 或降低＞50%

[b]在两点系统中，采用高浓度（100U/ml）肝素作为额外的对照，它可识别肝素抗体（抑制抗体反应）

临床精粹

● 4Ts 和 Chong[7]提出的发生 HIT 后可能性的评估工具均有助于诊断和治疗 HIT。然而，应用于临床实践后，两者均已被证实不能改善可能患有或未患 HIT 患者的治疗转归。

表 15-8　HIT 抗体的实验室检查[3]

当患者的血清与正常血小板和肝素孵育时，血小板激活或功能性分析检测血小板激活

抗原或免疫分析可检测到抗血小板因子 4/肝素抗体；这些抗体可能是或不是致病原

对接受肝素类药物的患者，在无血小板减少症、血栓、肝素诱导的皮肤损害或其他 HIT 体征时，ACCP 不推荐（1C 级）常规筛查 HIT 抗体

血小板激活 洗涤血小板分析	血清素释放试验(serotonin release assay,SRA) 肝素诱导的血小板激活(heparin-induced platelet activation,HIPA) 采用发光绘图法测定 ATP 释放 采用流式细胞仪测定血小板微粒
血小板激活 含枸橼酸的富血小 板血浆中的血小板	血小板聚集试验(platelet aggregation test,PAT) 膜联蛋白 V 结合分析 采用流式细胞仪测定血清素释放
抗原分析	酶联免疫法(enzyme-linked immunosorbent assay,ELISA) 液相免疫分析 快速分析(微粒凝胶免疫分析—PaGIA) 微粒免疫渗滤分析(particle immunofiltration assay,PIFA)

表 15-9　检测 HIT 的常规检查间的差异[3,8,9]

	血清素释放试验	肝素/ELISA	肝素/PF4 快速分析	血小板聚集 试验
测定 指标	聚集血小板的血清 素释放	肝素依赖 抗体	PF4 抗体的 存在	IgG 的血小 板聚集
优点	灵敏度高(99%); 特异性高(95%)	耗时短;假 阴性率低	灵敏和特 异;耗时短	易于操作;特 异性>90%
缺点	耗时;昂贵;涉及放 射性同位素;周转 很慢	特异性低; 假阳性率高 (~25%)	无对照,对 结果判定经 验有限	灵敏度很低 (40%)导致 假阴性率高
评价	当预期会再度使用 肝素或者临床诊断 不明确的情况下, 为获得更长期的治 疗决策时,考虑使 用该检查方法	常用;按照 GTI ELISA 产 品 操 作 步骤		可选用 SRA 和 ELISA 时, 不 推 荐 作 为 常规检测

药物治疗原则

表 15-10　可疑 HIT 的初始治疗[4,5,10]

干预措施	注　解
如可能,停用所有肝素相关的药物	肝素或 LMWH;考虑所有相关的肝素来源包括冲洗,有肝素类涂层的导管和透析液;应避免使用 LMWH(ACCP 等级 1B)
逆转华法林治疗作用	急性 HIT 时(ACCP 等级 1C)考虑采用口服维生素 K 10mg,或 5～10mg 静脉注射逆转 VKA 的作用
应用其他抗凝药物	仅停用肝素类药物不能终止 HIT 的进展,而且由于其抗凝作用的消失可增加血栓风险(参照表 15-11 选择药物);如果存在明显的出血风险而且替代抗凝治疗带来显著风险,考虑反复评估血栓形成(例如,加压多普勒超声),同时尽快开始替代治疗
血小板输注	无出血时应避免预防性输注血小板(ACCP 等级 2C)

表 15-11　HIT 治疗药物[3,4,10,11]

药物(ACCP 等级)	化学性质	清除途径	半衰期[a]	检查(常规目标范围)[b]	注解
阿加曲班(argatroban)(1C)	DTI：L-精氨酸衍生物	肝-胆	40～50min	aPTT：1.5～3.0 倍基线值	FDA 批准用于 HIT 预防或治疗,包括 PCI;延长 INR
来匹卢定(lepirudin)(1C)	DTI：65 个氨基酸的肽,源自水蛭抗凝物质(水蛭素)	肾	≥80min	aPTT：1.5～2.5倍基线值	FDA 批准用于治疗 HIT 合并血栓;免疫原性;IV 或 SC

续表

药物（ACCP 等级）	化学性质	清除途径	半衰期[a]	检查（常规目标范围）[b]	注解
比伐卢定（bivalirudin）（2C）	DTI：20 个氨基酸的水蛭素类似物	酶（80%）；肾（20%）	25min	aPTT：1.5～2.5 倍基线值	未批准用于 HIT（除 PCI 术中外）
达那肝素（danaparoid）（1B）	GAGs 混合物，有明显的抗凝血因子 Ⅹa 活性	肾，其他	25h	抗凝血因子 Ⅹa 活性水平（0.5～0.8U/ml）峰效应发生在皮下注射后 4～5h	未在美国上市（在 EU、加拿大批准用于 HIT）；对 INR 无效；IV 或 SC
磺达肝素（fondaparinux）	具有抗凝血因子 Ⅹa 活性的硫酸戊糖	肾，其他	17h	NA	未批准用于 HIT；不推荐常规用于急性 HIT
华法林	维生素 K 拮抗药	肝	35～45h	INR 2.0～3.0	急性 HIT 时使用有导致微血管栓塞的风险

缩写：aPTT＝活化部分凝血酶原时间；DTI＝直接凝血酶抑制药；EU＝欧洲联盟；FDA＝美国食品药品监督管理局；INR＝国际标准化比率；IV＝静脉注射；SC＝皮下注射；NA＝不适用

[a] 正常受试者中测定的半衰期，在 HIT 患者体内可能更长

[b] 基线值为未使用肝素时患者的基线 aPTT 值。但如果患者的基线值显著升高，则为实验室检查结果的均值

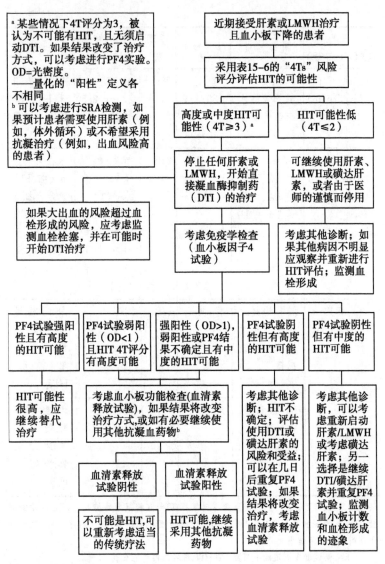

图 15-1　流程图

图中描述了可疑 HIT 时合并应用 4T 评分系统、功能性和免疫学检查作出决策以及抗凝治疗决策的常规办法(引自:改编自参考文献 6)

表 15-12　来匹卢定或阿加曲班治疗 HIT 合并血栓
形成的前瞻性队列研究(历史对照性)[12~16]

试验(n＝接受 DTI 治疗指征的患者例数)	HIT 抗体阳性率(%)	DTI 治疗疗程(d)	血栓发生率(%)(%对照组发生率)	RRR[a]	大出血发生率(%)(%对照组发生率)
来匹卢定					
HAT-1,2 (n＝113)(76)	100	13.3	10.1(27.2)	0.63	18.8(7.1)
HAT-3 (n＝98)(77)	100	14.0	6.1	0.78	20.4
上市后 (n＝496)(78)	77	12.1	5.2	0.81	5.4
阿加曲班[b]					
Arg-911 (n＝144)(87)	65	5.9	19.4(34.8)	0.44	11.1(2.2)
Arg-915 (n＝229)(88)	N.A.	7.1	13.1	0.62	6.1

缩写:Arg＝阿加曲班试验;DTI＝直接凝血酶抑制药;HAT＝肝素相关性血小板减少症;RRR＝相对危险度降低率

[a] HAT-3/上市后研究和 Arg-915 试验的 RRR 值分别基于 HAT-1,2 和 Arg-911 试验已报道相应的历史对照数据计算

[b] 来自来匹卢定试验的其他观察[15]:

● 纳入后但开始来匹卢定治疗前血栓发生率 6.1%。治疗中血栓发生率 1.3%,治疗后为 0.8%

● 如果 aPTT 的半值低于对照组 1.5 倍,血栓发生率更高

ACCP 针对有明确 HIT 病史的患者建议如下,以预防其复发[4]:

● 有 HIT 病史或肝素过敏的患者需预防静脉血栓

　— 如果存在动脉病变,考虑华法林、来匹卢定、磺达肝素或一种抗血小板药物。

　— 考虑非药物预防深静脉血栓。

　— 如有下列情况,可考虑慎用一种肝素制剂

- 不能避免选择使用 UFH 或 LMWH
- 明确 HIT 诊断后超过 100 天
- 限制肝素治疗疗程

有关直接凝血酶抑制药在 HIT 治疗中应用的认识/剂量参见第五章。下文提供了达那肝素和磺达肝素的应用信息。

表 15-13　阿加曲班和来匹卢定试验比较[17]

阿加曲班	来匹卢定
前瞻性	前瞻性,意向治疗
历史对照	历史对照(27%服用达那肝素)
HIT 诊断	HIT 诊断
— 血小板减少症:70% 的患者降低 50% 或 <100K/mm³	— 血小板减少症(50%,100K/mm³)
— 既往 HIT 病史(除急性 HIT 外)	— 在肝素治疗中有/无血栓事件
— 无须实验室检查确证(65% 抗体阳性)	— 需实验室检查确证(治疗延迟1.5~1.9d)
确诊后开始治疗	实验室检查抗体阳性后开始治疗
阿加曲班治疗疗程:5.9d	来匹卢定治疗疗程:13.3d
转用华法林:62%	转用华法林:83%

**表 15-14　达那肝素在 HIT 治疗中的应用
(目前尚不适用于美国)[18]**

化学特性	达那肝素是解聚糖胺的混合物:硫酸乙酰肝素(84%)、硫酸皮肤素(12%)和硫酸软骨素(4%);与 LMWH 相比,其硫酸化程度和电荷密度更低,限制了其与血浆蛋白和血小板的聚合
药理学	通过作用于凝血因子 Ⅹa 发挥间接抑制作用;抗凝血因子 Ⅹa:抗凝血因子Ⅱa 比值>22:1;除非使用高剂量,否则对 aPTT、INR 或 ACT 无作用
与肝素抗体的交叉反应	10%有交叉反应,但在 HIT 中无临床意义

续表

在 HIT 治疗中的观察	与使用安克洛酶加华法林或单用华法林比较，评价 62 例使用达那肝素转用华法林患者的治疗效果。使用达那肝素后新的血栓形成、死亡、下肢截肢以及出血的发生率显著降低
	对服用达那肝素治疗的 1478 例 HIT 患者进行回顾性研究，治疗中伴有新血栓形成（9.7%）的生存率为 84%，16.4% 治疗反应不足（新的血栓形成/血栓延长，血小板计数降低，或治疗中非计划终止治疗）；大出血发生率为 8.1%
	一项分析显示，如果采用出血率较低（2.5% vs.10.4%）的治疗剂量，达那肝素与来匹卢定的疗效相似（80%）

表 15-15　达那肝素的剂量和监测[3,4]

适应证	达那肝素的剂量	抗凝血因子 Xa 目标值
急性 HIT 治疗	2250U 静脉推注，继以 400U/h×4h；然后 300U/h×4h；随后根据抗凝血因子 Xa 水平调整剂量至 200U/h	0.5～0.8U/ml
VTE 预防（有 HIT 史）	750U SC q8～12h	
VTE 治疗	2250U 静脉推注，继以 400U/h×4h；然后 150～200U/h 选择：1500～2250U SC q12h	0.5～0.8U/ml
间歇性血液透析（用于预防循环通路中血栓的形成）	在头两次透析前 3750U 静脉注射，第 3 次透析 3000U，然后降至 2250U	透析前：<0.3U/ml 透析中：0.5～0.8U/ml
连续性肾脏替代治疗	2250U 静脉推注，继以 400U/h×4h；然后 300U/h×4h；再 150～400U/h	血液透析中：0.5～0.8U/ml

续表

适应证	达那肝素的剂量	抗凝血因子Ｘa目标值
心脏导管	≤75kg：术前2250U IV 75～90kg：3000U ＞90kg：3750U	
PCI/球囊反搏	心脏导管术前，然后PCI术后150～200U连用1～2d直至移除球囊泵	
体外循环	开胸后以125U/kg剂量静脉推注 主要循环：3U/ml,体外循环开始后以7U/(kg·h)剂量静脉输注。并在撤除体外循环前45min停止输注	
栓子切除术/血管外科	术前2250U IV，750U用250ml 0.9％的生理盐水稀释，其中50ml用于术中冲洗 术后： 低风险：750U SC q8h 高风险：术后6h或更长时间开始应用150～200U/h	

表 15-16　磺达肝素在 HIT 治疗中的应用(磺达肝素的详细信息以及 HIT 以外的应用参见第四章)[19]

支持磺达肝素的证据	一些病例报告、小样本系列研究或单中心经验已经提示磺达肝素可能对治疗 HIT 有效 一个小样本系列研究显示,磺达肝素对治疗急性 HIT 有效 同阿加曲班或来匹卢定类似,与对照组比较磺达肝素治疗 HIT 的临床试验数据未见报道

剂量	治疗 HIT 的剂量尚未确立;可考虑采用磺达肝素治疗其他疾病的剂量(例如,开始时或在发生急性血栓形成时,SC 5~10mg/d;一旦血小板计数恢复,以 2.5mg/d 的剂量维持抗凝)
抗凝血因子 Ⅹa 活性监测	在 HIT 中采用抗凝血因子 Ⅹa 活性监测磺达肝素作用的方法尚未建立
建议慎用依据	一些病例提示磺达肝素可导致 HIT

表 15-17　华法林在 HIT 治疗中的应用[3,4,10,20,21]

HIT 的最初识别(急性 HIT)	不推荐使用华法林,如果确诊 HIT,应予以逆转治疗(ACCP 推荐等级 1C)。不建议单一使用华法林作为 HIT 的初始治疗手段。如可能,可与一种 DTI 进行为期 5d 的联合治疗,直至血小板计数恢复及 INR 达到 2 以上。支持这一观点的证据并不充分
治疗中的地位	来匹卢定和阿加曲班临床试验中,大部分患者被转为华法林治疗以延长抗凝治疗;对孤立性 HIT 治疗应持续至血小板恢复稳定和血栓形成的风险降低;在某些情况下,医师可能采用其他抗凝药物治疗 30d;存在血栓形成或其他需要继续抗凝治疗适应证时可考虑延长疗程;基于病例报告,在血小板计数完全或显著恢复后,在合并其他抗凝药物时应开始华法林治疗;应使用较保守的初始剂量,以降低静脉肢体坏疽的风险
监测	在以下 3 种情况下需要监测:INR 目标值为 2~3;在合并 DTI 进行治疗出现 INR 假升高的情况;凝血因子 Ⅹa 水平为 11%~42%(相当于 INR 2.0~3.5)(参见第五章)

当应用一种 DTI 时,将 DTI 转为华法林	监测 INR 值非常重要,而每一个医疗机构测定的 aPTT 值可能是不同的;此外,在给定的 DTI 剂量下其他变量可能会影响 INR;这些原因使阿加曲班处方信息中提供的标准计算图难以使用 下面列出了其他方法: 1. 绘制单用 DTI 治疗时的基线 INR 和 aPTT 2. 开始华法林治疗,并确定 INR 增加 1.5~2.0 或达到预设的 INR,考虑 DTI 诱导的 INR 延长(伴有 aPTT 细微变化) 3. 一旦达到所需的联用日数,血小板按预期恢复并达到所需的 INR 目标时,停用 DTI 4~8h 并复查 INR 和 aPTT;如果 INR 在 2~3 之间且 aPTT 值接近基线(因为 aPTT 接近基线,INR 升高仅由华法林引起),则可停用 DTI;如果 aPTT 值在目标范围内时输注速度非常慢,则可能需要更长的时间以清除 DTI 的作用

何时开始/停止 HIT 治疗的推荐治疗方案参见图 15-1

特殊人群的注意事项

- 儿科患者
  - 病理生理和发病率与成年人相似。
  - 大多数儿科病例出现在严重疾病或心脏手术患者中。
  - 采用 LMWH 可降低 HIT 发生的可能性。
  - 体重可能与 DTI 的清除相关。
- 妊娠
  - 在妊娠人群中 HIT 罕见。
  - 特殊考虑:HIT 抗体通过胎盘。
  - 妊娠引起的心排出量、肾清除率、血容量和体重增加,可能需要采用不同于普通人群的剂量。
  - 其他抗凝药物:达那肝素或一种直接凝血酶抑制药。
  - 在此人群中,达那肝素的支持性数据最多。
  - 长期抗凝药:皮下注射达那肝素、来匹卢定或磺达肝素。
  - 目标:尚未确立,但考虑监测 aPTT(来匹卢定);抗凝血因子 Xa(达那肝素)。

表 15-18　HIT 儿童患者可供选择的抗凝药物的建议用量[22]

药物	剂量	
阿加曲班	肝功能正常时,可采用与成人类似的剂量;<6 个月的婴幼儿患者可能清除率更低,因此需要采用更低的剂量	ECLS 时可能需用更高剂量
达那肝素	VTE 预防: 10U/kg SC BID VTE 治疗: 静脉推注:30U/kg 静脉输注:1.2~2.0U/(kg·h)	肾脏透析: <10 岁:30U/kg IV,前两次透析前每次增加 1000U ≥10~17 岁:30U/kg IV,前两次透析前每次增加 1500U 第 3 日抗凝血因子Ⅹa 目标: 0.4~0.6U/ml(高剂量 0.5~0.8U/ml)
来匹卢定	肾功能正常时,起始剂量为 0.1mg/(kg·h)(无负荷剂量)	肾功能不全时可能要降低剂量;特定的情况或 ECLS 需用较高的剂量(注意 ECLS 可能引起肾功能损害和来匹卢定清除减少)

VTE:静脉血栓栓塞;ECLS:体外生命支持

表 15-19　HIT 中维持输注管道的考虑

药物	注　　解
0.9%生理盐水	
柠檬酸	已研究过 4%的;容积依赖于管道;已采用雅培 ACD-A 溶液冲洗
来匹卢定	双腔导管:每个端口 0.5mg/ml 的稀释液 1.3ml 中心静脉装置:每日 0.1mg/ml 的稀释液 3ml
比伐卢定	由于被凝血酶降解,故不推荐用于冲洗

急性冠脉综合征
● 鉴定血小板减少的原因
　— 如果近期使用肝素考虑急性 HIT

281

　　　　— 其他相应的可能药物：糖蛋白Ⅱb/Ⅲa抑制药，静脉注射对比染色，主动脉球囊泵
　　● 考虑其他抗凝治疗
　　　　— 抗血小板抑制药或直接凝血酶抑制药或合并用药
　　　　— 磺达肝素钠
　　　　— PCI期间HIT或急性HIT时糖蛋白Ⅱb/Ⅲa抑制药对血小板的阻断作用尚不明确
　　● HIT时进行PCI给药剂量
　　　　— 由于有PCI中应用的大量数据，常选用比伐卢定
　　　　— 可依赖患者是否有不稳定型心绞痛、NSTEMI或STEMI确定方案（比伐卢定给药指南参见第十三章）

冠状动脉搭桥术[4,23,24]

　　● HIT病史
　　　　— 抗体阴性：在术中采用UFH（ACCP等级1B）
　　　　— 抗体阳性：检查洗涤血小板活性试验；如果为阴性，在术中采用UFH（ACCP等级2C）
　　　　— 如果可能，考虑在术后采用非肝素药物
　　● 急性或亚急性HIT
　　　　— 推迟手术直至HIT恢复且抗体阴性或弱阳性（ACCP等级1C）
　　　　— 术中采用比伐卢定（ACCP等级1B）
　　　　— 来匹卢定（如果可用ECT且肾功能良好）（ACCP等级2C）
　　　　— UFH合并抗血小板药物（ACCP等级2C）（表15-20）
　　　　— 达那肝素（撤除泵后）（ACCP等级2C）

表15-20　冠状动脉搭桥术时其他药物的剂量[23,24]

药物	剂量
DTI	DTI详细信息参见第五章
替罗非班	胃肠外糖蛋白Ⅱb/Ⅲa抑制药；替罗非班短效但完全阻断糖蛋白Ⅱb/Ⅲa受体 方案：如果在套管插入术前输注应停用DTI；在心肺分流术的套管插入前以及开始肝素治疗前10min开始应用替罗非班（推注10μg/kg后，继以0.15μg/(kg·min)持续输注）；开始UFH 400U/kg使ACT达480s；当必须将ACT维持在480s时推注UFH；在关闭心肺分流前1h停止替

续表

药物	剂 量
替罗非班	罗非班输注;必要时可用鱼精蛋白逆转 UFH;与 DTI 合用开始预防血栓形成,目标为 aPTT 值 40～60s 或 1.5～2.5 倍对照[24]
依前列醇	在开始使用肝素前,初始输注剂量 5ng/(kg·min),如能耐受则增加剂量至 30ng/(kg·min);在手术期间采用标准肝素治疗;可能需用去甲肾上腺素治疗低血压;尽可能延迟肝素化(在动脉导管插入前)

参考文献

* 关键文章

1. Warkentin TE, Kelton JG. Temporal aspects of heparin-induced thrombocytopenia. *N Engl J Med.* 2001;344(17):1286–1292.

* 2. **Warkentin TE. Heparin-induced thrombocytopenia: pathogenesis and management. *Br J Haematol.* 2003;121(4):535–555.**

* 3. **Warkentin TE, Greinacher A, eds. *Heparin-Induced Thrombocytopenia.* 4th ed. New York, NY: Informa Healthcare USA Inc; 2008.**

* 4. **Warkentin TE, Greinacher A, Koster A, et al. Treatment and prevention of heparin-induced thrombocytopenia. American College of Chest Physicians Evidence-Based Clinical Practice Guidelines (8th ed.). *Chest.* 2008;133:340S–380S.**

* 5. **Greinacher A, Warkentin TE. Recognition, treatment, and prevention of heparin-induced thrombocytopenia: review and update. *Thromb Res.* 2006;118:165–176.**

6. Arepally GM, Ortel TL. Clinical practice. Heparin-induced thrombocytopenia. *N Engl J Med.* 2006;355:809–817.

7. Chong BH, Chong JH. Heparin-induced thrombocytopenia. *Expert Rev Cardiovasc Ther.* 2004;2:547–559.

8. Warkentin TE. Laboratory testing for heparin-induced thrombocytopenia. *J Thromb Thrombolysis.* 2001;10(Suppl 1):35–45.

* 9. **Warkentin TE. New approaches to the diagnosis of heparin-induced thrombocytopenia. *Chest.* 2005;127(2 Suppl):35S–45S.**

* 10. **Dager WE, Dougherty JA, Nguyen PH, et al. Heparin-induced thrombocytopenia: a review of treatment options and special considerations. *Pharmacotherapy.* 2007;27:564–587.**

11. Huhle G, Hoffmann U, Hoffmann I, et al. A new therapeutic option by subcutaneous recombinant hirudin in patients with heparin-induced thrombocytopenia type II: a

pilot study. *Thromb Res.* 2000;99:325–334.

12. Greinacher A, Volpel H, Janssens U, et al. Recombinant hirudin (lepirudin) provides safe and effective anticoagulation in patients with heparin-induced thrombocytopenia: a prospective study. *Circulation.* 1999;99:73–80.

13. Greinacher A, Janssens U, Berg G, et al. Lepirudin (recombinant hirudin) for parenteral anticoagulation in patients with heparin-induced thrombocytopenia. Heparin-Associated Thrombocytopenia Study (HAT) investigators. *Circulation.* 1999;100:587–593.

14. Lubenow N, Eicher P, Lietz T, et al. HIT Investigators group. Lepirudin in patients with heparin-induced thrombocytopenia—results of the third prospective study (HAT-3) and a combined analysis of HAT-1, HAT-2, and HAT-3. *J Thromb Haemost.* 2005;3:2428–2436.

15. Lubenow N, Eichler P, Leitz T, et al. Lepirudin for prophylaxis of thrombosis in patients with acute isolated heparin-induced thrombocytopenia: an analysis of three prospective studies. *Blood.* 2004;104:3072–3077.

16. Lewis BE, Wallis DE, Berkowitz SD, et al. Argatroban anticoagulant therapy in patients with heparin-induced thrombocytopenia. *Circulation.* 2001;103:1838–1843.

17. Warkentin TE. Management of heparin-induced thrombocytopenia: a critical comparison of lepirudin and argatroban. *Thromb Res.* 2003;110:73–82.

18. Magnani HN, Gallus A. Heparin-induced thrombocytopenia (HIT). A report of 1478 clinical outcomes of patients treated with danaparoid (Orgaran) form 1982 to mid-2004. *Thromb Haemost.* 2006;95:967–981.

19. Grouzi E, Kyriakou E, Panagou I, et al. Fondaparinux for the treatment of acute heparin-induced thrombocytopenia: a single center experience. *Clin Appl Thromb Hemost.* 2009 Oct 13. [Epub ahead of print]

20. Arpino PA, Demirjian Z, Van Cott EM. Use of the chromogenic factor X assay to predict the international normalized ratio in patients transitioning from argatroban to warfarin. *Pharmacotherapy.* 2005;25:157–164.

21. Gosselin RC, Dager WE, King JH, et al. Effect of direct thrombin-inhibitors: bivalirudin, lepirudin and argatroban, on prothrombin time and INR measurements. *Am J Clin Path.* 2004;121:593–599.

22. Risch L, Fisher JE, Herklotz R, et al. Heparin-induced thrombocytopenia in paediatrics: clinical characteristics, therapy and outcomes. *Intensive Care Med.* 2004;30:1615–1624.

23. Greinacher A. The use of direct thrombin inhibitors in cardiovascular surgery in patients with heparin-induced thrombocytopenia. *Semin Thromb Hemost.* 2004;30:315–327.

24. Koster A, Meyer O, Fisher T, et al. One-year experience with the platelet glycoprotein IIb/IIIa antagonist tirofiban and heparin during cardiopulmonary bypass in patients with heparin-induced thrombocytopenia type II. *J Thorac Cardiovasc Surg.* 2001;122:1254–1255.

第十六章 妊　娠

引言[1~10]

由于妊娠时凝血因子浓度和纤维蛋白原增加,而天然抗凝蛋白 S 和抗凝血酶减少,因此人们认为妊娠是一种获得性高凝状态。妊娠期间的高凝状态使孕妇易患深静脉血栓(deep vein thrombosis,DVT)、肺栓塞(pulmonary embolism,PE),以及胎儿的妊娠并发症:反复流产、胎儿宫内生长受限、先兆子痫和胎盘早剥。15%的妊娠过程受这些并发症的影响,是胎儿发病率和死亡率的重要原因。静脉血栓栓塞(venous thromboembolism,VTE)的风险由 DVT 和 PE 组成,与未孕的育龄妇女相比,妊娠妇女的风险高 2~5 倍。VTE 的发生率为 0.5~2 名妇女/1000 次妊娠。大多数情况是深静脉血栓形成,2/3 的病例发生在产前,此类事件的一半发生在孕晚期前。PE 是导致孕妇死亡的首要原因,但更经常发生在产后而非怀孕期间。据估计,产后发生 VTE 的风险增加 20 倍。VTE 引起 1.1 人死亡/100 000 次分娩,或死亡产妇中 10%由 VTE 所致。对带有机械心脏瓣膜的孕妇进行抗凝治疗仍存争议。

妊娠期间抗凝药物的应用

表 16-1　妊娠期间抗凝治疗的适应证

预防妊娠期间的血栓形成
预防 VTE
预防动脉血栓形成
预防带有机械心脏瓣膜的患者卒中
预防心房颤动患者卒中
治疗妊娠期间的血栓形成
治疗妊娠期间的 VTE
治疗妊娠期间的动脉事件
预防流产

妊娠期间抗凝药物的安全性

表 16-2　对胎儿的安全性[11~13]

药物	支持性证据
UFH	不能通过胎盘;FDA 妊娠药物分类为 C
LMWH(达肝素,依诺肝素,亭扎肝素)	不能通过胎盘;FDA 妊娠药物分类为 B
阿司匹林	能通过胎盘,FDA 妊娠药物分类为 D 孕早期:安全性尚未确定,尚无明确损害胎儿的证据,而且如果胎儿异常是由孕早期阿司匹林暴露所致,这些异常也很罕见;如果应用阿司匹林的适应证明确且无其他令人满意的替代药物,临床医师应给予孕早期的患者阿司匹林 孕中期和孕晚期:给予先兆子痫风险的妇女 50～150mg/d 的阿司匹林对母体和胎儿都是安全的
氯吡格雷	FDA 妊娠药物分类为 B;是否能通过胎盘尚不明确
普拉格雷	FDA 妊娠药物分类为 B;是否能通过胎盘尚不明确
华法林	FDA 妊娠药物分类为 X;能通过胎盘 任何时间:胎儿出血的风险;特别是分娩前用药 妊娠 6～12 周:已有鼻发育不全、点状骺和 CNS 异常的报道 孕中期和孕晚期:已有 CNS 和神经发育异常的报道,包括智力缺陷和失明
达那肝素[a]	FDA 妊娠药物分类为 B 未证实胎儿毒性,低质量的证据
DTIs(阿加曲班,比伐卢定、来匹卢定)	FDA 妊娠药物分类为 B 无充足数据评价其安全性 限用于那些无法接受达那肝素的严重肝素过敏患者(包括 HIT)

药物	支持性证据
磺达肝素	FDA 妊娠药物分类为 B 已发现用磺达肝素治疗的新生儿脐带血浆中有抗凝血因子 Xa 活性(约母体血药浓度的 1/10) 临床医师应尽可能避免在怀孕期间使用磺达肝素,并在不能接受达那肝素而患有 HIT 或 HIT 病史的孕妇中逆转其作用
利伐沙班[a]	利伐沙班能通过胎盘,动物实验数据表明出血性并发症的风险增加,具有生殖毒性,包括着床后流产,骨化迟缓/进行性骨化,肝功能变化,胎盘的变化和减少后代的生存能力。怀孕期间禁用
达比加群	FDA 妊娠药物分类为 C 在动物实验中,已发现着床减少及着床前流产增加,胎儿体重下降以及胎儿畸形;在使用达比加群酯治疗期间,意向妊娠妇女应避免怀孕,且不应在怀孕期间使用,除非显然必须使用
阿哌沙班[a]	数据有限,怀孕期间使用可能不安全

[a]目前尚未在美国上市

表 16-3 FDA 妊娠药物分类定义

分类	定 义
A	妇女的对照研究未能证明孕早期用药对胎儿存在风险,且在以后的孕期中也无存在风险的证据
B	动物生殖研究未能证明用药对胎儿的风险,但在妊娠妇女中无充分和良好对照的研究 **或** 动物研究中显示了不良反应,但在充分和良好对照的妊娠妇女研究中未证明孕期用药对胎儿的风险
C	动物生殖研究显示了对胎儿的不利影响,且没有足够和良好对照的临床研究,但尽管有潜在风险,潜在的益处可确保孕妇使用药物

续表

分类	定义
D	基于来自研究或上市经验的不良反应数据,有人类胎儿风险的阳性证据,但尽管有潜在风险,潜在的益处可确保孕妇使用药物
X	在动物或人类的研究中已证明胎儿发育异常和(或)基于研究或上市经验的不良反应数据,有人类胎儿风险的阳性证据,且在孕妇中使用该药物产生的风险明显大于潜在的益处

临床精粹

● 普通肝素(UFH)和低分子量肝素(LMWH)的多剂量小瓶中含有苯甲醇,已报道苯甲醇在新生儿中可引起胎儿喘息综合征。建议使用不含防腐剂的小瓶或单剂量注射器。

表 16-4　孕产妇安全性[1~2,14]

不良事件	支持性证据
出血	● 妊娠与非妊娠妇女进行抗凝治疗后严重出血的风险相当 ● 接受抗凝治疗的妇女中,5%发生原发性产后出血(primary postpartum hemorrhage, PPH)(产后 24h 内失血大于 500ml);这种并发症的发生率取决于诸多因素,如产妇年龄、胎次和分娩方式;当考虑这些因素时,产前接受 LMWH 治疗的妇女,其产后出血率并未显著高于其他妇女 ● 整个孕期常见注射部位青紫,可以通过改变注射部位和注射技术来改善
骨骼	● 怀孕期间长期使用 UFH 可能会降低骨密度,导致高达 2%的妇女发生症状性椎体骨折 　— 使用 LMWH 较少见骨质流失 　— 对某些患者可推荐补钙
HIT	● 怀孕期间 HIT 的报道罕见,低于 1% 　— 怀孕期间血清学证实 HIT 时,用 UFH 或 LMWH 替代 DTI
皮肤	● 接受 LMWH 的孕妇中,高达 2%可见皮疹,通常处理是改变药品品牌;如果注射部位周围皮肤坏死,应排除 HIT 相关的皮肤坏死

表 16-5 哺乳期抗凝药物的安全性[11,15]

抗凝药物	哺乳期用药的潜在风险
华法林	不通过乳汁分泌,并对哺乳期妇女安全性良好 Thomson 哺乳评价:婴儿的风险很小 AAP 评价:产妇用药通常不影响母乳喂养 对哺乳,其 ACCP 等级为 1A
UFH	不通过乳汁分泌,并对哺乳期妇女安全性良好 Thomson 哺乳评价:婴儿的风险很小 AAP 评价:产妇用药通常不影响母乳喂养 对哺乳,其 ACCP 等级为 1A
达那肝素[a]	是否进入乳汁尚不明确,其安全性尚未确立 由于其分子量大,可能对婴儿不会造成有临床意义的影响 Thomson 哺乳评价:婴儿的风险不能排除 对哺乳,其 ACCP 等级为 2C
达肝素	已在母乳中发现少量达肝素 Thomson 哺乳评价:婴儿的风险不能排除 对哺乳,其 ACCP 等级为 2C
依诺肝素	不大可能进入乳汁 Thomson 哺乳评价:婴儿的风险不能排除 对哺乳,其 ACCP 等级为 2C
亭扎肝素	在大鼠乳汁中检测到很低水平的亭扎肝素 Thomson 哺乳评价:婴儿的风险不能排除 对哺乳,其 ACCP 等级为 2C
磺达肝素	在哺乳期大鼠的乳汁中检测到了磺达肝素 Thomson 哺乳评价:婴儿的风险不能排除 ACCP 等级为 2C,推荐使用戊糖类以外的其他抗凝药物 ACCP 推荐:HIT 患者或不能使用达那肝素的患者限用
DTIs 阿加曲班, 比伐卢定和 来匹卢定	可参考数据有限,处方前应权衡潜在风险和利益 Thomson 哺乳评价:婴儿的风险不能排除 阿加曲班:大鼠研究显示乳汁中有阿加曲班 达那肝素和 r-水蛭素:对哺乳,其 ACCP 等级为 2C ACCP 推荐:HIT 患者或不能使用达那肝素的患者限用

续表

抗凝药物	哺乳期用药的潜在风险
阿司匹林	水杨酸和瑞氏综合征(Reye's syndrome)之间的关联增加 一些可用的数据表明,在哺乳期低剂量间歇性给药安全性良好 Thomson 哺乳评价:婴儿的风险不能排除 AAP 评价:与乳儿的明显反应有关,乳母应慎用 WHO 评价:避免哺乳期用药,可进入乳汁,长期应用可能对婴幼儿产生危险
氯吡格雷	可参考数据有限,处方前应权衡潜在风险和利益 根据其分子量,理论上是可能通过乳汁分泌 大鼠中的数据显示其可进入乳汁 Thomson 哺乳评价:婴儿的风险不能排除
普拉格雷	可参考数据有限,处方前应权衡潜在风险和利益 大鼠中的数据显示其代谢物可进入乳汁 Thomson 哺乳评价:婴儿的风险不能排除
阿哌沙班[a]	尚无哺乳期用药对婴儿影响的临床数据 治疗期间应暂停哺乳
达比加群	尚无哺乳期用药对婴儿影响的临床数据 治疗期间应暂停哺乳
利伐沙班[a]	动物研究显示其可以通过乳汁分泌,哺乳期间禁用

[a]目前尚未在美国上市

孕前规划[1,2,16]

- 理想情况下应该在受孕前,或至少在怀孕早期对怀孕期间可能需要抗凝治疗的妇女进行评估。
- 由于血栓形成导致死亡的高风险患者(机械性心脏瓣膜者、慢性栓塞性肺动脉高压者、充分抗凝下复发性血栓形成病史者、心肌梗死病史者)可能会被建议不要怀孕。
- 在怀孕前已经接受抗凝治疗的患者很可能会需要继续进行治疗;建议从香豆素转换为 LMWH 药物。
- 在受孕前尝试以 LMWH(或 UFH)替代华法林,或反复进行妊娠试验,一旦妊娠试验阳性就替换华法林。

290

表 16-6　ACCP 确定的 UFH 和 LMWH
方案和相应剂量[15]

方案	相应剂量
预防性给予 UFH	UFH 5000U SC q12h
中等剂量 UFH	UFH SC q12h 调整给药剂量直至抗凝血因子 Xa 水平达到 0.1～0.3U/ml
调整 UFH 剂量	UFH SC q12h 调整给药剂量直至 aPTT 中位区间达到治疗水平
预防性给予 LMWH	达肝素 5000U SC q24h 亭扎肝素 4500U SC q24h 依诺肝素 40mg SC q24h （在极端体重时可能需要调整剂量）
中等剂量 LMWH	达肝素 5000U SC q12h 依诺肝素 40mg SC q12hr
调整 LMWH 剂量	根据体重调整剂量，LMWH 的完全治疗剂量，每日 1 次或 2 次 达肝素每日 200U/kg 亭扎肝素每日 175U/kg 达肝素 100U/kg q12h 依诺肝素 1mg/kg q12h
产后抗凝药	以 UFH 为初始药物，采用维生素 K 拮抗药治疗 4～6 周，使目标 INR 达到 2.0～3.0 或 合用 LMWH 直至 INR≥2.0 或预防性使用 LMWH 4～6 周

引自：参考文献 6 授权重印

妊娠期间预防血栓形成

妊娠是 VTE 的风险因素[1,2,17]

● 高凝状态

　　— 直至产后 6 周凝血尚未完全纠正。

— 缺乏症(蛋白 C、S,抗凝血酶)的确诊应在产后至少 6 周和停用维生素 K 拮抗药(VKAs)至少 2 周后作出。

● 静脉淤血

— 15 周血流量减少>30%;36 周减少>60%。

— 90%左腿 DVTs 是由于右髂动脉在跨越左髂静脉处压迫了左髂静脉所致。

● 血管损伤

— 分娩过程中的盆腔静脉创伤。

— 在怀孕期间和产后,10%的深静脉血栓是盆腔静脉血栓,罕见由宫外孕或盆腔手术引起。

表 16-7　妊娠期间 VTE 的风险因素[1,2,18~20]

年龄>35 岁	吸烟
剖官产	心脏疾病
体重>80kg	高血压
血栓形成的家族史	镰状细胞贫血
既往血栓病史	贫血
血栓形成倾向	糖尿病

表 16-8　与 VTE 风险增加相关的妊娠和分娩并发症

多胎妊娠	感染
行动不便	先兆子痫
体外受精	体液和电解质紊乱
剖官产	静脉输注
产前或产后出血	

表 16-9　有血栓形成倾向的妊娠妇女 VTE 风险[21]

血栓形成倾向	OR(95%置信区间)
FVL 纯合子	34.40(9.86,120.05)
凝血酶原 G20210A 纯合子	26.36(1.24,559.29)
FVL 杂合子	8.32(5.44,12.70)
凝血酶原 G20210A 杂合子	6.80(2.46,18.77)

续表

血栓形成倾向	OR(95％置信区间)
蛋白 C 缺乏症	4.76(2.15,10.57)
抗凝血酶缺乏症	4.69(1.30,16.96)
蛋白 S 缺乏症	3.19(1.48,6.88)
MTHFR 基因纯合子	0.74(0.22,2.48)

妊娠期间 VTE 的预防

表 16-10　预防性治疗血栓形成倾向的时机[15]a

无 VTE 病史	推荐方案
既往无 VTE 的血栓形成倾向	进行个体化的风险评估,而非使用常规药物进行产前预防(ACCP 等级为 1C)
无 VTE 病史但有抗凝血酶缺乏症	产前和产后的预防措施(ACCP 等级为 2C)
所有具有血栓形成倾向且既往无 VTE 的其他孕妇	产前临床监测或预防性给予 LMWH 或 UFH,同时产后给予抗凝药物(AC-CP 等级为 2C)
单发 VTE	
既往有单发 VTE 的血栓形成倾向,且未接受长期抗凝药物治疗	产前给予预防性或中等剂量的 LM-WH,或者给予预防性或中等剂量的 UFH,或者对整个孕期进行临床监测,同时产后应用抗凝药物,而非给予常规护理或调整剂量的抗凝药物(ACCP 等级为 1C)
"更高的血栓形成风险"(例如,AT 缺乏,APLAs,复合凝血酶原 G20210A 变异及 V 因子 Leiden 杂合子或上述的纯合子)以及之前单发 VTE 且未接受长期抗凝药物治疗	产前给予预防性或中等剂量的 LM-WH,或者给予预防性或中等剂量 UFH,加上产后预防,而非临床监测(ACCP 等级为 2C)

引自:参考文献 15 授权重印

a 相应的给药方案参见表 16-6

表 16-11　既往 VTE 病史[15]a

ACCP 推荐的方案	
单发 VTE	
与短暂且已不再存在的风险因素相关,没有血栓形成倾向	产前临床监测,产后预防性抗凝治疗(ACCP 等级为 1C)
如果与以前的 VTE 事件相关的短暂的风险因素与怀孕或雌激素呈相关性	产前临床监测或预防(预防性给予 LMWH/UFH 或中等剂量 LMWH/UFH),同时产后预防,而非给予常规护理(ACCP 等级为 2C)
单次特发性 VTE 但无血栓形成,且患者未接受长期抗凝药物治疗	预防性应用 LMWH/UFH 或中等剂量 LMWH/UFH 或整个孕期进行临床监测,同时产后给予抗凝药物治疗,而非给予常规护理或调整剂量的抗凝血药物(ACCP 等级为 1C)
多发 VTE	
未接受长期抗凝药物治疗	产前给予预防性或中等剂量或调整剂量的 LMWH/UFH,然后进行产后预防性抗凝,而非临床监测(ACCP 等级为 2C)
由于以前的 VTE 病史而接受长期抗凝药物治疗	整个孕期采用调整剂量 LMWH 或 UFH,75% 患者调整剂量 LMWH,或中等剂量 LMWH,然后产后恢复长期抗凝药物治疗(ACCP 等级为 1C)
既往有 DVT 病史的所有妊娠妇女	产前和产后穿着逐级弹性压力袜(ACCP 等级为 2C)

引自:参考文献 15 授权重印

a 相应的给药方案参见表 16-6

临床精粹

● 在怀孕期间和产后使用,可以使用多种抗凝药物。药物的选择取决于疗效、对母体和胎儿的安全性包括出血的风险以及哺乳期的风险,还包括患者的偏好。美国和欧洲的策略可能会有所差异。

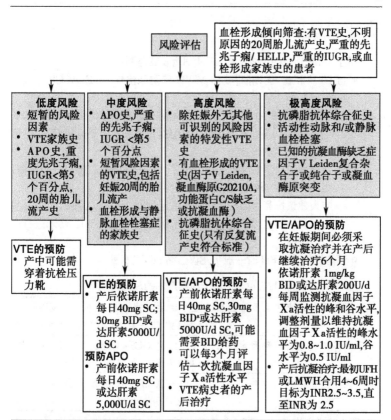

风险评估

血栓形成倾向筛查:有VTE史,不明原因的20周胎儿流产史,严重的先兆子痫/ HELLP,严重的IUGR,或血栓形成家族史的患者

低度风险
- 短暂的风险因素
- VTE家族史
- APO史,重度先兆子痫,IUGR<第5个百分点,20周的胎儿流产史

VTE的预防
- 产中可能需穿着抗栓压力靴

中度风险
- APO史,严重的先兆子痫,IUGR <第5个百分点
- 短暂风险因素的VTE史,包括妊娠20周的胎儿流产
- 血栓形成与静脉血栓栓塞症的家族史

VTE的预防
- 产后依诺肝素每日40mg SC; 30mg BID[a]或达肝素5000U/d SC

预防APO
- 产前依诺肝素每日40mg SC或达肝素5,000U/d SC

高度风险
- 除妊娠外无其他可识别的风险因素的特发性VTE史
- 有血栓形成的VTE史(因子V Leiden,凝血酶原G20210A,功能蛋白C/S缺乏或抗凝血酶)
- 抗磷脂抗体综合征史(只有反复流产史符合标准)

VTE/APO的预防[c]
- 产前依诺肝素每日40mg SC,30mg BID[a]或达肝素5000U/d SC,可能需要BID给药
- 可以每3个月评估一次抗凝血因子Ⅹa活性水平
- VTE病史者的产后治疗

极高度风险
- 抗磷脂抗体综合征史
- 活动性动脉和/或静脉血栓栓塞
- 已知的抗凝血酶缺乏症
- 因子V Leiden复合杂合子或纯合子或凝血酶原突变

VTE/APO的预防
- 在妊娠期间必须采取抗凝治疗并在产后继续治疗6个月
- 依诺肝素 1mg/kg BID或达肝素200U/d
- 每周监测抗凝血因子Ⅹa活性的峰和谷水平,调整剂量以维持抗凝血因子Ⅹa活性的峰水平为0.8~1.0 IU/ml,谷水平为0.5 IU/ml
- 产后抗凝治疗:最初UFH或LMWH合用4~6周时目标为INR2.5~3.5,直至INR为2.5

LMWH或UFH治疗患者的监测指南
1. 抗凝血因子Ⅹa活性测定:预防性用药的目标峰值范围(给药后3~4小时)0.2~0.4 IU/ml,治疗性的为0.5~1.0(治疗上限范围为0.8~1.0 IU/ml)。预防性的目标谷值范围(给药后12小时)0.1~0.3 IU/ml,治疗性用药的为0.2~0.4 IU/ml(如果风险最高应> 0.5U/ml)。
2. 肝素诱发的血小板减少症:检查开始时以及肝素治疗后血小板计数,然后每周复查连续3周。
3. 住院治疗VTE期间,建议监测胎儿。
治疗建议基于专家组的经验证据。

图 16-1　妊娠患者中 VTE 和不良妊娠结局(APO)的风险评估和预防[16]
[a] 依诺肝素剂量的选择应根据患者量身定制,因为目前尚未对这些剂量予以比较
[b] 可能增加依诺肝素剂量以保持峰水平在所需范围的上限
[c] 抗磷脂抗体阳性的患者建议给予阿司匹林和肝素

临床精粹

用于 VTE 预防的 LMWH/UFH 剂量及其监测:

- 与 UFH 相比,优先推荐用 LMWH 预防和治疗 VTE(ACCP 等级为 2C)
- 可能需要高剂量的 LMWH,以达到预防性用药抗凝血因子Ⅹa水平的目标值,特别是在肥胖患者中(例如,依诺肝素 40mg,每日 2 次;达肝素 5000U,每日 2 次)。
  - 在这种情况下监测抗凝血因子Ⅹa水平存在争议;如果进行监测,每 1～3 个月检查一次是合理的。
  - 有人建议抗凝血因子Ⅹa目标值定为 0.1～0.3IU/ml,而另一些人建议抗凝血因子Ⅹa目标值定为 0.2～0.6IU/ml。尚未进行比较性研究。
- 预防性给予 UFH 时一般不建议监测 aPTT 水平。

表 16-12　ACCP 关于剖宫产术的注意事项[15]

除妊娠外至少还有 1 个风险因素	在分娩后考虑预防性应用 LMWH 或 UFH 或 GCS 或 IPC(ACCP 等级为 2C)
如果有多个其他的风险因素	合并应用 GCS 和(或)IPC 药物预防(ACCP 等级为 2C)
如果风险因子在分娩后持续存在	分娩出院后考虑继续治疗 4～6 周(ACCP 等级为 2C)

引自:参考文献 15 授权重印

预防妊娠期间的动脉事件

表 16-13　妊娠期间机械性心脏瓣膜[15]

机械性心脏瓣膜时抗凝治疗的选择	推荐方案
整个孕期给予调整剂量 LMWH BID(1C 级)	皮下注射后 4h,调整 LMWH 剂量,以达到制造商拟定的抗凝血因子Ⅹa峰值
整个孕期给予调整剂量 UFH(1C 级)	皮下注射 q12h,调整剂量,以保持 aPTT 中位值至少为对照的两倍或达到抗凝血因子Ⅹa肝素水平 0.35～0.70U/ml

机械性心脏瓣膜时抗凝治疗的选择	推荐方案
给予 UFH 或 LMWH(如上)直至孕期第 13 周(1C 级)	第 13 周后改用华法林,直至接近分娩时恢复使用 UFH 或 LMWH
在 TE 风险非常高的患者中,且对上述剂量 UFH 或 LMWH 的疗效和安全性担忧时(例如,左房室瓣处的老一代假体,TE 史或心房颤动史)	深入讨论这种方法的潜在利弊,整个孕期采用 VKAs(INR 目标值 3,范围 2.5~3.5)取代 UFH 或 LMWH(如上)直至临近分娩,而非上述任一方案(ACCP 等级为 2C)较低的 INR 目标值 2.5(范围 2~3),对无 AF 的双叶主动脉瓣患者或左心功能不全患者可采用更低的 INR 目标值(目标值为 2.5,范围 2~3)
带有人工心脏瓣膜的孕妇存在高血栓栓塞风险	推荐额外给予低剂量阿司匹林 75~100mg/d(ACCP 2C 级)

引自:参考文献 15 授权重印

临床精粹

用于机械性心脏瓣膜的 LMWH/UFH 剂量及其监测:

- 妊娠期,特别是孕晚期,肝素结合蛋白增加合并凝血因子 Ⅷ 水平升高可削弱 aPTT 反应导致肝素耐药;尽管每 24 小时输注 30 000~35 000U,但难以达到治疗性 aPTT 反应,应考虑血浆肝素水平。
- 皮下注射 UFH 以达到治疗性 aPTT 反应的剂量:以 18U×(体重 kg)×24h×1.2 为起始剂量,分为每 12 小时 1 次(由于皮下吸收会造成 10%~20%生物利用度损失,所以其校正因子为 1.2——更多关于剂量调整的信息参见第三章)。
  - 例如,一个体重 80kg 的患者以 20 000U 每 12 小时皮下注射 1 次,开始治疗。
  - 给予药物后 6 小时检查 aPTT 水平。
  - 使用小瓶装 20 000U/ml 无防腐剂的单剂量肝素。
  - 每 3 日检查 1 次 aPTT 水平,根据 aPTT 水平调整剂量。
- 带有机械心脏瓣膜的妇女使用 LMWH 时,抗凝血因子 Ⅹa 峰值范围存在争议。当前 ACCP 的建议中不包括目标抗凝血因子 Ⅹa 水平。

一些医师喜欢采用高于 1.0U/ml 的目标抗凝血因子 Ⅹa 峰值或 12 小时谷值超过 0.5U/ml。临床判断应包括瓣膜的类型和位置、既往 TE 史、其他 TE 风险因素以及出血。

妊娠期心房颤动[22]

- 目前 ACC/AHA/ESC 2006 年指南对心房颤动的建议：
  - 除孤立 AF/血栓低风险的患者外,建议整个孕期应预防血栓栓塞。应根据妊娠的阶段选择治疗方案(抗凝药物或阿司匹林)(证据水平 C)。
  - 针对需要充分抗凝的患者,首选调整 UFH(B 级)或 LMWH(C 级)用药剂量,孕中期可考虑与华法林合用(C 级)。
- ACCP 对心房颤动的建议已在前文介绍。

妊娠期间血栓的治疗

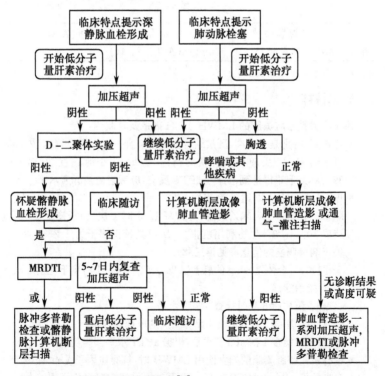

图 16-2　妊娠期间 VTE 的诊断[23]

临床精粹

关于 VTE 的诊断：

- 怀疑为 DVT 的妇女可选择进行加压超声检查，但该检查对孤立的小腿和髂静脉血栓的准确度较低。
- 磁共振直接血栓显像有助于诊断髂静脉血栓，而且无辐射暴露。
- 计算机断层成像（CT 扫描）对胎儿的辐射很低，但可使产妇的乳腺组织暴露于辐射。
- V/Q 扫描有低量辐射暴露。
- D-二聚体检查阴性结合加压超声阴性有助于排除 DVT，但在怀孕期间有可能出现假阴性升高。

妊娠期间 VTE 的治疗[15]

- 如果无抗凝治疗的禁忌证，可在明确诊断之前开始治疗。
- 通过调整皮下注射 LMWH 或 UFH 的剂量开始治疗（静脉推注，然后连续输液以维持 aPTT 在治疗范围内或调整皮下注射治疗剂量以确保 aPTT 在注射后 6 小时进入治疗范围并至少维持 5 日［ACCP 等级 1A］）。

UFH 的剂量和监测[15,24~27]

如果孕妇存在潜在不稳定的因素（大的 PE 伴有缺氧），或存在广泛的髂股疾病和末端静脉淤血，或有明显的肾功能不全（例如，肌酐清除率小于 30ml/min），应考虑住院治疗并通过静脉给药，调整 UFH 的剂量。

LMWH 的剂量和监测[15,24~27]

- 根据母体和胎儿的安全性数据，妊娠期间治疗 VTE 首选 LMWH。
  - 与 UFH 相比，LMWH 有更好的生物利用度，较长的血浆半衰期，可更好预测量效反应，更少地监测，并且提高了骨质疏松症和血小板减少症的安全性。
- 分布容积的改变
  - 妊娠期升高而产后降低。
- 肾脏清除率的改变
  - 孕早期较快，随着妊娠进展而减慢。
- 由于肾脏清除率的改变，一些医师喜欢在妊娠期间使用 LMWH，每日 2 次。尚未进行比较性研究。

监测措施

- 妊娠期间是否需要通过测定抗凝血因子 Ⅹa 水平来监测 LMWH 尚

存争议。目前可接受的措施如下：

— 根据体重确定起始剂量而无须进一步调整剂量

— 在整个孕期根据体重的变化指导剂量调整

— 根据厂家建议的抗凝血因子Ⅹa峰值调整剂量

- 整个孕期每月进行监测是合理的。
- 对VTE的抗凝治疗，如果采用每日2次的方案，给药后4小时测量抗凝血因子Ⅹa峰值，使其达到0.6～1.0U/ml；如果采用每日1次的治疗方案，抗凝血因子Ⅹa峰值应略高。
- 对于带有机械性心脏瓣膜的患者，治疗目标可为抗凝血因子Ⅹa峰值超过1.0U/ml或12小时谷值大于0.5U/ml。

疗程[15]

- VTE的治疗应持续整个孕期（ACCP等级1B）并至少持续至产后6周（ACCP等级2C）。
- 大多数患者通常需要治疗至少6个月。

预防流产

表 16-14　风险类别和给药策略[15]a

习惯性早期流产（3次及以上的流产）或不明原因的晚期流产	推荐进行APLAs筛查（ACCP等级1A）
孕妇有严重或复发性先兆子痫或IUGR	建议进行APLAs筛查（ACCP等级2C）
APLA,3次及以上的流产或晚期流产但无静脉或动脉血栓形成史	产前给予预防性或中等剂量UFH或合用预防性LMWH和阿司匹林（ACCP等级1B）
先兆子痫的高风险	整个孕期使用低剂量阿司匹林（ACCP等级1B）
先兆子痫史	在随后的妊娠中不应使用UFH和LMWH预防（ACCP等级2C）

引自：参考文献15授权重印

a相应的给药方案参见表16-6

分娩期间抗凝药物的应用[1,2,16,28]

表 16-15　分娩期间的抗凝药物

SC UFH 的治疗剂量	在最后 1 次 q12h 剂量后,可观察到 aPTT 延长超过 24h;考虑在分娩之前按计划停用肝素;在临近分娩时可能必须监测 aPTT 和(或)给予硫酸鱼精蛋白 ● 已有报道鱼精蛋白可引起新生儿呼吸抑制 ● 接受抗凝治疗的妇女不应采用椎管内麻醉
LMWH 的治疗剂量	考虑引产,选择引产或剖宫产前 24～36h 停用 LMWH ● 如果无计划引产,警告患者在宫缩发作时不再给予 LMWH ● 接受抗凝治疗的妇女(例如,24h 内接受了最后一剂治疗剂量的 LMWH)不应采用椎管内麻醉
UFH 或 LMWH 的预防剂量	在引产或剖宫产前 24h 停止用药 ● 最后一剂预防性剂量的 LMWH 后至少 10～12h 才可放置硬膜外导管或进行脊髓麻醉 ● 预防剂量 UFH 5000U SC q12h 不是椎管内麻醉的禁忌证;更大剂量的 UFH 的安全性和建议尚不明确;在这种情况下,推迟 12h 可能更有保证
在分娩前将 LMWH 转为 IV UFH	在最后一剂 LMWH 后 10～11h 开始 IV UFH
新 VTE	4 周内分娩的新 VTE 患者,考虑入院接受静脉注射 UFH,和(或)安置临时下腔静脉滤器
产后抗凝	只要无出血均可在分娩后 12～24h 开始治疗;出血高风险的妇女考虑静脉注射 UFH,对大多数妇女应用 LMWH 是合理的 ● 当已经止血时重新开始华法林治疗,采用 UFH 或 LMWH 桥接治疗直至 INR 达到治疗目标

续表

接受硬膜外导管患者的产后抗凝	对接受每日 2 次 LMWH 的患者：首次剂量不早于术后 24h，并充分止血；开始 LMWH 治疗前撤除留置导管；对继续使用留置导管的患者，硬膜外导管可保留过夜，但必须在首剂 LMWH 前撤除；首剂 LMWH 的给予推迟至导管撤除后至少 2h 对接受每日 1 次 LMWH 的患者：术后 6～8h 给予首次剂量；第二剂应在第一剂后 24h 给予；内置导管可以保留；撤除导管不早于给予最后一剂 LMWH 后 10～12h；下一个剂量至少应在撤除导管后 2h 给予；由于协同效应不必给予其他改变止血的药物

临床精粹

● 对于流产的患者，有必要停用抗凝药物直到宫颈扩张或在刮宫术后 12～24 小时。这将有助于减少产后出血的危险。

参考文献

* 关键文章

* 1. Chunilal SD, Bates SM. Venous thromboembolism in pregnancy: diagnosis, management and prevention. *Thromb Haemost*. 2009;101:428–438.

* 2. James AH. Venous thromboembolism in pregnancy. *Arterioscler Thromb Vasc Biol*. 2009;29:326–331.

3. Heit JA, Kobbervig CE, James AH, et al. Trends in the incidence of venous thromboembolism during pregnancy or postpartum: a 30-year population-based study. *Ann Intern Med*. 2005;143:697–706.

4. James AH, Jamison MG, Brancazio LR, et al. Venous thromboembolism during pregnancy and the postpartum period: incidence, risk factors, and mortality. *Am J Obstet Gynecol*. 2006;194:1311–1315.

5. James AH, Tapson VF, Goldhaber SZ. Thrombosis during pregnancy and the postpartum period. *Am J Obstet Gynecol*. 2005;193:216–219.

6. Gherman RB, Goodwin TM, Leung B, et al. Incidence, clinical characteristics, and timing of objectively diagnosed venous thromboembolism during pregnancy. *Obstet Gynecol*. 1999;94(5 Pt 1):730–734.

7. Simpson EL, Lawrenson RA, Nightingale AL, et al. Venous thromboembolism in pregnancy and the puerperium: incidence and additional risk factors from a London perinatal database. *BJOG*. 2001;108:56–60.

8. De Stefano V, Martinelli I, Rossi E, et al. The risk of recurrent venous thromboembolism in pregnancy and puerperium without antithrombotic prophylaxis. *Br J Haematol.* 2006;135:386–391.

9. Dilley A, Austin H, El-Jamil M, et al. Genetic factors associated with thrombosis in pregnancy in a United States population. *Am J Obstet Gynecol.* 2000;183: 1271–1277.

10. Gerhardt A, Scharf RE, Beckmann MW, et al. Prothrombin and factor V mutations in women with a history of thrombosis during pregnancy and the puerperium. *N Engl J Med.* 2000;342:374–380.

11. Micromedex® Healthcare Series [Internet database]. Greenwood Village, CO: Thomson Healthcare; updated periodically.

12. Pradaxa [summary of product characteristics—EU]. Rhein, Germany: Boerhinger Ingelheim GmbH; 2009.

13. Xarelto [summary of product characteristics—EU]. Berlin, Germany: Bayer Schering Pharma AG; 2009.

14. Kominiarek MA, Angelopoulos SM, Shapiro NL, et al. Low-molecular-weight heparin in pregnancy: peripartum bleeding complications. *J Perinatol.* 2007;27:329–334.

* **15. Bates SM, Greer IA, Pabinger I, et al. Venous thromboembolism, thrombophilia, antithrombotic therapy, and pregnancy: Evidence-Based Clinical Practice Guidelines American College of Chest Physicians. *Chest.* 2008;133:844–886.**

* **16. Duhl AJ, Paidas MJ, Ural SH, et al. Antithrombotic therapy and pregnancy: consensus report and recommendations for prevention and treatment of venous thromboembolism and adverse pregnancy outcome. *Am J Obstet Gynecol.* 2007;197:457.e1–457.e21.**

17. Bremme KA. Haemostatic changes in pregnancy. *Best Pract Res Clin Haematol.* 2003;16:153–168.

18. Lindqvist P, Dahlback B, Marsal K. Thrombotic risk during pregnancy: a population study. *Obstet Gynecol.* 1999;94:595–599.

19. Danilenko-Dixon DR, Heit JA, Silverstein MD, et al. Risk factors for deep vein thrombosis and pulmonary embolism during pregnancy or post partum: a population-based, case-control study. *Am J Obstet Gynecol.* 2001;184:104–110.

20. Anderson FA Jr, Spencer FA. Risk factors for venous thromboembolism. *Circulation.* 2003;107(23 Suppl 1):L9–16.

* **21. Robertson L, Wu O, Langhorne P, et al. Thrombophilia in pregnancy: a systematic review. *Br J Haematol.* 2005;132:171–196.**

22. Fuster V, Rydén LE, Cannom DS, et al. ACC/AHA/ESC 2006 guidelines for the management of patients with atrial fibrillation: a report of the American College of Cardiology/American Heart Association Task Force on Practice Guidelines and the European Society of Cardiology Committee for Practice Guidelines (Writing Committee to Revise the 2001 Guidelines for the Management of Patients With Atrial Fibrillation). *Circulation.* 2006;114:e257–e354.

* **23. Marik PE and Plante LA. Venous thromboembolic disease and pregnancy. *N Engl***

J Med. 2008;359:2025–2033.

24. Salas SP, Marshall G, Gutiérrez BL, et al. Time course of maternal plasma volume and hormonal changes in women with pre-eclampsia or fetal growth restriction. *Hypertension.* 2006;47:203–208.

25. Barbour L, Oja JL, Schultz LK. A prospective trial that demonstrates that dalteparin requirements increase in pregnancy to maintain therapeutic level of anticoagulation. *Am J Obstet Gynecol.* 2004;191:1024–1029.

26. Casele HL, Laifer SA, Woelker DA, et al. Changes in the pharmacokinetics of the low molecular weight heparin enoxaparin sodium during pregnancy. *Am J Obstet Gynecol.* 1999;181:1113–1117.

27. Chunilal SD, Young E, Johnston MA, et al. The aPTT response of pregnant plasma to unfractionated heparin. *Thromb Haemost.* 2002;87:92–97.

* 28. **Horlocker TT, Wedel DJ, Rowlingson JC, et al. Regional anesthesia in the patient receiving antithrombotic or thrombolytic therapy: American Society of Regional Anesthesia and Pain Medicine Evidence-Based Guidelines (3rd ed.). *Reg Anesth Pain Med.* 2010;35(1):64–101.**

第十七章 儿科患者

引言

由于儿科危重病学的进展以及诊断方法的改进,静脉血栓栓塞(venous thromboembolism,VTE)正成为儿科中发病率逐渐增加的一种疾病。尽管许多指南中涉及儿童的数据基于成人数据适当调整,但是有血栓栓塞的患儿和相应的成人患者仍存重大差异,应考虑此差异以确保儿科临床试验的准确性。

儿童患者血栓的发生率[1~5]

- 血栓栓塞事件的发生率一般比成年人低。
  - 总发病率为每万名儿童 0.07~0.14。
  - >90%的儿童 VTE 患者存在至少一个危险因素。
  - >60%的儿童 VTE 患者存在两个或两个以上的危险因素。
- 发病相关危险因素
  - 年龄:<1 岁的婴儿和大于 14 岁的青少年发病率最高。
  - 性别:青少年女性的发病率是同龄男性的 2 倍。
  - 疾病状态
    - 中心静脉导管——儿科患者最常见的危险因素
      - 约 60%的儿童和 90%的新生儿 VTE 患者的危险因素是中心静脉导管。
      - 外引流导管的风险比留置导管高。
    - 肿瘤
      - 急性淋巴细胞白血病(acute lymphoblastic leukemia,ALL)是最常见的与儿童血栓栓塞相关的肿瘤类型。
      - 在高达 93%的儿童恶性肿瘤患者中心静脉导管处会产生静脉血栓栓塞。
    - 创伤
      - 0.3%有严重创伤的儿童会引发 VTE。
      - 脊柱、胸、腹部严重受伤与有临床意义的 VTE 相关。

- 先天性心脏病
  - VTE 的风险取决于心脏缺陷的类型和外科手术的类型。
- 不同部位血栓形成的概率
  - 上肢血栓比下肢血栓更常见。
  - 中枢神经系统——较上下肢静脉系统少见。
    - 约 80% 的儿童卒中是动脉缺血造成的。
    - 脑窦静脉血栓是第二常见的血栓形成部位,在新生儿以及使用天冬酰胺酶的 ALL 儿童患者中最易出现。
  - 肾静脉血栓(renal vein thrombosis,RVT)——在新生儿中最常见。

儿科人群之间发育和药动学的差异

表 17-1　各年龄组的定义

儿科人群	从出生至 18 岁
新生儿	从出生至 28 日
婴儿	1～12 个月
儿童	1～12 岁
青少年	12～18 岁

表 17-2　凝血系统的发育[6]

	儿科患者相对于成人的值	达到和成人相当水平的年龄
肝功能及发育		
CYP2C9	在出生后 1 周内出现	3 个月
维生素 K	在新生儿中相对缺乏	
凝血因子		
● 母体的凝血因子不通过胎盘屏障		
依赖维生素 K 的凝血因子(Ⅱ,Ⅶ,Ⅸ,Ⅹ)	新生儿下降了 50%	出生之后前 6 个月不断增加,但在整个童年期,其值仍然比成人低 20%
凝血酶生成量	较晚且较少	出生之后前 6 个月不断增加,但在整个童年期,其值仍然比成人低 20%

	儿科患者相对于成人的值	达到和成人相当水平的年龄
抗凝血酶	新生儿下降了 50%	6 个月
蛋白质 C	新生儿下降了 65%～70%	青少年
蛋白质 S	新生儿下降了 65%～70%	3 个月

表 17-3　关于儿童静脉血栓栓塞的预防和治疗的建议[5],a

静脉血栓栓塞的预防

指征	选用药物	使用疗程
长期家庭全肠外营养所用的中心静脉导管	华法林(目标 INR 2～3)	直至移除导管
继发于血管夹层或心源性栓塞性动脉缺血性脑卒中	低分子量肝素或华法林	6 周
排除了镰状细胞病、血管夹层、心源性栓塞的动脉缺血性脑卒中	阿司匹林	至少 2 年
改良 Blalock-Taussig 分流术	阿司匹林(1～5mg/(kg·d))或术后不抗凝	最佳疗程未知
Norwood 术 1 期	阿司匹林(1～5mg/(kg·d))或术后不抗凝	最佳疗程未知
格伦分流	阿司匹林(1～5mg/(kg·d))或华法林(目标 INR 2～3)或术后不抗凝	最佳疗程未知
Fontan 术	阿司匹林(1～5mg/(kg·d))或华法林(目标 INR 2～3)	最佳疗程未知
心肌病	华法林(目标 INR 2～3)	直至缓解
需要治疗的原发性肺动脉高压	华法林(目标 INR 根据地区各异,1.7～2.5 或 2～3)	直至缓解
生物和机械的人工瓣膜	参见成人指南	参见成人指南

a在下列情况下不推荐预防静脉血栓栓塞:①肿瘤以及中心静脉通路装置;②中心静脉导管;③血液透析导管;④首发动脉缺血性脑卒中的新生儿

表 17-4　VTE 的治疗[a]

指征	选用药物	使用疗程
自发性 VTE	华法林或低分子量肝素	至少 6 个月[b]
危险因素已去除的继发性 VTE	华法林或低分子量肝素	至少 3 个月
危险因素仍存在的继发性 VTE	治疗性或预防性抗凝治疗	直至危险因素去除
复发的原发性的 VTE	华法林	不确定
中心静脉导管相关的 VTE，且因有需要而不能去除	行抗凝治疗之后再预防用华法林或低分子量肝素	治疗 3 个月，预防直到中心静脉导管去除
有 VTE 的肿瘤患者	低分子量肝素	至少治疗 3 个月，直到危险因素[c]去除
无肾损害或未延伸至下腔静脉的单侧肾静脉血栓	观察血栓延伸范围或者使用低分子量肝素	3 个月
单侧肾静脉血栓延伸至下腔静脉，但无肾损害	低分子量肝素	3 个月
伴发不同程度的肾损害的双侧肾静脉血栓	普通肝素及组织型纤溶酶原激活药溶栓[d]之后再使用普通肝素或低分子量肝素	直至缓解

[a]参考美国胸科医师学会（American College of Chest Physicians，ACCP）指南中推荐的不常见的临床情形[5]

[b]不推荐无任何明确危险因素的儿童进行终身抗凝治疗，因为已知的长期抗凝治疗所带来的出血风险超过了不确定的血栓复发的概率

[c]危险因素包括门冬酰胺酶、纵隔肿瘤以及中心静脉导管

[d]在这种适应证下，组织纤溶酶原激活药的应用数据很有限，有用 0.04～0.5mg/（kg·h）的剂量，但疗效不确定。密切监护不良反应，如颅内出血[7~9]

起始抗凝治疗和监护

普通肝素[5]

新生儿使用肝素的注意事项

- 与年龄较大的儿童及成年人相比,清除较快且分布容积较大,因此,需要的剂量较大。
- 血浆抗凝血酶浓度低可能会导致对肝素治疗相对不敏感。

推荐用量

- 负荷剂量:75U/kg
- 初始维持剂量:

  婴儿<1岁:28U/(kg·h)

  儿童>1岁:20U/(kg·h)

表 17-5 儿科患者肝素用量调整的列线图示例[a]

aPTT(s)	推注剂量 (U/kg)	停止输液时间 (min)	速率变化 (现有速率的百分比)	复查 aPTT
<50	50	0	增加 10%	4h
50~59	0	0	增加 10%	4h
60~85	0	0	0	第 2 日
86~95	0	0	减少 10%	4h
96~120	0	30	减少 10%	4h
>120	0	60	减少 10%	4h

引自:改编自参考文献 10

[a]不同医疗机构的目标 aPTT 范围各异(详细信息请参阅第十八章)

临床精粹

- 由于新生儿和小儿患者往往采用低速输液,临床医师应确保肝素输注浓度足够稀释至上表所建议的水平。许多注射泵的量程可精确到百分之一(如 0.25ml/h)。然而,应考虑按照 U/(kg·h)计算出的实际用量的变化,因为按照上表的建议,输液速度变化 1% 可能会也可能不会引起肝素用量的显著变化,这取决于输液的浓度和目前的给药剂量。

肝素治疗监测的注意事项

● 与年龄较大的儿童相比,婴幼儿的正常 aPTT 显著延长,直到青春期后期才能达到成人水平。

● 可以采用 pedi 管作为实验室检查的工具以减少血液损失,不应将血液从枸橼酸管转移到 pedi 管。

● 不同年龄患者活化部分凝血激酶时间有差异,因此建议肝素治疗监测可结合 aPTT 与治疗用抗凝血因子Ⅹa 水平(0.35～0.70U/ml,以普通肝素的活性为标准)。一些机构直接用抗凝血因子Ⅹa 水平来进行肝素治疗监测。

表 17-6 根据抗凝血因子Ⅹa 水平调整肝素用量的列线图示例

抗凝血因子 Ⅹa 水平 (U/ml)	推注 剂量 (U/kg)	停止肝素 输注时间 (min)	速率变化 (现有速率 的百分比)	复查抗凝血因子Ⅹa
≤0.1[a]	50	0	增加 20%	4h
0.1～0.34	0	0	增加 10%	4h
0.35～0.7	0	0	不变	首次抗凝血因子Ⅹa 水平达到 0.35～0.7 之后 4h,而后是每日上午
0.71～0.89	0	0	减少 10%	4h
0.9～1.2	0	30min	减少 10%	4h
≥1.2[a]	0	60min	减少 15%	4h

引自:used with permission from Sanford Children's Hospital,Sioux Fall,SD.

[a]目标抗凝血因子Ⅹa 水平=0.35～0.70U/ml

低分子量肝素(low molecular weight heparins,LMWH)

● 低分子量肝素在儿科有潜在优势:减少监控要求(常规治疗不需要监测),最大限度地减少了扎针和建立静脉通路,无药物-药物、药物-食物相互作用,发生肝素诱导的血小板减少症(HIT)的风险降低。

依诺肝素[5,11~13]

● 与年龄较大的儿童相比,为达到治疗用抗凝血因子Ⅹa 水平,新生儿需要较大的每公斤剂量。这可能是由于新生儿抗凝血酶的浓度较小和分布容积较大。

● 与足月新生儿相比,早产儿需要更高剂量的依诺肝素。

- 达到治疗用抗凝血因子Ⅹa水平的有效剂量与年龄成反比。
- 依诺肝素用量(表17-7)。

表 17-7 依诺肝素的用量

	年龄	用量
标准治疗用量		
	新生儿	1.5mg/kg,SC,q12h
	儿童	1mg/kg,SC,q12h
建议调整的用量		
	早产儿	2mg/kg,SC,q12h
	足月新生儿	1.7mg/kg,SC,q12h
	3~12个月	1.5mg/kg,SC,q12h
	1~5岁	1.2mg/kg,SC,q12h
	6~18岁	1.1mg/kg,SC,q12h
预防用量		
	<2个月	0.75mg/kg,SC,q12h
	≥2个月	0.5mg/kg,SC,q12h

临床精粹

依诺肝素皮下注射的初始剂量大于常用剂量时能减少治疗监测所需要的扎针次数,缩短达到治疗用抗凝血因子Ⅹa水平的时间。

- 显性水肿、血管加压素引起的外周血管收缩的危重患儿或皮下脂肪很少的早产儿,可能不适宜皮下注射。
- 静脉注射可能会使抗凝血因子Ⅹa水平较早达峰(给药后1~2小时),而且在治疗水平维持6~8小时,提示如果采用该给药方式则需要调整剂量。

达肝素[14]

- 达肝素给药建议是基于一项纳入48名儿童小样本量的研究(年龄区间是31周的早产儿至18岁)。
  - 治疗剂量:(129±43)U/(kg·24h)
  - 预防剂量:(95±52)U/(kg·24h)
  - 每公斤体重所需的剂量与年龄成反比。

表 17-8　低分子量肝素治疗剂量调整的列线图示例

抗凝血因子Ⅹa水平(U/ml)	是否维持下一剂给药	剂量调整	复查抗凝血因子Ⅹa水平
<0.35	否	增加25%	下次给药后4h
0.35~0.49	否	增加10%	下次给药后4h
0.5~1.0	否	无调整	次日
1.1~1.5	否	如果每日用药1次(依诺肝素1.5~2.0mg/kg;达肝素150~200U/kg)则不调整;如果每日用药2次(依诺肝素1mg/kg;达肝素100U/kg)则减少20%	下次给药前
1.6~2.0	3h	减少30%	下次给药前复查,再给药后4h复查
>2	直到抗凝血因子Ⅹa水平<0.5	减少40%	下次给药前复查,如果仍然未达到<0.5U/ml则每12小时复查1次

引自:改编自参考文献 10

依诺肝素和达肝素的稀释数据[15~17]

● 实验证明,用无菌水将依诺肝素稀释至终浓度为 20mg/ml,装在结核菌素注射器中,在冷藏条件下或在室温下至少2周内是稳定的,无显著的抗凝血因子Ⅹa活性的损失。存储4个星期后会发生轻微的,但无统计学意义的抗凝血因子Ⅹa活性的损失。

● 由于潜在的错误与药物稀释过程相关,有些医师建议使用装有未稀释的100mg/ml 的依诺肝素的胰岛素注射器,那么注射器中1U正好是1mg 的依诺肝素。

— 514名儿童采用这种方法,结果这514名儿童全部达到了治疗抗凝血因子Ⅹa水平,没有发生相关的出血副作用,其中有5名儿童初始抗凝血因子Ⅹa水平较高(1.04~1.36U/ml)。此外,没有用药错误的报道。

- 用不含防腐剂的生理盐水稀释达肝素,使其终浓度为 2500U/ml,已被证明在冷藏条件下保存在结核菌素注射器中 4 周内是稳定的,没有显著的抗凝血因子 Xa 活性的损失。

监测低分子量肝素抗凝血因子 Xa 水平

- 从成人的数据推断出抗凝血因子 Xa 的治疗水平为 $0.5\sim1.0$U/ml(给药后 4.6 小时后得到);此范围内的安全性和疗效尚未在儿童中验证。
- 预防性抗凝血因子 Xa 水平 $=0.1\sim0.3$U/ml
- 目标水平是基于每日 2 次的低分子量肝素给药方案。

磺达肝素[18~20]

- 体外研究表明抗凝作用与年龄无关。
- 病例报告建议初始剂量为每日 0.15mg/kg。

直接凝血酶抑制药

儿科人群中肝素诱导的血小板减少症[21~23]

- 发病率为 $0\%\sim2.3\%$,这与成人相似。
- ICU 的患者和接受心脏手术的患者风险最高。
- $0\sim2$ 岁和 $11\sim17$ 岁患者发病率最高。
  - 这种效应可能会是由于这些年龄组的患者使用肝素的概率较高,而与年龄不相关。

新生儿中肝素诱导的血小板减少症存在争议[24,25]

- 仍无很好的、适用于新生儿的检测方法。
- 新生儿的免疫系统不成熟,特别是早产儿,可能导致使用肝素后无足够的抗体反应,因此不能被现有的试剂检测。
- 一项有 42 名早产儿的小型前瞻性研究中,24 名出现了肝素诱导的血小板减少症,但无临床血栓形成;在这些患者中均不能用 ELISA 或 5-羟色胺释放试验(serotonin release assay,SRA)检测出抗肝素/血小板因子抗体。

阿加曲班用于儿科患者[26~30]

- 案例报告和无对照的研究所报道的剂量范围是 $0.1\sim15\mu g/(kg \cdot min)$;有些报道了 1 次给予 $50\sim250\mu g/kg$ 的剂量,通常目标是达到基线 aPTT 的 $1.5\sim2.0$ 倍。
- 阿加曲班的说明书建议肝功能正常的儿童,其初始治疗方案为 $0.75\mu g/(kg \cdot min)$,根据给药后 2 小时的 aPTT 水平确定调整剂量为 $0.1\sim0.25\mu g/(kg \cdot min)$。

- 阿加曲班由肝脏代谢,因此,肝功能不全时需要调整剂量。
  — 肝功能不全的或肝脏成熟不同阶段的儿童,其用药剂量并没有被具体评估;然而,阿加曲班的说明书建议初始剂量为 $0.2\mu g/(kg \cdot min)$,调整剂量每次增加 $0.05\mu g/(kg \cdot min)$。

华法林

剂量建议[5,31]

- 由于维生素 K 相对缺乏和维生素 K 依赖性凝血因子浓度的降低（Ⅱ、Ⅶ、Ⅸ、Ⅹ）,新生儿避免使用华法林。
- 经证明,婴儿（≤1 岁）每公斤体重用量（0.33mg/kg）比青少年更大（0.09mg/kg）,而青少年需要比成人更大的每公斤体重用量以维持治疗 INR。

表 17-9　华法林给药管理和剂量调整的列线图示例

治疗日	INR	调整方案
第 1 日	基线＝1～1.3	负荷剂量＝0.2mg/kg
第 2～4 日	1.1～1.3	继续使用负荷剂量
	1.4～1.9	50％负荷剂量
	2～3	50％负荷剂量
	3.1～3.5	25％负荷剂量
	＞3.5	继续使用负荷剂量直到 INR＜3.5,然后比前一剂量减少 50％
维持期	1.1～1.3	在现有剂量的基础上增加 20％
	1.4～1.9	在现有剂量的基础上增加 10％
	2～3	剂量不变
	3.1～3.5	在现有剂量的基础上减少 10％
	＞3.5	继续使用负荷剂量直到 INR＜3.5,然后比前一剂量减少 25％

引自:改编自参考文献 10

剂型和配药的注意事项

- 没有市售的液体制剂。
- 华法林的溶解度相对较差,制成复合液体制剂比较困难;无稳定性数据。
- 儿童往往使用抗菌药物治疗,可能会与华法林有相互作用。
- 市售肠内婴儿配方奶粉中维生素 K 的含量高,而母乳中维生素 K 的含量低。

INR 监测[32~35]

- 无临床试验评估出儿童的最佳 INR 范围。
- 儿童目标 INR 范围基于成人的推荐用量,尽管两者凝血系统存在差异,这可能意味着需要与年龄有关的 INR 范围。
- 预防性目标 INR=1.5~1.9
- 治疗目标 INR=2~3
   — 左房室瓣置换术目标 INR=2.5~3.5

监测频率

- 由于维生素 K 依赖因子的急剧的生理变化,新生儿需要频繁地监测 INR。
- 据估计,对于最需要更频繁地监测 INR 和剂量调整的儿童来说,只有 10%~20%每月监测是安全的。
- 全血实时监测,包括 CoaguChek S(罗氏诊断)、CoaguChek XS(罗氏诊断)和 ProtTime(International Technidyne Corp 公司)已经用于儿科患者。

影响儿童抗凝治疗的潜在因素

- 已确定儿童*CYP2C9*2* 和*CYP2C9*3* 的多态性是过度抗凝的危险因素[36]。
- 脂肪吸收不良的儿童(如囊性纤维化)可能会有维生素 K 缺乏的风险,因此可能导致过度抗凝。

针对儿科患者的监测注意事项

- 采血测 INR 尽可能与其他一些必要的检查安排在一起,以避免过多采血。
- 此外,因儿童周围血管不佳和恐惧扎针,静脉穿刺可能更加困难。
- 频繁实验室抽血使儿童不能上学、父母工作缺勤,这可能导致依从性差。

不良反应[31,37]

- 约 20%的儿童轻微出血。
- 严重出血—少于 3.2%的机械心脏瓣膜儿童与和大约 1.7%有其他抗凝适应证的儿童。
- 骨密度降低—病例对照研究显示患有先天性心脏病接受华法林治疗超过 12 个月的儿童有此风险。

患者和家庭教育[38,39]

- 标准化的、全面的、适当的教育计划已被证明可以改善患者和家属对于华法林治疗的了解,缩短达到目标 INR 范围的时间。

● 教育也应包括与抗凝治疗相关的实际问题(例如,不做身体接触运动,不使用阿司匹林或非甾体消炎药等)。

特殊注意事项

儿科患者注射

● 儿童患者注射可能会有一些困难。例如,新生儿尤其是早产儿的皮下脂肪很少,导致这种给药途径不理想。静脉血管差、危重患儿外周血灌注少增加了挑战。最后,孩子对于"打针"的恐惧,使门诊使用的制剂如低分子量肝素有困难。

保险覆盖面

● 由于大多数抗凝治疗和门诊监测设备未被 FDA 批准用于儿童,参保或保险公司报销可能需要特殊方法,如有文献支持的显示医疗必要性的信件,以证明他们在门诊的使用。确保抗凝血药物和监测试验的保险覆盖很重要。

体外膜式氧合的考虑[40~41]

● 普通肝素常用于体外膜式氧合管道系统的抗凝。

● 由于与体外膜式氧合管道系统结合和大量的分布,因此需要高剂量[如 20.0~69.5U/(kg · h)]。

— 一个包含 604 名采用体外膜式氧合疗法的小儿患者的回顾性分析显示了肝素剂量提高和生存率提高之间的关系;肝素用量 30U/(kg · h)、40U/(kg · h)、50U/(kg · h)、60U/(kg · h)和 70U/(kg · h),相应的生存概率为 50%、58%、64%、70%和 75%。剂量大于 70U/(kg · h),生存获益下降。

● 低响应活化凝血时间测试往往是用于床边抗凝监测,但已经显示出与肝素的效果关联不佳,与通用的监控设备相比差异显著;抗凝血因子 Xa 水平是更好的监测方法。

● 请参阅第五章在体外膜式氧合疗法中采用直接凝血酶抑制药的讨论。

实验室测定的释义

● 应尽可能使用具体年龄的"正常"范围。

● 操作者应注意所有儿童抗凝治疗范围都是从成人的数据推算而来。

静脉导管闭塞

● 儿童,尤其是新生儿的静脉通路很有限,因此防止导管阻塞以至导管完全不能用是非常重要的。

维持静脉留置针通畅的注意事项[21,42~44]

● 已证实用生理盐水冲洗、封管与肝素一样能维持静脉留置针的通畅,同时避免用肝素引起的潜在并发症(如肝素诱导的血小板减少症,意外过量)。

- 肝素通常是通过外围留置针和PICC加入到输注的液体中,以延长留置针通畅;然而,并未证明这种做法在临床上有显著收益。
- 用生理盐水配制浓度为5U/ml(与1U/ml相比)的肝素溶液,不断以每小时1ml的速度注入,可以延长外周动脉留置针的通畅。
- 已证明低剂量肝素(0.25～1U/ml)持续输注可以减少脐动脉导管(UAC)的闭塞。
- 可以在PICC导管中心连接一个正压设备,以防止血液的回流,已证明这样可以减少留置针阻塞。

静脉留置针再通的注意事项[45~49]

纤溶系统的发展方面

- 与成人相比,足月新生儿和早产儿的纤溶酶原的浓度分别降低了50%和75%。
- 出生6个月后达到成人水平。
- 新生儿的低纤溶酶原浓度可能会导致对溶栓药物反应性低。增加溶栓药物的剂量似乎并不能改善新生儿的反应性。但是,没有研究明确评价对于导管清洗发展差异的临床意义。

重组组织型纤溶酶原激活药(tissue plasminogen activator,tPA)用于导管清洗

- 如果一个血栓闭塞(与非血栓相比)是由静脉导管功能障碍引起,tPA已被证明能有效恢复导管通畅。
- tPA应稀释到终浓度为1mg/ml,剂量如下:
  — 患者<30kg:剂量为导管内部容积的1.1倍,最大剂量2mg(浓度为1mg/ml取2ml)。
    - 经证实,此剂量对于新生儿是安全和有效的,但是一些调查显示对于体重不到10kg的婴儿,可以用0.5mg的低剂量,用足量的生理盐水稀释充满导管。
  — 患者≥30kg:2mg(浓度为1mg/ml取2ml)。
- 在准备穿刺之前,应使tPA在导管内保留至少30分钟(可长达120分钟)。
- 如果初始剂量保留120分钟仍不能恢复通畅,使用第二剂仍能获益。

参考文献

*关键文章

1. Stein PD, Kayali FK, Olson RE. Incidence of venous thromboembolism in infants and children: data from the national hospital discharge survey. *J Pediatr.* 2004;145:563–565.

2. Newall F, Wallace T, Crock C, et al. Venous thromboembolic disease: a single-centre case series study. *J Paediatr Child Health.* 2006;42:803–807.

3. Cyr C, Michon B, Pettersen G, et al. Venous thromboembolism after severe injury in children. *Acta Haematol.* 2006;115:198–200.

4. Wiernikowski JT, Athale UH. Thromboembolic complications in children with cancer. *Thromb Res.* 2006;118:137–152.

* 5. **Monagle P, Chalmers E, Chan A, et al. Antithrombotic therapy in neonates and children: American college of chest physicians evidence-based clinical practice guidelines (8th ed.). *Chest.* 2008;133:887S–968S.**

* 6. **Kuhle S, Male C, Mitchell L. Developmental hemostasis: pro- and anticoagulant systems during childhood. *Semin Thromb Hemost.* 2003;29:329–337.**

7. Dillon PW, Fox PS, Berg CJ, et al. Recombinant tissue plasminogen activator for neonatal and pediatric vascular thrombolytic therapy. *J Pediatr Surg.* 1993;28:1264–1269.

8. Farnoux C, Camard O, Pinquier D, et al. Recombinant tissue-type plasminogen activator therapy of thrombosis in 16 neonates. *J Pediatr.* 1998;133:137–140.

9. Weinschenk N, Pelidis M, Fiascone J. Combination thrombolytic and anticoagulant therapy for bilateral renal vein thrombosis in a premature infant. *Am J Perinatol.* 2001;18:293–297.

10. Michelson AD, Bovill E, Monagle P, et al. Antithrombotic therapy in children. *Chest.* 1998;114(suppl):748S–769S.

* 11. **Malowany JI, Monagle P, Knoppert DC, et al. Enoxaparin for neonatal thrombosis: a call for a higher dose in neonates. *Thromb Res.* 2008;122:826–830.**

12. Bauman ME, Belletrutti MJ, Bajzar L, et al. Evaluation of enoxaparin dosing requirements in infants and children. *Thromb Haemost.* 2009;101:86–92.

13. Crary SE, Van Orden H, Journeycake J. Experience with intravenous enoxaparin in critically ill infants and children. *Pediatr Crit Care Med.* 2008;9:647–649.

14. Nohe N, Flemmer A, Rumler R, et al. The low molecular weight heparin dalteparin for prophylaxis and therapy of thrombosis in childhood: a report on 48 cases. *Eur J Pediatr.* 1999;158(suppl 3):S134–S139.

15. Dager WE, Gosselin RC, King JH, et al. Anti-Xa stability of diluted enoxaparin for use in pediatrics. *Ann Pharmacother.* 2004;38:569–573.

16. Bauman ME, Black KL, Bauman ML, et al. Novel uses of insulin syringes to reduce dosing errors: a retrospective chart review of enoxaparin whole milligram dosing. *Thromb Res.* 2009;123:845–847.

17. Goldenberg NA, Jacobson L, Hathaway H, et al. Anti-Xa stability of diluted dalteparin for pediatric use. *Ann Pharmacother.* 2008;42:511–515.

18. Ignjatovic V, Summerhayes R, Yip YY, et al. The in vitro anticoagulant effects of danaparoid, fondaparinux, and lepirudin in children compared to adults. *Thromb Res.* 2008;122:709–714.

19. Mason AR, McBurney PG, Fuller MP, et al. Successful use of fondaparinux as an alternative anticoagulant in a 2-month-old infant. *Pediatr Blood Cancer.* 2008;50:1084–1085.

20. Sharathkumar AA, Crandall C, Lin JJ, et al. Treatment of thrombosis with fondaparinux (Arixtra) in a patient with end-stage renal disease receiving hemodialysis therapy. *J Pediatr Hematol Oncol.* 2007;29:581–584.

21. Klenner AF, Fusch C, Rakow A, et al. Benefit and risk of heparin for maintaining peripheral venous catheters in neonates: a placebo-controlled trial. *J Pediatr.* 2003;143:741–745.

22. Schmugge M, Risch L, Huber AR, et al. Heparin-induced thrombocytopenia-associated thrombosis in pediatric intensive care patients. *Pediatrics.* 2002;109:e10.

23. Warkentin TE. Heparin-induced thrombocytopenia: pathogenesis and management. *Br J Haematol.* 2003;121:535–555.

24. Spadone D, Clark F, James E, et al. Heparin-induced thrombocytopenia in the newborn. *J Vasc Surg.* 1002;15:306–311.

25. Kumar P, Hoppensteadt P, Pretchel M, et al. Prevalance of heparin-dependent platelet-activating antibodies in preterm newborns after exposure to unfractionated heparin. *Clin Appl Thromb Hemost.* 2004;10:335–339.

26. John TE, Hallisey RK. Argatroban and lepirudin requirements in a 6-year-old patient with heparin-induced thrombocytopenia. *Pharmacotherapy.* 2005;25:1383–1388.

27. Potter KE, Raj A, Sullivan JE. Argatroban for anticoagulation in pediatric patients with heparin-induced thrombocytopenia requiring extracorporeal life support. *J Pediatr Hematol Oncol.* 2007;29:265–268.

28. Schmitz ML, Massicotte P, Faulkner SC. Management of a pediatric patient on the Berlin heart excor ventricular assist device with argatroban after heparin-induced thrombocytopenia. *ASAIO Journal.* 2008;54:546–547.

29. Hursting MJ, Dubb J, Verme-Gibboney CN. Argatroban anticoagulation in pediatric patients. *J Pediatr Hematol Oncol.* 2006;28:4–10.

30. Argatroban [package insert]. Research Triangle Park, NC: GlaxoSmithKline; 2009.

* 31. **Streif W, Andrew M, Marzinotto V, et al. Analysis of warfarin therapy in pediatric patients: a prospective cohort study of 319 patients. *Blood.* 1999;94: 3007–3014.**

32. Marzinotto V, Monagle P, Chan A, et al. Capillary whole blood monitoring of oral anticoagulants in children in outpatient clinics and the home setting. *Pediatr Cardiol.* 200;21;347–352.

33. Nowatzke WL, Landt M, Smith C, et al. Whole blood international normalization

ratio measurements in children using near-patient monitors. *J Pediatr Hematol Oncol.* 2003;25:33–37.

34. Bradbury MJE, Taylor G, Short P, et al. A comparative study of anticoagulant control in patients on long-term warfarin using home and hospital monitoring of the international normalised ratio. *Arch Dis Child.* 2008;93:303–306.

35. Bauman ME, Black KL, Massicotte MP, et al. Accuracy of the CoaguChek XS for point-of-care international normalized ratio (INR) measurement in children requiring warfarin. *Thromb Haemost.* 2008;99:1097–1103.

36. Ruud E, Holmstrom H, Bergan S, et al. Oral anticoagulation with warfarin is significantly influenced by steroids and CYP2C9 polymorphisms in children with cancer. *Pediatr Blood Cancer.* 2008;50:710–713.

37. Barnes C, Newall F, Ignjatovic V, et al. Reduced bone density in children on long-term warfarin. *Pediatr Res.* 2005;57:578–581.

38. Bauman ME, Black K, Kuhle S, et al. KIDCLOT©: the importance of validated educational intervention for optimal long term warfarin management in children. *Thromb Res.* 2009;123:707–709.

39. Ronghe MD, Halsey C, Goulden NJ. Anticoagulation therapy in children. *Pediatr Drugs.* 2003;5:803–820.

40. Nankervis CA, Preston TJ, Dysart KC, et al. Assessing heparin dosing in neonates on venoarterial extracorporeal membrane oxygenation. *ASAIO.* 2007;53: 111–114.

41. Baird CW, Zurakowski D, Robinson B, et al. Anticoagulation and pediatric extracorporeal membrane oxygenation: impact of activated clotting time and heparin dose on survival. *Ann Thorac Surg.* 2007;83:912–920.

42. Kleiber C, Hanrahan K, Fagan, CL, et al. Heparin vs. saline for peripheral i.v. locks in children. *Pediatr Nurs.* 1993;19:405–409.

43. Paisley MK, Stamper, M, Brown J, et al. The use of heparin and normal saline flushes in neonatal intravenous catheters. *Pediatr Nurs.* 1997;23:521–524.

44. Kamala F, Boo NY, Cheah FC, et al. Randomized controlled trial of heparin for prevention of blockage of peripherally inserted central catheters in neonates. *Acta Paediatr.* 2002;91:1350–1356.

45. Albisetti M. The fibrinolytic system in children. *Semin Thromb Hemost.* 2003;29:339–347.

46. Deitcher SR, Fesen MR, Kiproff PM, et al. Alteplase treatment of occluded venous catheters: results of the cardiovascular thrombolytic to open occluded lines (COOL-2) trial. *J Clin Oncol.* 2002;20:317–324.

47. Jacobs BR, Haygood M, Hingl J. Recombinant tissue plasminogen activator in the treatment of central venous catheter occlusion in children. *J Pediatr.* 2001;139:593–596.

48. Choi M, Massicotte P, Marzinotto V, et al. The use of alteplase to restore patency of central venous lines in pediatric patients: a cohort study. *J Pediatr.* 2001;139:152–156.

49. Blaney M, Shen V, Kerner JA, et al. Alteplase for the treatment of central venous

catheter occlusion in children: results of a prospective, open-label, single-arm study (The Cathflo Activase Pediatric Study). *J Vasc Interv Radiol.* 2006;17:1745–1751.

注：下列关键文章文中未引用。

* Goldenberg NA, Bernard TJ. Venous thromboembolism in children. *Pediatr Clin N Am.* 2008;55:305–322.

* Risch L, Huber AR, Schmugge M. Diagnosis and treatment of heparin-induced thrombocytopenia in neonates and children. *Thromb Res.* 2006;118:123–135.

第Ⅲ部分：
凝血实验和监测的实用指导

第十八章　凝血实验注意事项

引言

在很多情况下会进行凝血检测：筛查缺陷因子[凝血酶原时间(PT)/活化部分凝血活酶时间(aPTT)]，监测药物的疗效(PT/aPTT)，以及排除疾病(D-二聚体)。影响凝血实验结果的可变因素存在于检测前(例如，采血时间，处理过程，时限和适应性)和检测过程中(例如，仪器和试剂)。以上这些因素可能会导致实验室之间的测试报告结果存在显著差异，因此在参考文献或其他医院的结果或在制订或调整抗凝方案时，应当将这些因素的影响考虑在内。最后，这些数据可能无法完全反映体内凝血或结果的真实性，所以应把实验室评估/测试当作止血过程中的替代标志物来理解。

凝血检测：方法学

凝血检测一般应用 4 种基本测试原理测定凝血蛋白的功能或数量(抗原)：

- 凝血终点(功能检测)—将患者血浆加入试剂中，然后确定血凝块形成时间。
- 显色试验(功能检测)—将患者血浆加入试剂中，然后确定显色量。
- 免疫法(主要是分析抗原，偶尔检测功能)—将患者的血浆或血清加入置有靶抗原或抗体的微孔中，然后评估颜色变化，凝集反应变化，血凝反应变化等。
- 凝集反应(其他功能检测)—将患者血浆(贫血小板或富血小板)加入到血小板和(或)激动药中，测量光散射(凝集)或血小板聚集(凝集)。

大多数凝血检验，显色法和凝集试验使用 3.2% 枸橼酸钠作为抗凝药。免疫检测法可使用枸橼酸抗凝血或血清。应咨询实验室对标本的具体要求。

表 18-1　可用的凝血相关检测方法

	PT	aPTT	ACT	Fbg	Fx	TT	肝素水平	XDP	HIT	AT	PLT功能
凝固法	●	●	●	●	●	●					
显色法					●		●			●	
免疫法				●			●	●	●		
凝集反应									●		●
即时检验	●	●									●

　　缩写:PT=凝血酶原时间;aPTT=活化部分凝血活酶时间;Fbg=纤维蛋白原;Fx=因子活性;TT=凝血酶时间;XDP=D-二聚体;HIT=肝素诱导的血小板减少症;AT=抗凝血酶;PLT=血小板

临床精粹

● 实验室之间采用不同的测试方法可能导致报告值及目标值互不相同。当解释报告结果或将目标值与文献比较时,临床医师应知道检测方法以及方法间的可能差异。

表 18-2　凝固法进行凝血检查的原则

用含枸橼酸盐的贫血小板血浆(<10 000 血小板/ml)进行分析[1,2]

样本、试剂和测试均在 37℃ 下操作进行;aPTT 实验需进行短暂(3～5min)的孵育,使催化剂和磷脂与血浆因子结合;即时 aPTT 检测无此孵育阶段,因此实验室方法之间存在区别

凝血终点:随着时间推移纤维蛋白逐步形成,浊度增加,进而引起光散射改变;实验室的专业人员可根据波形分析评估异常的凝血结果

机械终点:纤维蛋白形成后,试管内旋转球运动减少;不能进行波形分析

即时监护测试仪器适用于全血测定,无孵育阶段

基于抗体测定的凝血检查原理

　　抗体相关测定方法包含抗体:靶抗原配对来测定特异性指标(期望测量的性能)。为检测患者体内的抗体[如肝素诱导的血小板减少症(HIT)患者],患者体内的抗体与附着在固相孔上的靶抗原结合(图 18-1,如下的 ELISA 检测法)。对于检测患者样本的特异性指标(例如,von Willebrand 抗原),抗体直接黏附在固相孔或小珠的特定目标蛋白上(图 18-1)。

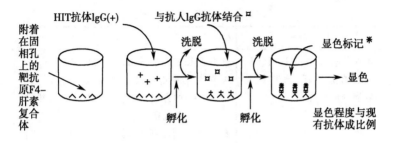

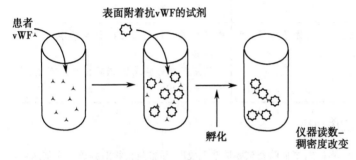

图 18-1　基于抗体的凝血检测方法

表 18-3　基于抗体的凝血检测方法

ELISA 检测
● 抗原或针对靶蛋白的抗体包被于微孔上(如 von Willebrand 因子)
● 需要专用设备(全自动定量绘图酶标仪)
● 结合的抗人抗体可为单克隆(例如,仅抗人 IgG),或多克隆(例如,抗人 IgG、IgM 和 IgA);使用对特定物质具有高专属性的单克隆抗体,通常可提高试验的特异性
● 孵育时间不同(每个孵育期为 15~60min)
● 循环洗脱以除去未结合的血浆/试剂
● 低水平下一般也很敏感
● 一些试剂盒制造商对于阳性分析结果可能会采用二次确认手段(例如,HIT 检测)

免疫乳胶检测法
● 快速检测,通常 3~5min 内完成检测
● 多数大型凝血仪器通常使用的常规方法
● 被测水平较低时可能不太准确

表 18-4　测定方法的校准

凝血测定	方法
常规筛查试验：PT,aPTT,凝血酶原时间,血小板功能检测无校准	● 参照正常人群得出的异常结果 ● 正常范围受到试剂、仪器以及被测人群(年龄)的影响,因此没有通用的正常 PT 或 aPTT 范围 ● 建议进行 INR 校准[3],但可选用的商品校准材料有限
纤维蛋白原,因子分析,抗Ⅹa因子活性	● 最常用的是商品化的标准校准物质(对照品) ● 试剂批号更换或至少每 6 个月需进行 1 次校准[4,5]

临床精粹

● 请注意,凝血筛查试验通常无校准,试剂更换相对频繁。在临床使用改变批号的试剂之前应进行适当的评估(参见下文)。

供临床使用的实验室测定

法规要求

实施一项新的实验室检查:虽然大多数实验室使用商品化的试剂盒和(或)试剂,但是在临床使用前,仍需完成下面的评价(CLIA 法规,Subpart K, § 493.1253)[4]:

表 18-5　确定试验准确度、精密度和检测范围的方法[a]

测定评价参数	定义/要求
准确度	将新方法与现有方法或参考方法作比较;新方法越"接近"参考标准,准确度越高
精密度	同一样本同时测定多次(批内分析误差)以及同一样品(通常为对照品)在不同日期测定(日间误差)以确定变异系数(CV);CV 数值越低,重复测定相同样品时越有可能得到相同的测定结果

续表

测定评价参数	定义/要求
检测范围(线性)	评价检测范围(高和低)以及稀释样品的重现性;可能需要在实验室中进一步测试超过检测范围的样品(稀释样品),或可报告为"<"或">"报告范围的下限或上限
验证制造商的参考区间(正常范围)	适用于实验室测定的患者人群;许多测试可能没有与年龄相关的参考值范围,因此<18岁的患者仍可引用已接受的参考值范围

　ᵃ如果对 FDA 已批准的检查进行修改,或使用内部检查,除了上述的精确度、精密度、检测范围和参考区间外,还需进行评估并记录在案的性能参数,包括以下内容:
- 分析灵敏度(见下文关于敏感性的描述)
- 分析特异性,包括干扰物质(见下文关于特异性的描述)
- 需考察的其他性能特点(例如,试剂的稳定性)

表 18-6　灵敏度

检测出(诊断或监测)异常的能力,公式:

$$\frac{真阳性}{真阳性+假阴性}$$

理想的凝血试剂:灵敏度 100% 满足所有的临床和治疗需要
现实的凝血试剂
- 对普通肝素或 DTI 的灵敏度不稳定
- 对狼疮抗凝物的灵敏度不稳定
- 凝血因子缺乏者的灵敏度不稳定(例如,Ⅷ或Ⅺ因子)
- 相同测试用不同制造商的试剂结果有差异(例如,aPTT)
- 检测前和检测中的一些因素可以影响测试结果造成假阴性
灵敏度也可以用来描述某项检查对药物或疾病的相对反应
- INR 比 aPTT 对维生素 K 拮抗药更敏感
- 在监测使用普通肝素治疗深静脉血栓(DVT)时,测量 aPTT 比 ACT 更敏感
- 使用低剂量普通肝素抗凝治疗时,低反应性 ACT 试剂盒比高反应性试剂盒对低剂量 UFH 凝血更敏感

临床精粹

● 就实验室检测的灵敏度而言,如果一个高度敏感试验结果呈阴性,那么这个物质或诊断不大可能存在。

表 18-7　特异性

检测出特殊病理状态(临床灵敏度)或异常的能力,公式

$$\frac{真阴性}{真阴性+假阳性}$$

理想的凝血试剂:特异性 100% 满足所有的临床和治疗需要

现实的凝血试剂和抗凝监测或诊断试验

● 筛选实验(例如,PT 和 aPTT)测定多种蛋白质类
　— PT 和 aPTT 测定受到因子水平增加(凝血时间缩短)或因子水平下降(凝血时间增加)的影响
● 检测前和检测中的许多因素可以影响测试结果,造成结果的误增或误降:
　— 参考范围不正确
　— 指定的 ISI 和计算 INR 正常值不正确
　— aPTT 测定中,样品时间>4h
　— PT 测定中,样品时间>24h
　— 过期试剂
● 单克隆抗体测定(例如,HIT 检测中测试 IgG 抗体亚型),可能比多克隆测定(测试 IgG、IgM 和 IgA 抗体)特异性更强
● 异常的结果并不一定意味着病理状态
　— 手术、外伤后 D-二聚体升高是正常的生理反应,并不意味着 DIC 或静脉血栓
　— 从静脉注射部位抽血得到的样品稀释后测量 PT/aPTT 值升高
　— HIT 抗体阳性并不意味着它们是引起临床疾病的病原体

临床精粹

● 就实验室测定的特异性而言,如果一个高度特异性试验结果呈阳性,那么存在这个物质或诊断的可能性较大。

影响凝血测定的因素

许多情况下,凝血实验的样本应置于含有枸橼酸盐的试管中,抗凝药结合钙并抑制体外凝血过程。样品延迟转移至含枸橼酸的环境下可能会影响试验结果。

表 18-8　样品采集中可能存在的问题[1]

问题	试验结果
样本置于冰上	● 温度过低会活化Ⅶ因子,故 PT 值降低 ● 血小板功能下降
经注射器采集样本	● 抗凝血延迟(从注射器转移到枸橼酸管的时间＞60s) ● PT/aPTT 数值增加—凝结的样本 ● PT/aPTT 数值减少—活化的样本 ● 血小板的功能增加—活化的血小板对激动药有更高的反应性 ● 血小板功能降低—血小板凝集,耗费了血小板功能
从体内留置管中获取样本	● 由于血液稀释(例如,经静脉注射部位抽取),PT/aPTT 值增加 ● 由于将血液加入含枸橼酸试管前,留置管道清除不完全,PT/aPTT 值增加 ● 由于留置管道受肝素污染,PT/aPTT 值增加

临床精粹

● 就采集血样进行凝血测定而言,血液样本在注射器中停留时间越长,测量误差越大(凝血时间可能缩短或延长)。

表 18-9　影响 PT/INR 和 aPTT 测定的因素

INR 和(或)aPTT↑的可能原因	INR 和(或)aPTT↓的可能原因
检测前 样本量不足—血浆中枸橼酸钠过量 红细胞比容(HCT)升高(＞55%)—多见于新生儿;血浆中枸橼酸盐过量样本凝固	检测前 低 HCT(＜25%) 钙离子水平升高 样本采集不佳,样本激活致使 INR 和(或)aPTT 降低

INR 和(或)aPTT↑的可能原因	INR 和(或)aPTT↓的可能原因
样本存放时间＞4h：aPTT 升高 样本存放时间＞24h：INR 升高 经静脉注射部位取血致样本稀释；经未完全清洁动脉管采血致样本稀释 术后低温	样本置于冰上使 INR 降低 使用 UFH 患者的样本存放时间＞2h：由于血小板降解和血小板因子Ⅳ释放中和肝素致使 aPTT 降低
凝血因子缺乏 PT 提示凝血因子Ⅶ、Ⅹ、Ⅴ、Ⅱ缺乏及纤维蛋白原不足 aPTT 提示凝血因子Ⅻ、Ⅺ、Ⅸ、Ⅷ、Ⅹ、Ⅴ、Ⅱ缺乏及纤维蛋白原不足 　生理性减退 　遗传性缺陷：在凝血因子Ⅺ缺乏的 Azhkenazi 犹太人群易发生Ⅷ和Ⅸ因子缺乏 　肝脏发育不全：早产儿和新生儿 　肝病状态下 INR 升高，aPTT 正常或轻微升高 消耗性凝血病 　血液稀释 　　无新鲜冷冻血浆(FFP)的情况下输注红细胞 　　血容量扩充剂 　抗体直接抑制凝血因子引起不足 药品 　PT：口服维生素 K 拮抗药 　　　达托霉素 　　　直接凝血酶抑制药 　　　　阿加曲班＞比伐卢定＞来匹卢定/	凝血因子水平升高 炎症反应会使Ⅷ因子和(或)纤维蛋白原升高，从而降低 aPTT 冷沉淀物—含有高浓度的Ⅷ因子和纤维蛋白原 药品 　INR 　　活化Ⅶ因子 　　凝血酶原复合物 　aPTT 　　凝血酶原复合物 　　直接因子治疗

INR 和(或)aPTT↑的可能原因	INR 和(或)aPTT↓的可能原因
地西卢定/达比加群 　　活化蛋白 C 　　利伐沙班 　　全身纤溶酶激活药(例如,尿激酶) aPTT:普通肝素 　　直接凝血酶抑制药 　　活化蛋白 C 　　全身纤溶酶激活药(例如,尿激酶) 　　羟乙基淀粉,高铁血红素,苏拉明,滔罗定 抗磷脂抗体—随试剂变化,除可升高aPTT 外,还可以升高 INR	

评估实验室数据

表 18-10　对比研究的评价方法

评价方法	注　释
回归分析(或等效分析)	● 有助于对比较法的相对准确度进行评估 ● 当 $R=1$ 时,方法之间有极高的吻合度 ● 当 R 值较低,方法之间的相关性较差 　无法识别偏差区域
Bland-Altman 图法 (图 18-2)	● 以图形描述偏倚区域 差异:新方法 $-\left[\dfrac{\text{现有方法}+\text{新方法}}{2}\right]$ 改良后的偏倚图:差异=新批次－目前批次
配对 t 检验(或等效分析)	● 可确定两种方法间是否存在统计学差异 ● 使用统计学软件来分析样本量大小和分布是否符合统计学要求 <0.05 则认为两种方法之间无显著性差异

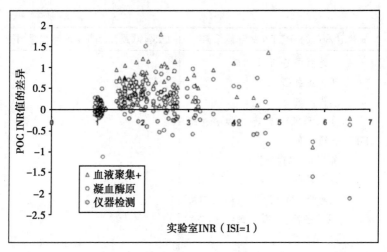

图 18-2　Bland Altman 偏倚图法表示方法间的差异

在该例子中,使用改良的 Bland Altman 偏倚图来描绘三种不同的 POC INRs 和实验室 INRs 之间的偏差区域。注意:在这项研究中,POC INRs 往往要高于实验室 INRS(正偏差)

表 18-11　POC 和中心实验室 INR 测定值的比较

- INR 偏差大多有极性:在有效药物浓度范围的低值处(1.5~2.0),POC 值会高于实验室值,在 INR 较高水平时(>4.0),POC 值会低于实验室值[6]

- 实验室应使用 Bland Altman 偏倚图确定 POC 和实验室 INR 测定方法之间的偏差区域[6](图 18-2)

- 新方法的 ISI 值较低(<1.5),可能与实验室有更好的相关性

- POC 方法相互之间不匹配

- 避免在治疗过程中转换监测方法

- POC 值>5.0 时,考虑使用实验室 INR 值代替

临床精粹

- 不同的实验室或方法可能会增加样品间 PT/INR 报告结果以及量效关系评估的变异,导致治疗方案不稳定。

表 18-12　POC 和中心实验室的 aPTT 测量的比较

- 实验室与 POC 之间 aPTTs 值通常存在偏倚
- POC 的仪器制造商可能会使用校正因子以抵消部分偏差,从而增加与实验室 aPTT 值的相关性
- 因为 POC aPTT 无孵育阶段,所以尽管使用内部校正因子[7,8],但是其结果往往低于实验室值
- 整个监测过程中,避免更换监测方法(实验室法 vs POC 法)
- 当 POC aPTT 与临床表现不吻合时,应考虑使用实验室 aPTT 值

凝血酶原时间[PT]和国际标准化比值[INR]

表 18-13　PT 和 INR 概述

- PT 用于衡量外源性凝血和凝血过程最后共同通路(Ⅱ、Ⅴ、Ⅶ、Ⅹ)
- 维生素 K 拮抗药减少 Ⅱ、Ⅶ、Ⅸ、Ⅹ 因子、蛋白 C 和蛋白 S 的功能活性,INR 仅描述 Ⅱ、Ⅶ 和 Ⅹ 因子的活性,不包括 Ⅸ 因子
- PT 表示加入钙和活化剂之后血浆凝固所需要的时间;其结果通常用秒来表示
- PT 出现显著变异可能是由于促凝血酶原激酶(组织因子、磷脂类、钙)来源变化和凝血检测仪器类型的差别
- 使用术语 ISI 表达促凝血酶原激酶的灵敏度(国际敏感度指数)
  — 历史:为减少美国和欧洲 PT 报告结果之间的差异而制定;最终采用 INR 代替 PT 比值来确定口服维生素 K 拮抗药的效果
  — ISI 是评价促凝血酶原激酶与 WHO 参考试剂相比对维生素 K 依赖性因子减少的效应指标
  — 较低 ISI 值的促凝血酶原激酶与相关参考标准有较好的相关性
  — 高度敏感的促凝血酶原激酶的 ISI 值接近 1.0,由人或重组组织因子组成
  — 敏感度相对较低的促凝血酶原激酶 ISI 值较高,由兔脑组织因子组成
  — 华法林的监测中建议 ISI 值<1.4
- INR 是为了校正由于促凝血酶原激酶试剂的灵敏度引起的 PT 值的变化
- $INR=\left[\dfrac{患者\,PT(s)}{正常参考平均值}\right]^{ISI}$ 注意:平均值是几何平均数
- CLSI INR 校准指南,但商业化产品有限和(或)难以适用[3]
- 尽管 INR 是一种改进的指标,但仍有可能出现偏差,原因如下:
  — 制造商提供的不准确的 ISI 报告
  — 预测变量
  — 实验室仪器引起的偏差

续表

- 住院患者中,PT/INR 通常是静脉穿刺采集的样本通过实验室适用的凝血分析仪进行分析
- 一旦采集入枸橼酸钠管中,室温下,PT 和 INR 在 24h 内保持稳定
- PT/INR 也可使用多个厂家生产的便携式凝血仪采用 POC 法测得
  - 可使用毛细血管
  - 设备可将结果转化为相当于血浆的 PT 或 INR 结果
  - 不同厂家的结果不同
  - 实验室测定值的变化通常不认为有临床意义,除 INR 升高外。
- 监测口服维生素 K 拮抗药抗凝作用的替代策略
  - 监测凝血因子水平
  - 最常见的是 X 因子的水平(抗 X a 因子活性水平)
  - 显色法与凝固法测量 X 因子的结果有差异(图 18-3)
  - 目标因子水平为 INR 值在 2~3 之间[9,10]

    II 因子:INR 2~3 时,接近 20%~35%

    X 因子:INR 2~3.5 时,11%~42%(显色法);一定的 INR 值下,不同检测方法测量因子的百分含量差异很小(参见第五章)

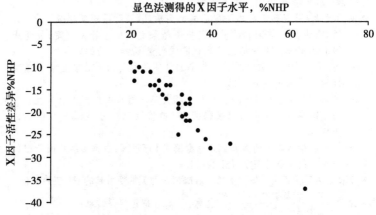

显色法测得的 X 因子水平,%NHP

图 18-3　X 因子活性的差异,%NHP

偏倚图描绘了显色法与凝固法测定 X 因子活性报告值的差异。如果采用更标准的凝固法测定 X 因子活性,应当谨慎使用文献中显色法测定的目标 X 因子活性水平。注意:在正常人血浆中(NHP),凝固法测定的 X 因子活性结果比显色法要低

临床精粹

- 当临床上需要测定 INR 值,但仅收集了 aPTT 样本时,可要求实验室使用 aPTT 样本进行 INR 测定,以尽快报告结果,避免额外扎针或抽血。

表 18-14　PT 和 INR 的临床应用

- INR 对Ⅶ因子的减少最为敏感,而Ⅶ因子的半衰期最短,所以在使用华法林治疗初期,INR 不够准确
- 狼疮抗凝物与肝脏疾病可延长 PT 和 INR
- 肝素可延长 PT/INR
  - 如果试剂不含有肝素中和剂(例如,聚凝胺),使用治疗剂量的肝素可能会增加 PT 数值 1.2～1.8s
  - 高剂量肝素可能有更明显的效果
  - 使用肝素的患者,如果使用肝素中和剂如聚凝胺,中和肝素高达 2U/ml 的Ⅹa 因子的活性,则可以获得准确的 PT 数据
- 直接凝血酶抑制药可发生药物与实验室检测相互作用,并延长 INR;INR 延长并不代表有止血效果
  - 阿加曲班具有最强的升高 PT/INR 作用,其次是比伐卢定及肝素或地西卢定

临床精粹

- INR 目标范围(2～3)预示稳定的抗凝状态。
- 考虑Ⅱ因子的半衰期长于Ⅶ或Ⅹ因子,使用维生素 K 拮抗药(VKA)治疗初始期 INR 值上升很快,可能不能完全代表稳态剂量已经达到的抗凝效果,因为Ⅶ或Ⅹ因子比Ⅱ因子清除更快。
  - 在使用华法林治疗初期,早期升高的 INR 数值可能代表早先损耗的主要是Ⅶ因子。
  - 相比之下,VKA 维持治疗时Ⅱ因子的复苏可能迟于Ⅶ或Ⅹ因子,这暗示对于一个给定的 INR 值,有更大程度的抗凝效果。因此,相同的 INR 下降值与 INR 升高值相比,可能代表了更高的抗凝水平。
- 如果 PT 试剂具有中和肝素的能力,那么对于使用肝素的患者,INR

的影响最小。如果 PT 试剂系统不具有中和肝素的能力,那么 INR 的基线值可能应升高至使用肝素时的水平。

活化部分凝血活酶时间(aPTT)

表 18-15 aPTT 试验概述

- 通用性凝血测定试验
- aPTT 被称为部分凝血活酶是由于促凝血酶原激酶中缺乏组织因子
- 可用于屏蔽内源性途径(Ⅻ、Ⅺ、Ⅸ和Ⅷ因子)及共同通路(Ⅹ、Ⅴ因子及凝血酶原)的抑制因素和缺陷,还可屏蔽纤维蛋白原的相对不足(值得注意的是,一些直接凝血酶抑制药(DTIs)会使纤维蛋白原的测量值降低)
- 许多实验前因素可能影响 aPTT 结果,包括采样时间、部位、枸橼酸盐的浓度以及样品处理,如离心和处理时间
- 使用仪器来检测凝血时间可能依赖于血浆浊度,脂质血症或黄疸标本可影响血浆浊度;体外溶血样品不应用于凝血测试
- aPTT 试剂具有不同类型的接触激活药,磷脂成分和浓度
- 血液中的活性因子和 aPTT 结果呈对数关系,因此,aPTTs 基值越长,额外延长所需的变化水平越低
- aPTT 具有昼夜变异性(睡眠中较高),致使较难维持有效治疗 aPTT(参见第三章)
- aPTT 即时检测(POC)增加了试验的变异性
- 一旦采集入枸橼酸钠管中,以下情况 aPTT 稳定:
  — 监测普通肝素:室温下 2h
  — 所有其他指标:室温下 4h

表 18-16 使用 aPTT 监测肝素的注意事项

- 监测普通肝素的最常见实验
- 肝素治疗的 aPTT 范围因 aPTT 试剂和仪器不同而有所不同
- aPTT 试剂因生产厂家和批号不同反应性不同(图 18-4)
- aPTT 试剂对肝素有不同反应,因此,经验性的 aPTT 比值(即对照值的 1.5～2.5 倍)不适合用于肝素监测

临床精粹

- 抗Ⅹa因子活性与 aPTT 之间的相关性：基于实验室的 aPTT 比 POC aPTT 更强。
- 更换试剂批号或制造商时*可能需要重新确定肝素的治疗范围*[11]。
  - 至少需要 30 例以上使用普通肝素(UFH)治疗(未同时接受华法林治疗)的患者样本来比较 aPTT 新旧批号试剂。每位患者不低于 2 个样本。
  - 确定每一批次均值之间的差异(现有批号与新批号)。
    - 如果差值<5 秒,治疗范围无须调整。
    - 如果差值在 5～7 秒之间,可能需要调整。
    - 如果差值>7 秒,需要重新制订新的治疗范围。
- ACCP 及 CAP 推荐的确定 aPTT 治疗范围的方法,是选取仅接受 UFH(无华法林)治疗的患者样本,进行 aPTT 和肝素水平(抗Ⅹa因子活性)之间的回归分析。使用显色法 aPTT 治疗范围对应 0.3～0.7U/ml 抗Ⅹa因子活性(图 18-5)[11]。
- 在体外加入肝素至血浆中与使用肝素治疗患者的体内样本,aPTT 响应不同(图 18-6)。

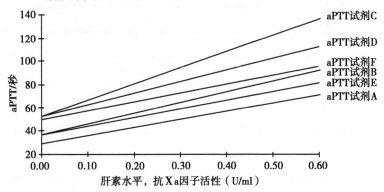

图 18-4　肝素效应曲线

使用 6 种不同的试剂/仪器系统同时对使用 UFH 治疗的患者样本进行测定的 aPTT 结果。应注意的是,对 UFH 更加敏感的 aPTT 试剂(坡度更陡峭和 aPTT 凝血时间更长)可能产生不同的 aPTT 比率(患者的 aPTT/基线 aPTT 值)。同时应注意到,文献报道的治疗范围(如 60～80 秒)在不同试剂系统间也不相同

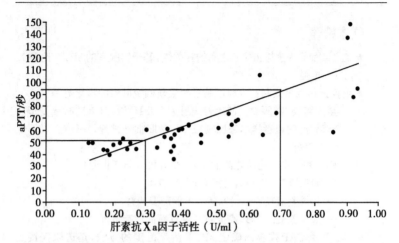

图 18-5 肝素效应曲线

实验室监测普通肝素治疗范围的推荐方法是在使用治疗剂量肝素而未使用其他抗凝药(华法林)的患者中比较抗 Ⅹ a 因子活性水平与 aPTTs 结果。该实例中,使用实验室法确定的普通肝素的治疗范围为 50～95 秒

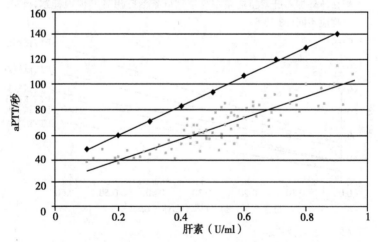

图 18-6 肝素效应曲线

普通肝素治疗范围回归数据的比较:所推荐的比较抗 Ⅹ a 凝血因子活性与患者 aPTTs 的方法确定的普通肝素治疗范围回归数据(■),普通肝素体外添加血浆法确定的普通肝素治疗范围回归数据(◆)。推荐方法的治疗范围为 45～85 秒,使用体外添加普通肝素的方法得出的治疗范围为 70～120 秒

临床精粹

普通肝素的治疗范围：

- 使用普通肝素添加血浆确定治疗范围可能会过高估算药物的需求量，导致抗凝过度。即使那些很少使用肝素的设备常有吸引力，这种方法亦不宜使用。

表 18-17 普通肝素抗凝治疗的 aPTT 试验：临床应用

- 基于 aPTT 调整肝素静脉治疗方案不同于基于其他指标如肝素浓度（抗 Ⅹa 凝血因子活性水平）或 ACT
- 静脉注射肝素治疗静脉血栓监测到 aPTT 意外延长时，需反复测定 aPTT 加以确证
- 支持静脉血栓患者 aPTT 升高与大出血相关的数据很少，出血与 aPTT 值高于目标范围治疗超过 48h 的频率之间有相关性得到证实
- ACS 试验数据支持 aPTT 的增加和大出血之间的关系
- 肝素抵抗/肝素效应改变
  —— 肝素静脉滴速超过 25U/(kg·h)时应考虑
  —— 增加肝素滴速但患者仍无法达到 aPTT 治疗浓度时应该怀疑
  —— 可能的原因
    —— 抗凝血酶缺乏症
    —— 肝素结合蛋白增加
    —— Ⅷ因子或纤维蛋白原增加；这些都是急性期反应物，患者凝血因子Ⅷ和纤维蛋白原水平的提高（即怀孕）将使他们的肝素剂量反应曲线下移，表明在给定的肝素浓度下 aPTT 延长较少；如果肝素剂量增加，而 aPTT 不延长，使用肝素抗 Ⅹa 因子活性水平来监测肝素
      —— 如果静脉注射肝素 aPTT 达不到治疗范围且患者接受肝素的剂量＞40 000U/d，而肝素抗 Ⅹa 因子活性水平至少为 0.35U/ml，可能没有必要进一步增加剂量
- 低分子量肝素和 aPTT
  —— 治疗剂量对 aPTT 影响甚微——无须监测治疗

临床精粹

- 评估是否存在抵抗的一种有效方法是快速静脉推注肝素后立刻测定 aPTT 值以判断是否观察到效应。

表 18-18　直接凝血酶抑制药治疗期间监测 aPTT 的考虑因素

- 直接凝血酶抑制药(DTI)的 aPTT 治疗范围与肝素治疗时的 aPTT 治疗范围不同
- aPTT 试剂改变会为临床相关的 DTIs 浓度产生不同的 aPTT 比率[12]
- DTIs 的 aPTT 治疗范围是经多中心临床试验建立的,使用多种 aPTT 试剂
- 随着 DTI 浓度的增加,aPTT 量效曲线变平及血浆水平显著改变,导致 aPTT 仅发生轻微变化(图 18-7)
- 所有 CAP 的必要条件,每个实验室需对监测抗凝药的试验确定有效治疗范围;对于 DTI 治疗期间使用 aPTT 监测,可考虑以下方法(图 18-8)
  — 在正常血浆中加入 DTI,至药物浓度相当于 $0.1 \sim 1.2 \mu g/ml$
  — 测定 aPTT 和 PT/INR
  — 更换批号需复测(PT 和 aPTT)

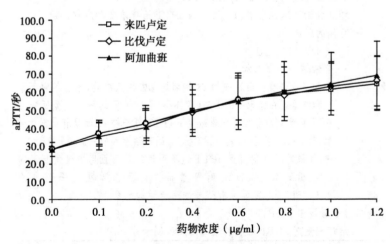

图 18-7　14 种不同 aPTT 试剂的 aPTT 结果的平均值和误差棒图
注意:随着药物浓度的增加出现平台效应,斜率从浓度 $0.6 \mu g/ml$ 后开始改变

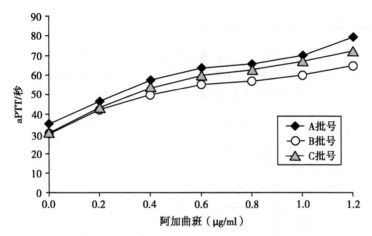

图 18-8　不同批号 aPTT 试剂对阿加曲班浓度的体外效应比较

A 批号曲线表示灵敏度升高及 aPTT 报告值偏高的可能性。但是,基线值也可能同时升高,降低对比率的影响。在较高 DIT 浓度下可能观察到曲线较平(或斜率变化)。注意:目标血清 DTI 水平与临床疗效的相关性尚未明确。上述曲线描述了测得的 aPTT 范围随试剂的不同而变化,并且若所建立的范围是以秒而非斜率为单位可能导致不同的结果

表 18-19　用于胃肠外 DIT 监测的 aPTT 测定的临床应用

注意:请参阅第五章关于胃肠外 DTIs 的更多信息

- 华法林可以增加 aPTT;如果确诊为 HIT,若不撤除华法林则可能导致 DIT 剂量不足
- aPTTs 的升高与出血风险增加相关
- 如果存在高出血风险,考虑 aPTT 比率为 1.5~2.0 倍的基线值或治疗范围的下限值
- 如果增加药物剂量,aPTT 值没有随之增加,验证药物剂量或换用另一种 DTI;ACT 的增加可能暗示抗凝效果是存在的,可能是正在使用的 aPTT 检测方法有问题;考虑将样品送到其他实验室采用其他 aPTT 检测方法或显色法检测以验证
- 无论何时怀疑血栓形成或大出血时,检查 aPTT
- 如果 aPTT 过度延长,再次治疗前,验证 aPTT 值
- 使用 DTI 和 PT 试剂 INR 延长的程度不同[13];DTI 的用量也会使 INR 升高;比率越高致使 INR 值越高

续表

- 比伐卢定
  - 初次使用与剂量改变后监测 aPTT 2～4h,然后至少每日检测 1 次
  - 对于严重肾功能不全患者,考虑延长 aPTT 监测间隔时间以评估稳态效果;需要尽早得到测定值以决定已用静脉输注剂量的增速(参见第五章)

- 阿加曲班
  - 初始治疗与剂量改变后监测 aPTT 4h

- 来匹卢定
  - 如果基线 aPTT 比值(实验室正常人 PT/患者 PT)>2.5 时,不推荐使用
  - 监测 aPTT 基线值,每 4 小时 1 次,治疗后每日 1 次
  - 剂量改变后监测 4h
  - 长期使用来匹卢定治疗可能导致抗水蛭素抗体的形成,已证实在相同临床剂量下可增加 aPTT 从而增强抗凝作用。临床试验数据支持低 aPTT 数值和血栓形成以及高 aPTT 和出血之间的关系。
  - 对于危重症患者以及肾功能不全患者,当评估是否达稳态时,可延长 aPTT 监测的间隔时间;早期值应先于稳态值予以考虑,以减少过度抗凝(参见第五章)

肝素水平监控

表 18-20　肝素水平监测概述

- 可用两种不同方法确定肝素水平;抗 Ⅹa 因子活性测定和硫酸鱼精蛋白滴定法;抗 Ⅹa 因子活性测定法具有更常规适用性

抗 Ⅹa 因子水平监测

- 抗 Ⅹa 因子活性可用凝固法或显色法测定,凝固法相对于显色法可能会低估抗 Ⅹa 因子活性,显色法最常用(图 18-9 显色法的说明)
- 必须通过 UFH 衍生的标准曲线来确定 UFH 抗 Ⅹa 因子活性
- 含量测定的变异性来源于不同的仪器和制造商,一些检测系统加入外源性抗凝血酶(AT),对于不同批号的肝素,建立标准曲线的过程不同
- 通过辨识抗 Ⅹa 因子活性水平初步建立肝素抗 Ⅹa 因子活性水平的治疗范围,这与通过鱼精蛋白滴定试验(0.2～0.4IU/ml)确定的已知肝素治疗水平相符合;这种方法的局限性在于抗 Ⅹa 因子活性测定有显著的变异性

续表

- 对于肝素监测,与 aPTT 测定相比抗 X a 因子活性测定的优势在于测定结果受试验前和生物因素的影响较小
- 监测肝素静脉注射治疗时,有些机构直接测定肝素的抗因子 X a 活性水平,代替 aPTT

肝素抗 X a 因子水平考虑因素

- LMWH 抗 X a 因子活性测定时存在许多影响因素,从而导致抗 X a 因子活性报告结果有显著变化;导致变异因素包括如下:
  - 添加外源性 AT
  - LMWH 的抗 X a 因子活性
  - 试剂盒的方法制造商
  - 仪器的测定水平
  - 需要适当的校准
  - 使用 UFH 曲线测定 LMWH 会低估 LMWH 的效果
  - 使用 LMWH 曲线测量 UFH 会高估 UFH 的效果
  - 通过显色法测定普通肝素抗 X a 因子活性确定的肝素水平比鱼精蛋白滴定法确定的水平要高,避免肝素水平/活性结果的互换
    戊多糖抗 X a 因子活性的监测同样需要与 UFH 或 LMWH 不同的校正曲线,因药物浓度测定单位不同(分别为 mg 和抗 X a 因子活性)。注意:虽然戊多糖抗 X a 因子活性与剂量相关,但是仍缺乏磺达肝素剂量与临床结果之间的关系

鱼精蛋白滴定法

- 肝素中和试验,并非常规检测方法
- 通过确定鱼精蛋白最小滴度来估算肝素活性,鱼精蛋白可中和肝素引起的凝血时间延长效应;然后将这一数值与中和已知的肝素的需要量相比较
- 0.2~0.4IU/ml 的治疗范围是基于家兔的血栓模型建立的
- CAP 和 ACCP 指出,通过硫酸鱼精蛋白滴定法确定的肝素水平 0.2~0.4IU/ml 相当于通过显色法测定肝素抗 X a 因子活性确定的 0.3~0.7IU/ml;并不是所有的数据都支持该等效关系
- 接受心肺转流术的患者使用 Hepcon 设备可以通过硫酸鱼精蛋白滴定法测定肝素水平:此法可用于监测肝素在心肺转流术中的抗凝作用,术后硫酸鱼精蛋白逆转定量,以及鱼精蛋白给药后的残余肝素抗凝作用

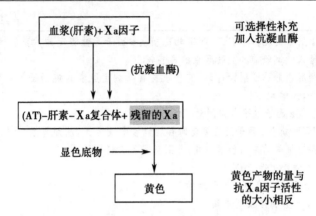

图 18-9　抗Ⅹa因子活性测定的显色过程示意图

表 18-21　普通肝素抗Ⅹa因子活性试验的临床应用
(参见第三章)

- 应按照推荐的监测 UFH 抗凝的 aPTT 时间间隔测定抗Ⅹa因子活性
- 以下情况应优先考虑监测抗Ⅹa因子活性而不是监测 aPTT
  — 怀疑肝素抵抗的情况,如Ⅷ因子、肝素结合蛋白或纤维蛋白原水平的升高
  — 尽管增加肝素剂量,但是 aPTT 仍不升高
  — 狼疮抗凝物
  — 妊娠
  — 由于样本缺乏(小型设备,等),实验室无法进行充分的回归分析
- 华法林不会影响肝素的抗Ⅹa因子活性水平
- 已经证实使用抗Ⅹa因子活性水平而非 aPTT 监测肝素,可减少监测检查,剂量变化较少,治疗试验结果在目标范围内的比例较高;与使用 aPTT 监测相比,早期监测值在抗Ⅹa因子活性目标值之内,可能致使剂量调整较少和抗凝水平较低,特别是如果 aPTT 目标值设置在范围的上限时(即,对于静脉血栓栓塞治疗相当于 0.5～0.7U 抗Ⅹa因子活性)
- 抗Ⅹa因子活性水平和临床结果(血栓或严重出血)之间的关系仍不明确,有限的数据显示:当分析抗Ⅹa因子活性时,肝素浓度超过 0.7～0.8U/ml 水平时,出血风险增加;患者相关因素是出血等并发症的最重要决定因素

临床精粹

抗Ⅹa因子活性测定

- 该试验中加入 AT,与不加 AT 相比,对于 AT 活性或水平低的患者(<70%),可能会表现出更高的抗Ⅹa因子活性效果(更高的数值)。新鲜冰冻血浆中加入 AT 与不加入 AT 相比,前者可增加抗Ⅹa因子活性的测定值。
  - 显色法是测定抗Ⅹa因子活性最常用的方法。
  - 重要的是,确认正在使用试剂的标准曲线是正确的。
  - 使用的方法不同,抗Ⅹa因子活性的目标值不同。
  - 不能从患者的 UFH 抗Ⅹa活性辨别 LMWH 抗Ⅹa因子活性。

表 18-22　LMWH抗Ⅹa因子活性检测的临床应用[a]

- 静脉血栓栓塞(ⅤTE)和急性冠脉综合征(ACS)患者中,抗Ⅹa因子活性水平和临床结果(血栓或严重出血)之间的关系尚未确定
- 肾功能不全患者使用 LMWH,其抗Ⅹa因子活性蓄积水平是变化的
  - 依诺肝素证明肌酐清除率(CrCl)与抗Ⅹa因子活性水平间呈线性负相关
  - CrCl<40ml/min 时,使用依诺肝素可导致抗Ⅹa因子活性水平显著蓄积
  - 肾功能不全(CrCl>20ml/min)时,短期使用达肝素和亭扎肝素,无显著的抗Ⅹa因子活性蓄积
- 如果需要监测抗Ⅹa因子活性,监测谷值水平可监测蓄积程度

使用抗Ⅹa因子活性监测 LMWH 的潜在情形
- 肾功能不全
- 新生儿
- 低体重
- 儿科患者
- 治疗中意外的血栓形成
- 孕妇
- 病态肥胖症——体重指数 $BMI>40kg/m^2$ 或实际体重>190kg
- 长期抗凝治疗患者有中度肾功能受损
- 尚无数据支持根据抗Ⅹa因子活性水平调整 LMWH 剂量

　　[a]其他物质对这些致血栓形成和出血的药物(如纤溶酶原激活抑制药)作用(该作用对于肾功能受损患者更重要)的影响可能无法通过单一试验如抗Ⅹa因子活性测定来反映。在此情况下,必须慎重对待检测结果,直至获取临床疗效数据。已经观察到抗Ⅹa因子活性和估计的肾功能或体重之间的相关性较差[14]

活化凝血时间(ACT)

表 18-23   ACT 测定概述

- 根据 POC 法,正常范围一般为 80～130s(可能有所不同)
- 用于监测中至高剂量肝素;还用于心肺转流术及其他侵入性血管内操作期间(包括心血管造影和介入,主动脉内球囊泵,体外膜式氧合,血管外科手术和颈动脉内膜切除术)DTI 的监测
- 结果受诸多因素影响,包括血小板计数、血小板功能、狼疮抗凝物、因子缺乏、试验方法、血容量、使用的技术、环境、温度和血液稀释
- 华法林和糖蛋白Ⅱb/Ⅲa 抑制药可增加 ACT;抑肽酶的效果取决于使用的接触活化剂(硅藻土＞白陶土)
- 设备具有高低范围档,肝素抗凝反应会有所不同(图 18-10)
- 设备间接触活化剂(硅藻土或白陶土)不同,凝固检测方法和结果不同,因此设备间的 ACT 值不同,无法比较[15]
- ACT 设备间有很多差别,Medtronic 公司的 ACT 设备与 Hemochron 公司相比,测试结果有正偏差

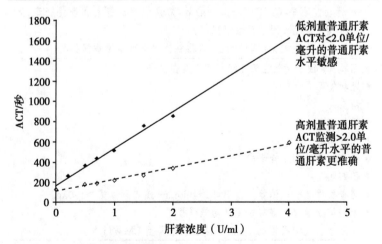

图 18-10   两种不同 ACT 试剂盒测定的肝素效应:低剂量普通肝素和高剂量普通肝素的抗凝作用

临床精粹

ACT 检测

● 如果 ACT 对普通肝素抗凝无响应,增加药物剂量之前应先确定所选用的试剂盒是否适当。也可以检查 aPTT 或肝素抗 Ⅹ a 因子活性水平,以确认药物的效果。

● 极少数情况下,即使给予足够剂量的抗凝药物(核实使用的浓度与剂量正确),实验室值(如 ACT)仍无响应时,可考虑其他不同的测试如 ACT、aPTT 及抗 Ⅹ a 因子活性。某些患者可能短期或长期特异性地对某一测试无响应。

表 18-24　ACT 临床应用

普通肝素抗凝

● ACT 和 PCI 发生缺血性并发症间的关系尚存争议,因此 PCI 中使用肝素的最佳 ACT 范围仍未完全确定

● LMWH 并不明显延长 ACT

● 心血管手术接受狼疮抗凝患者选择如下:

— ACT 基线值双倍

— 使用加标样品,相当于手术室所需的肝素水平,全血浓度通常＞ 3U/ml,以建立患者的具体 ACT 肝素水平的滴定曲线来检测 ACT

— Hepcon 即时检测设备可用于测定 ACT,它与肝素的治疗水平相符 (此设备使用鱼精蛋白滴定法测定肝素水平)

凝血弹性描记法[thromboelastography, TEG](图 18-11)

凝血弹性描记法(TEG)是测量全血或再次钙化的枸橼酸血在低剪切力情形下诱导血块形成之后的黏弹性[16]。TEG 的结果可为凝块的稳定性和凝血酶形成的所有阶段提供证据。使用的主要仪器有两种:TEG 检测器 (Haemoscope Corporation, Niks, IL)主要在美国使用,ROTEM Ⅹ (Tem International GmbH, Munich, GE)已经 FDA 批准使用。许多临床情况下,TEG 检测用于监控止血,包括心肺旁路手术、肝脏手术(如器官移植)、监控药物疗效、替换输血需求量以及高凝状态的筛查[16]。

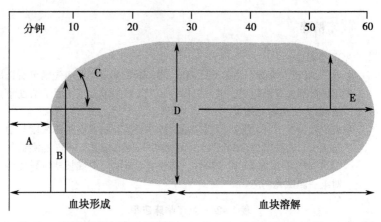

图 18-11　凝血弹性描记法记录

表 18-25　TEG 和 ROTEM 凝血弹性描记法的释义

面积	TEG	ROTEM	过程
A	r：凝血时间	CT：凝血时间	凝血酶形成的启动，启动血块聚合
B	k：波幅 20mm	CFT：凝块的形成时间，波幅 20mm	血块形成，纤维蛋白聚合/交联和血小板的交互作用
C	α：r 和 k 之间的斜率	α：2mm 波幅的正切角	
D	MA：最大波幅	MCF：血块的最大硬度	经血小板和 XIII 因子增强血块的稳定作用
E	CL45；CL60：45min 和 60min 后溶解	LY30：LY45 或 ml：在 30min 或 45min 时溶解；最大溶解	时间/h 确定后的纤溶程度

临床精粹

- 有时，出血是一种凝血功能障碍或血小板功能低下的结果。TEG 可以识别受损系统并指导处理。

● 由血小板或凝血酶介导，或者两者联合介导，可促使凝血酶形成血栓。

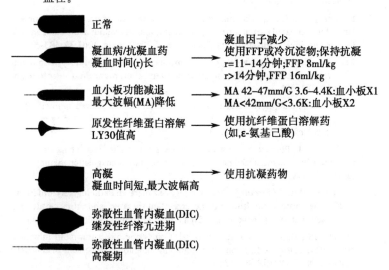

图 18-12　凝血弹性描记法：诠释和治疗[17,18]

注：只有在患者出血或血栓形成风险高至必须干预时，才建议进行治疗。

参考文献

* 关键文章

1. Clinical and Laboratory Standards Institute Document H21-A5. Collection, transport, and processing of blood specimens for testing plasma-based coagulation assays and molecular hemostasis assay: approved guideline (5th ed.). Available at: http://www.clsi.org www.clsi.org.

2. Clinical and Laboratory Standards Institute Document H47-A2. One-stage prothrombin time (PT) test and activated partial thromboplastin time (APTT) test: approved guideline (2nd ed.). Available at: http://www.clsi.org.

3. Clinical and Laboratory Standards Institute Document H54-A. Procedures for validation of INR and local calibration of PT/INR Systems: approved guideline (1st ed.). Available at: http://www.clsi.org.

4. US Department of Health and Human Services. Title 42 Public Health, Chapter IV Centers for Medicare & Medicaid Services, part 493: laboratory requirements. Available at: http://www.cms.gov.

* **5. College of American Pathologists 2009 Hematology and Coagulation Checklist. Available at: http://www.cap.org www.cap.org.**

6. Gosselin R, Owings JT, White RH, et al. A comparison of point-of-care instruments designed for monitoring oral anticoagulation with standard laboratory methods. *Thromb Haemost.* 2000;83:698–703.

* 7. **Kemme MJ, Faaij RA, Schoemaker RC, et al. Disagreement between bedside and laboratory activated partial thromboplastin time and international normalized ratio for various novel anticoagulants.** *Blood Coagul Fibrinolysis.* **2001;12:583–591.**

* 8. **Reiss RA, Haas CE, Griffis DL, et al. Point-of-care versus laboratory monitoring of patients receiving different anticoagulant therapies.** *Pharmacotherapy.* **2002;22:677–685.**

9. Le DT, Weibert RT, Sevilla BK, et al. The international normalized ratio (INR) for monitoring warfarin therapy: reliability and relation to other monitoring methods. *Ann Intern Med.* 1994;120:552–558.

10. McGlasson DL, Romick BG, Rubal BJ. Comparison of a chromogenic factor X assay with international normalized ratio for monitoring oral anticoagulation therapy. *Blood Coagul Fibrinolysis.* 2008;19:513–517.

* 11. **Olson JD, Arkin CF, Brandt JT, et al. College of American Pathologists Conference XXXI on laboratory monitoring of anticoagulant therapy: laboratory monitoring of unfractionated heparin therapy.** *Arch Pathol Lab Med.* **1998;122:782–798.**

12. Gosselin RC, King JH, Janatpour K, et al. Comparing direct thrombin inhibitors using aPTT, ecarin clotting time and thrombin inhibitor management testing. *Ann Pharmacother.* 2004;38:1383–1388.

13. Gosselin RC, Dager WE, King JH, et al. Effect of direct thrombin inhibitors, bivalirudin, lepirudin, and argatroban, on prothrombin time and INR values. *Am J Clin Pathol.* 2004;121:593–599.

14. Bazinet A, Almanric K, Brunet C, et al. Dosage of enoxaparin among obese and renal impairment patients. *Thromb Res.* 2005;116:41–50.

15. Despotis GJ, Filos KS, Levine V, et al. Aprotinin prolongs activated and nonactivated whole blood clotting time and potentiates the effect of heparin in vitro. *Anesth Analg.* 1996;82:1126–1131.

16. Luddington RJ. Thromboelastography/thromboelastometry. *Clin Lab Haem.* 2005;27:81–90.

17. Shore-Lesserson L, Manspeizer HE, DePerio M, et al. Thromboelastography-guided transfusion algorithm reduces transfusions in complex cardiac surgery. *Anesth Analg.* 1999;88:312–319.

18. Mallett SV, Cox DJ. Thrombelastography. *Br J Anaesth.* 1992;69:307–313.

第十九章 高凝状态检测

引言

高凝状态,亦称为血栓形成倾向或易栓症的检测用于测定患者血栓形成的风险。高凝状态可遗传或后天获得,并非所有的高凝状态都能识别。大多数高凝状态与静脉血栓栓塞相关;而除高同型半胱氨酸血症和抗磷脂抗体(antiphospholipid antibody,APLA)综合征外,高凝状态引起动脉血栓形成的资料很有限[1]。高凝状态检测争议点在于何时、何人、检测什么、阳性结果如何影响治疗决策。由于测定高凝状态可以有几种方法,明确选用何种检测方法以及该方法有何缺陷就显得尤为重要。如果测定结果会改变治疗方案,就应考虑进行检测。

高凝状态检测

高凝状态的基础知识

表 19-1 关于高凝状态的基本信息

高凝状态的分类	高凝状态的基本信息
天然促凝血物质水平或功能升高	凝血因子Ⅴa不能被活化蛋白C灭活时就产生了活化蛋白C抵抗 ● 凝血因子Ⅴa增多引起凝血因子Ⅱa(凝血酶)产生增多 ● 90%~95%活化蛋白C抵抗由凝血因子Ⅴ Leiden突变引起[1-3] ● 凝血因子Ⅴ Leiden突变是编码凝血因子Ⅴ被活化蛋白C切割位点的基因点突变[2,3] ● 凝血因子Ⅴ Leiden突变是最常见的高凝状态之一
	凝血酶原基因G20210A突变导致其他正常的血浆凝血酶原水平增高[2,4,5]
	其他正常血浆凝血因子水平增高,特别是凝血因子Ⅷ、凝血因子Ⅸ和凝血因子Ⅺ,也可导致高凝状态[2,6];病因不明,但有可能是遗传性的[2]

续表

高凝状态的分类	高凝状态的基本信息
天然抗凝血物质缺乏	抗凝血酶(以前被称为抗凝血酶Ⅲ)、蛋白C、蛋白S缺乏均由大于100个突变引起,使得基因检测很难实施[4]
	抗凝血酶抑制凝血因子Ⅱa(凝血酶)、凝血因子Ⅹa和其他凝血因子[2]
	活化蛋白C以及辅助因子蛋白S抑制凝血因子Ⅴa和Ⅷa[2,4]
APLA综合征	APLA综合征是获得性高凝状态,自身抗体结合磷脂(如心磷脂),磷脂结合蛋白(例如,β_2-糖蛋白Ⅰ),或两者兼有,引起动脉或静脉血栓形成[7]
	APLA综合征可分为狼疮抗凝物检测阳性、抗心磷脂抗体水平升高,和(或)抗β_2-糖蛋白Ⅰ水平升高;患者血栓形成与狼疮抗凝物(OR11.0)的相关性大于抗心磷脂抗体(OR1.6)[8]
	APLA综合征是一个独特的疾病,但可能与系统性红斑狼疮等风湿性疾病共存
	APLA综合征的发生与抗凝药(故有术语"狼疮抗凝物")和对凝血系统的促凝作用相关,但最终结果通常为促凝效应[7]
	APLA综合征可能涉及反复流产、慢性血栓性微血管病(导致器官功能障碍)、血小板减少、溶血性贫血、网状青斑,以及动静脉血栓栓塞[7]
高同型半胱氨酸血症	同型半胱氨酸血症,在血浆中的同型半胱氨酸升高,标志着动脉或静脉血栓形成的风险增加;编码同型半胱氨酸代谢酶的一些基因突变可导致同型半胱氨酸血症[9];是同型半胱氨酸血症导致血栓,还是静脉血栓形成、缺血性心脑血管疾病引起同型半胱氨酸水平升高尚不明确[1,10];降低同型半胱氨酸与B族维生素水平并不能降低血栓风险[11-17]

患病率和高凝状态血栓形成的风险

表 19-2　特定高凝状态的发病率和血栓形成风险

高凝状态	发病率	血栓形成风险
活化蛋白 C 抵抗(凝血因子 V Leiden 突变)	5%～15%	杂合子增加 3.8 倍[a]
凝血酶原基因 G20210A 突变	2%～6%	增加 2～3 倍
凝血因子Ⅷ水平增高	10%	与<100IU/dl 比较,>150IU/dl 的风险增加 4.8 倍
抗凝血酶缺乏	<1%	增加 8.1 倍 年危险度为 1%
蛋白 C 缺乏[b]	0.2%	增加 25～50 倍 年危险度为 1%
蛋白 S 缺乏[b]	<1%	增加 10～15 倍 年危险度为 1%
抗磷脂抗体综合征	2%～4%	年危险度为 5.5%
高同型半胱氨酸血症	5%～10%	增加 2.6 倍

　[a]凝血因子 V Leiden 突变杂合子患静脉血栓栓塞的风险较高(约增高 18 倍)

　[b]同时患有蛋白 C 缺乏和蛋白 S 缺乏罕见。两种蛋白水平均低,更可能是因为检测时机不佳(例如,使用维生素 K 拮抗药治疗或急性血栓形成)

高凝状态/检测的诊断注意事项

高凝状态检测的类型

表 19-3　高凝状态检测的类型

高凝状态检测的类型	定义及举例
功能性(活性)	测定凝血因子的功能,有时基于凝血试验(例如,抗凝血酶的功能水平,狼疮抗凝物)[18~20]
定量性(抗原性)	定量测定凝血因子或抗体水平,用酶联免疫吸附试验等方法(例如,游离蛋白 S 水平,抗心磷脂抗体)[18~21]
遗传	基因检测(如凝血因子 V Leiden 突变、凝血酶原 G20210A 突变);基因检测可在任何时间进行

现有的实验室检测

表 19-4　高凝状态现有的实验室检测

高凝状态	现有的实验室检测	注　释
天然促凝血物质水平或功能升高		
活化蛋白C抵抗(凝血因子Ⅴ Leiden突变)	活化蛋白C抵抗检测	第二代检测使用凝血因子Ⅴ缺乏的血浆比第一代不使用凝血因子Ⅴ缺陷的血浆更准确[3,22]。活化蛋白C抵抗测定比凝血因子Ⅴ Leiden突变基因检测更容易实施且费用较低[1]
	凝血因子Ⅴ Leiden突变基因检测(聚合酶链反应)	基因检测可能会漏过很小比例的非凝血因子Ⅴ Leiden突变引起的活化蛋白C抵抗的患者;可作为有狼疮抗凝物或凝血因子Ⅴ Leiden突变家族病史患者的首选检测;基因检测是确定患者是否携带凝血因子Ⅴ Leiden突变纯合子或杂合子的唯一方法
凝血酶原G20210A突变	凝血酶原G20210A突变的基因检测(聚合酶链反应)	由于有或无凝血酶原G20210A突变的患者,其凝血因子Ⅱ(凝血酶原)值的范围有相当多的部分是重叠的,凝血因子Ⅱ功能或抗原检测并无实用性[1]
凝血因子水平升高	凝血因子Ⅷ、Ⅸ、Ⅺ功能或抗原检测[2,4]	100%相当于100IU/dl;实验室间检测结果不一致、未知的相互作用以及参考范围不清,使得检测具有挑战性[9]
天然抗凝血物质缺乏		
抗凝血酶	抗凝血酶功能	检测阳性应重新核对,以确认诊断[18,23]
	抗凝血酶抗原	仅检测抗凝血酶抗原可能会忽略凝血酶功能异常;尽管该检测不能改善抗凝血酶功能以诊断抗凝血酶缺乏症。目前提出:因抗凝血酶某些亚型的血栓风险更大,而重要的是抗原检测可以区分抗凝血酶缺乏的亚型[1,18,23];大多数"抗凝血酶检测"为抗原检测[1,4]

高凝状态	现有的实验室检测	注　释
蛋白 C 缺乏	蛋白 C 功能	检测阳性应重新核对,以确认诊断[19,24]
	蛋白 C 抗原	仅检测蛋白 C 抗原可能会忽视蛋白 C 功能异常[4]
蛋白 S 缺乏	蛋白 S 功能	功能或抗原检测结果阳性,应重新核对以确认诊断[4,25,26];该检测可能偶尔会产生假阳性结果,所以谨慎起见,可以同时检测总的和游离蛋白 S 抗原[4,25]
	总蛋白 S 抗原	60%～70%的总蛋白 S 与运输蛋白 C4b 结合蛋白结合,不能作为活化蛋白 C 的辅助因子[9]
	游离蛋白 S 抗原	C4b 结合蛋白作为急性期反应物,其水平呈波动性,影响游离蛋白 S 的比例[9];服用狼疮抗凝物患者首选检测游离蛋白 S 抗原[25]

抗磷脂抗体综合征

(表 19-7　APLA 综合征的诊断标准)

狼疮抗凝物	不同凝血时间(功能性)	狼疮抗凝物检测阳性可确诊;需两种不同的阴性检测排除狼疮抗凝物[27];各种狼疮抗凝检测,包括这些措施的内在途径[活化部分凝血活酶时间(aPTT)、胶体硅凝固时间(CSCT)、高岭土激活全血凝固时间(KCT)]、外在途径[稀释凝血酶原时间(dPT)]以及最终共同通路[稀释印度蝰蛇毒时间(dRVVT)盾尖吻蛇毒液时间,textarin 时间,ecarin 时间][7];对于狼疮抗凝物阳性的患者,国际标准化比值(INRs),特别是即时 INRs,可能不准确(通常虚高)—在抗凝稳定时应至少做 1 次显色因子 X 或凝血因子Ⅱ或凝血因子 X 活性的检测(参见第十八章)[1]

续表

高凝状态	现有的实验室检测	注　　释
抗心磷脂抗体	抗心磷脂抗体(IgG、IgM、IgA)(抗原性)	在 APLA 综合征的诊断标准中仅包括抗心磷脂抗体 IgG 和 IgM
抗 β_2-糖蛋白 I 抗体	抗 β_2-糖蛋白 I 抗体(IgG、IgM、IgA)(抗原性)	在 APLA 综合征的诊断标准中仅包括抗 β_2-糖蛋白 I 抗体 IgG 和 IgM
高同型半胱氨酸血症		
高同型半胱氨酸血症	血浆同型半胱氨酸水平	引起获得性高同型半胱氨酸血症的原因很多(表 19-5);虽然一般推荐空腹给药,但患者空腹与否可能并无临床相关性[1,10]
	基因检测	导致高同型半胱氨酸突变的基因检测与血栓形成不直接相关;例如亚甲基四氢叶酸还原酶(最常见 C677T 和 A1298C 突变),胱硫醚 β 合成酶,或蛋氨酸合成酶[9]

临床精粹

● 一些实验室可能会把一些常规的高凝状态检测分组,每组包括多个检测。在某些情况下(即怀疑抗凝血酶不足),特定的高凝状态检测可能更紧急。可以与实验室沟通检测时间,提前预约以加快检测。

高凝实验室检测与病理状态、非抗血栓药的相互影响

如表 19-5 详述,急性血栓形成时,许多高凝状态检测可能不准确。其他的生理状态也可以影响高凝状态检测。因此,当选择适当的时机进行检测时,应考虑需要多久能消除相互作用因素的影响。基因检测可以随时进行,不用考虑药物或生理状态。非基因检测必须在抗凝治疗开始前进行或停止治疗/停药(表 19-6)。可疑诊断(如某患者蛋白 C 缺乏阳性和蛋白 S 缺乏阳性)应复查。

表 19-5 高凝实验室检测与非抗血栓药的相互影响

高凝实验室检测	可能降低实验室检测值的因素[a]	可能升高实验室检测值的因素
天然促凝血物质水平或功能升高		
凝血因子 V 缺乏血浆的活化蛋白 C 抵抗检测	狼疮抗凝物(假阳性)[3,22,28]	无
凝血因子 V Leiden 突变的基因检测	无	无
凝血酶原 G20210A 突变的基因检测	无	无
凝血因子 Ⅷ、Ⅸ、Ⅺ检测	● 与维生素 K 缺乏的情况有关,如营养不良、肝/胆道疾病(凝血因子Ⅸ)[29] ● 急性、严重的外伤 ● 肾病综合征(凝血因子Ⅸ)[29] ● 相比于 A 或 B 型血,O 型血更明显(凝血因子Ⅷ)[29]	● 急性疾病 ● 慢性炎症 ● 雌激素,妊娠,口服避孕药 ● 近期有氧运动 ● 衰老[9,29,30]
天然抗凝血物质缺乏		
抗凝血酶检测	● 急性血栓事件 ● 阻碍抗凝血酶合成的获得性情况(例如,肝病、营养不良、早产儿、炎性肠病、大面积烧伤) ● 引起蛋白质丢失的情况(例如,DIC、急性溶血性输血反应、血栓性微血管病、恶性肿瘤、L-天冬酰胺酶治疗、肾病综合征) ● 大血管手术后第 3 天水平最低[9]	● 绝经期[9]

高凝实验室检测	可能降低实验室检测值的因素[a]	可能升高实验室检测值的因素
蛋白 C 检测	● 急性血栓事件 ● 维生素 K 缺乏症 ● 肝病 ● DIC ● 败血症 ● 肾功能不全 ● 肾病综合征(功能级别可以高或低) ● 术后 ● 成人呼吸窘迫综合征 ● 血浆置换后 ● 接受某些类型化疗的乳腺癌患者 ● 大出血和晶体液扩容后 ● 凝血因子Ⅷ升高(蛋白 C 功能低的假象) ● 新生儿天然低蛋白 C[9]	● 糖尿病 ● 缺血性心脏疾病 ● 妊娠 ● 绝经期 ● 激素替代疗法 ● 使用口服避孕药 ● 肾病综合征(检测值可以升高或降低)[19] ● 狼疮抗凝物[19]
蛋白 S 检测	● 急性血栓事件 ● 女性与男性相比的值 ● 使用口服避孕药(取决于使用孕激素的产品和类型) ● 妊娠 ● 肝病 ● 肾病综合征 ● DIC ● 高凝血因子Ⅷ水平和狼疮抗凝物[9](蛋白 S 功能低的假象)	● 与新生儿比较的成人 ● 绝经后 ● 妇女年龄的增加[9](虽然荷尔蒙的状态可能会引起这种差异)

续表

高凝实验室检测	可能降低实验室检测值的因素[a]	可能升高实验室检测值的因素
抗磷脂抗体综合征		
狼疮抗凝物检测	无	无
抗心磷脂抗体（IgG、IgM、IgA）	无	无
抗 $β_2$-糖蛋白 I 抗体（IgG、IgM、IgA）	无	无
高同型半胱氨酸血症		
同型半胱氨酸血症	无	● 急性血栓形成(长达数月) ● 维生素 B_6、维生素 B_{12} 或叶酸缺乏 ● 肾功能不全 ● 甲状腺功能减退症 ● 银屑病 ● 炎性肠病 ● 类风湿关节炎 ● 器官移植 ● 药品(抗惊厥药、左旋多巴胺、烟酸、甲氨蝶呤、噻嗪类、环孢素) ● 生活方式(缺乏体力活动、吸烟、饮用咖啡) ● 年龄的增加 ● 绝经后状态 ● 男性[10]
与同型半胱氨酸相关的基因突变	无	无

[a]见下述临床精粹

临床精粹

● 如果处于一些可能会使检测值降低的病理状态下,得出正常的高凝状态检测结果,可以认为这项检测是正常的(例如,急性血栓事件中测定出正常的抗凝血酶结果,则可排除抗凝血酶缺乏症)。

抗血栓药物对高凝状态检测的影响

表 19-6　同时使用抗血栓药物对高凝状态检测的影响

高凝实验室检测	华法林[a]	肝素或低分子量肝素[a]
天然促凝血物质水平或功能升高		
凝血因子 V 缺乏血浆的活化蛋白 C 抵抗检测	结果可靠[9]	使用凝血因子 V 缺乏血浆则结果可靠[9]
凝血因子 V Leiden 突变的基因检测	结果可靠[9]	结果可靠[9]
凝血酶原 G20210A 突变的基因检测	结果可靠[9]	结果可靠[9]
凝血因子Ⅷ检测	结果可靠[4]	结果可靠[4]
凝血因子Ⅸ检测	结果可能降低[4,29]	结果可靠[4]
凝血因子Ⅺ检测	结果可靠[4]	结果可靠[4]
天然抗凝血物质缺乏		
抗凝血酶检测	结果可能升高[9]	结果可能会降低,尽管发色底物法检测通常不会受到影响(停用肝素后至少 5 日再检测)[4,9,18,23]
蛋白 C 检测	结果可能会降低(停用华法林 2~4 周后再检测;发色底物功能也可能被高估)[9,19]	结果可能会增加(血块功能检测最有可能受到影响,也可能会受直接凝血酶抑制药影响而增加)[19]
蛋白 S 检测	结果可能会降低(停用华法林 2~4 周后再检测)[9,26]	结果可靠[9]

高凝实验室检测	华法林[a]	肝素或低分子量肝素[a]
抗磷脂抗体综合征		
狼疮抗凝物检测	结果可能升高（产生假阳性）[31]	结果可能升高（产生假阳性），这取决于肝素的水平[31]
抗心磷脂抗体（IgG、IgM、IgA）	结果可靠	结果可靠
抗 β_2-糖蛋白 I 抗体（IgG、IgM、IgA）	结果可靠	结果可靠
高同型半胱氨酸血症		
同型半胱氨酸血症	结果可靠[9]	结果可靠[9]
与同型半胱氨酸相关的基因突变	结果可靠[9]	结果可靠[9]

[a] 见下述临床精粹

临床精粹

● 如果在使用可能会降低检测值的药物情况下，高凝状态的实验室检测结果是正常的，实验室检测的结果可认为是正常的（例如，华法林治疗时，蛋白 C 检测结果正常，可排除蛋白 C 缺陷）。

抗磷脂抗体综合征的诊断标准

表 19-7　APLA 综合征的诊断标准

APLA 综合征的诊断标准（修订 Sapporo 标准；必须具备一项临床标准和一项实验室标准）	
临床标准	**血栓：**≥1 个动脉、静脉或在任何组织/器官的小血管血栓形成（不包括浅静脉血栓形成），或
	病态妊娠：
	1. ≥1 次形态正常的胎儿在妊娠 10 周或 10 周以上不明原因的死亡，或
	2. ≥1 次由于先兆子痫或重度子痫前期，或经证实的胎盘功能不全引起的形态正常的胎儿在妊娠 34 周前早产，或者
	3. ≥3 次发生在妊娠 10 周之内的连续不明原因的自然流产，因产妇解剖生理或内分泌异常、父母染色体原因所引起

续表

APLA 综合征的诊断标准(修订 Sapporo 标准;必须具备一项临床标准和一项实验室标准)	
实验室标准(必须出现≥2次且至少12周)	血浆有狼疮抗凝物,或
	在血清或血浆中检出抗心磷脂抗体 IgG 和(或)IgM 亚型,中等或高滴度(即>40 GPL 或 MPL,或>99%),或
	在血清或血浆中检出抗 β_2-糖蛋白Ⅰ抗体 IgG 和(或)IgM 亚型(滴度>99%)

引自:改编自参考文献 27

高凝状态的实验室检测推荐概要

表 19-8　高凝状态的实验室检测推荐[a]

高凝状态	推荐的实验室检测
天然促凝血剂水平或功能升高	
活化蛋白 C 抵抗(凝血因子 V Leiden 突变)	APC 与凝血因子 V 缺陷的血浆或 FVL 基因检测(或使用 FVL 基因检测作为 APC 抵抗试验阳性的确证试验)[1,3,4,32,33]
凝血酶原G20210A 突变	凝血酶原G20210A 突变基因检测
凝血因子水平升高	凝血因子Ⅷ抗原或功能检测[1,29,34,35]
天然抗凝血物质缺乏	
抗凝血酶缺乏症	抗凝血酶功能(发色底物法)检测[18]
蛋白 C 缺乏症	蛋白 C 功能检测[4,19,24]
蛋白 S 缺乏症	蛋白 S 功能和(或)游离蛋白 S 抗原+/—总蛋白 S 抗原检测[4,25]
抗磷脂抗体综合征	
狼疮抗凝物	各种狼疮抗凝物(表 19-4)
抗心磷脂抗体	抗心磷脂抗体(IgG、IgM、IgA)
抗 β_2-糖蛋白Ⅰ抗体	抗 β_2-糖蛋白Ⅰ抗体(IgG、IgM、IgA)
高同型半胱氨酸血症	
高同型半胱氨酸血症和相关的突变	可能的血浆同型半胱氨酸水平[1,34,36]

　[a]高凝状态的检测应包括所有推荐的检测,因为出现多个高凝状态(如凝血因子 V Leiden 突变+凝血酶原G20210A 突变)的风险增加超过单个高凝状态[37]

治疗注意事项

表 19-9　一般治疗注意事项

项目	治疗注意事项
一般治疗注意事项	● 除 APLA 综合征和高同型半胱氨酸血症外,高凝状态与非高凝状态相关的血栓治疗药物相同 ● 高凝状态可能影响一些治疗决定,如治疗疗程,或一些高风险情况下(例如,外科手术、住院、妊娠、低剂量 INRs 等)该如何处理 ● 虽然 2008 年 ACCP 指南未指明将高凝状态的存在作为指导 VTE 治疗疗程的一个主要因素,但其详述了遗传性血栓症是无明显诱因的 VTE 患者临床上重要的危险因素之一[38] ● 根据 ACCP 指南,在设计围手术期抗凝方案时,存在"严重易栓状态(蛋白 C、蛋白 S 缺乏或抗凝血酶、抗磷脂抗体阳性,或多个血栓形成异常)"表明患者有"高风险"的重要因素之一;"非严重的易栓状态(凝血因子 V *Leiden* 突变或凝血酶原突变的杂合子携带者)"提示"中度风险"[39]
治疗 VTE 的一般注意事项	● 对于无明显诱因 VTE 患者的治疗疗程,ACCP 指南阐明:"……我们建议用维生素 K 拮抗药治疗至少 3 个月(1A 级)。指南推荐,无明显诱因 VTE 患者抗凝治疗 3 个月后,所有患者应评估长期治疗的风险效益比(1C 级)。对于首次无明显诱因的近端 VTE、无出血危险因素的患者,可以实现良好的抗凝监测,则推荐长期治疗(1A 级)。对于无明显诱因的再发 VTE 患者,指南推荐长期治疗(1A 级)。首次无明显诱因的单个远端深静脉血栓患者,指南推荐抗凝治疗 3 个月(2B 级)"[38] ● 在决定无明显诱因 VTE 患者的治疗疗程时,需要考虑高凝状态,尤其是风险较高的高凝状态——抗凝血酶、蛋白 C 或蛋白 S 缺乏、APLA 综合征(参见下文)或多个高凝状态来确定血栓的风险 ● 高凝状态是评价血栓风险的唯一因素

项目	治疗注意事项
治疗 VTE 的一般注意事项	● 许多前瞻性研究显示高凝状态患者复发血栓栓塞的风险并未增加,但旨在评估随机中期与无限期治疗的高凝状态患者复发的研究尚未见报道[38] ● 确定患者的血栓形成风险时,除遗传性高凝状态及其他临床因素外,还应考虑获得性高凝状态,如癌症、怀孕、含有雌激素的口服避孕药、激素替代疗法等因素[9]
缺血性脑血管意外或短暂性脑缺血发作的一般治疗注意事项	● 由于活化蛋白 C 抵抗/凝血因子 V *Leiden* 突变、凝血酶原 $G20210A$ 突变及亚甲基四氢叶酸还原酶(MTHFR)基因 $C677T$ 突变都与缺血性脑血管意外(CVA)有关(尽管关联性较弱),因此很有必要评估 CVA 或短暂性脑缺血发作(TIA)患者的高凝状态、DVT、心房或心室室间隔缺损(如卵圆孔未闭),以确定未经诊断的 DVT 引发的 CVA 是否由室间隔缺损引起[40];如果发现 DVT,口服维生素 K 拮抗药以防止缺血性事件发生 ● AHA/ASA 的卒中指南推荐需要评估出现 DVT 或 TIA、已证实为高凝状态的患者的 DVT(Ⅱa 级[有相互矛盾的证据和(或)分歧的意见,但各项证据倾向于治疗],B 级证据,[从单一的随机研究或非随机研究得出的数据])[40] ● 基于华法林-阿司匹林复发性脑卒中研究/抗磷脂抗体与脑卒中研究(WARSS/APASS),AHA/ASA 的指南指出,抗血小板治疗对于缺血性 CVA 或 TIA、APLAs 阳性的患者是必要的(Ⅱa 级,B 级证据,参见前文分类和水平的定义)[40,41];但指南也表明,对于缺血性脑血管意外或短暂性脑缺血发作的、APLA 综合征(包括多个器官的动静脉闭塞性疾病、流产、网状青斑)的患者,口服抗凝治疗达到 INR 目标值 2~3 是必要的(Ⅱa 级推荐,B 级证据,参见前文分类和水平的定义)[40];WARSS/APASS 研究表明 APLAs 对 CVA 的复发风险无显著影响,每日 325mg 阿司匹林相当于华法林用至 INR 目标值 1.4~2.8 可防止因任何原因引起的死亡、缺血性 CVA、TIA、心肌梗死、DVT、肺栓塞(PE)和其他全身性血栓闭塞性事件[41]

表 19-10 治疗天然促凝血物质水平或功能升高注意事项

高凝状态	治疗注意事项
天然促凝血物质水平或功能升高	
活化蛋白 C 抵抗(凝血因子 V Leiden 突变)与凝血酶原 G20210A 突变	● 尽管有一些研究表明活化蛋白 C 抵抗与凝血酶原 G20210A 突变对 VTE 复发有显著影响(发生率升高 4～5 倍),但大多数研究表明影响甚微[34,42];因此,这些突变一般不会引起无限期的抗凝治疗
凝血因子水平升高	● 凝血因子 Ⅷ 水平升高可预测 VTE 复发[35,43],尽管并非所有研究得出此结论[34]

表 19-11 天然抗凝血物质缺乏的治疗注意事项

高凝状态	治疗注意事项
天然抗凝血物质缺乏	
抗凝血酶缺乏症	● 抗凝血酶缺乏的患者使用 UFH、LMWH 或磺达肝素治疗很难达到抗凝治疗效果,因为它们的作用机制依赖于抗凝血酶;在这种情况下,建议使用直接凝血酶抑制药治疗(例如,阿加曲班、来匹卢定)[9]
抗凝血酶、蛋白 C、蛋白 S 缺乏	● 对于缺乏抗凝血酶、蛋白 C、蛋白 S 的患者,在某些情况下(例如,难以达到有效抗凝、严重的血栓、新生儿暴发性紫癜、尽管抗凝治疗充分但仍有复发的血栓形成、围术期或围产期的预防),可以考虑抗凝血酶、蛋白 C 或蛋白 S 置换治疗 ● 置换产物包括抗凝血酶浓缩物、新鲜冰冻血浆或蛋白 C/蛋白 S 的凝血酶原复合体浓缩物、蛋白 C 浓缩物[9,44]
蛋白 C 和蛋白 S 缺乏	● 蛋白 C 或蛋白 S 缺乏的患者开始使用或再次开始使用华法林应同时给予 UFH、LMWH、磺达肝素,直至 INR 达到治疗水平并保持稳定 ● 在凝血因子 Ⅱ、Ⅶ、Ⅸ、Ⅹ 被充分抑制前,华法林起始迅速降低蛋白 C 和蛋白 S 水平,引起华法林皮肤坏死或其他血栓事件,尤其是有潜在蛋白 C 或蛋白 S 缺乏的患者;这些患者也应避免使用华法林的"负荷"剂量[9]

表 19-12　APLA 综合征和高同型半胱氨酸血症治疗的注意事项

高凝状态	治疗注意事项
	抗磷脂抗体综合征
抗磷脂抗体综合征	● 孕妇 APLA 综合征的治疗见第十六章 ● 一般来讲,由于复发的高风险,APLA 综合征及静脉血栓栓塞患者可无限期治疗 ● 动脉血栓及 APLA 综合征的患者,目前尚不清楚是否应该长期应用华法林,或仅进行抗血小板治疗是否足够[45,46] ● 尚无数据支持无动脉血栓形成的 APLA 综合征患者的药物治疗,但可考虑低剂量的阿司匹林,尤其对于有其他心血管危险因素的患者[46]
	● 对于 APLA 综合征患者,适当的目标 INR 值仍存在争论 ● 2 项随机对照试验显示,INR>3.0 或 3.1 与 INR=2~3 相比,并不减少血栓事件,虽然有相当多的重叠范围[47,48] ● 这些试验没有包括一些动脉血栓形成患者,所以对于这类患者来说,尚无法得此结论 ● ACCP 指南推荐 INR 目标值为 2.5(范围 2~3),除了达到治疗水平的 INR 仍复发血栓栓塞性事件的患者或有发生血栓性事件的其他额外危险因素的患者,在这种情况下,推荐的 INR 目标值是 3(2.5~3.5)[49] ● 狼疮抗凝物可以造成 aPTT 和 INR 假性升高,在基线水平以及对于使用抗血栓药物的患者,有可能造成患者得不到充分治疗 ● 对于使用 UFH 治疗的患者,抗凝血因子 Ⅹa 检测可以用来替代 aPTT 检测;对于使用华法林治疗的患者,显色因子 Ⅹ 检测可以替代 INR 或与其联用[9,50] ● 对于基线 INR 升高患者,华法林治疗的目标 INR 范围可以适当提高 ● INR 假性升高可能发生在一小部分狼疮抗凝物患者(~19%)服用华法林时,取决于使用的促凝血因子 Ⅱ 激酶[50]

续表

高凝状态	治疗注意事项
	• 经证明,即时检测与以血浆为基础的检测是相当的,除了即时 INR>4,在 59 例患者中有 5 例患者 INR 在即时检测中测不出[50] • 然而,88% 即时检测 INR>3 的患者,显色因子 X 检测显示是需要治疗的[50] • 合理的做法是在稳定的时间间隔,在患者的治疗过程中行显色因子 X 检测至少 1 次,以验证该患者的即时检测或基于血浆的 INR 值的准确性,也可以复检即时检测 INR>4 基于血浆的 INR 或显色因子 X 检测[4]
	同型半胱氨酸血症
同型半胱氨酸血症和相关的突变	• 对于患有缺血性 CVA 或 TIA 和高同型半胱氨酸血症的患者,AHA/ASA 指南推荐每日给予多种维生素包括足够的维生素 B6(1.7mg)、维生素 B12(2.4μg)及叶酸(400μg),因其安全性好且低成本,即便公认降低同型半胱氨酸并不会降低 CVA(Ⅱa 级,B 级证据,见前文分类和水平的定义,请参阅表 19-9)[40]

高凝状态检测的优点和缺点

表 19-13 高凝状态检测的优缺点

优点	缺点
• 识别可能会从无限期的抗凝治疗中获益的患者 • 识别患者在高风险期可从抗凝治疗中获益 • 妊娠并发症的预防 • 检测家庭成员血栓形成风险增加的可能性 • 解释血栓形成的可能原因	• 检测成本高 • 检测遗传性高凝状态的可能性很小 • 在遗传性高凝状态下,无限期抗凝治疗可能出现无说服力、相互矛盾的数据 • 医师普遍不能解释检测结果 • 医疗保险拒付或更高的溢价支付的风险 • 可能存在实验室误差 • 阴性结果对患者的误导

小结

高凝状态的检测尚存争议,因为关于一些易栓症初发性和复发性血栓形成的风险,有许多相互矛盾的数据。但是,检测可能会帮助判断血栓形成的风险,最终可能在抗凝治疗的持续时间或在高风险期间的抗凝治疗方面帮助指导临床决策。给出具体的实验室检测建议,应建立高凝状态检测方法。一些情况下存在实验室检测-疾病、实验室检测-药物的相互影响;因此,必须仔细定时化验,若诊断不清楚应重复检测以证实。理解高凝状态检测对于适当的诊断和治疗是必要的。

参考文献

* 关键文章

1. Moll S. Blood coagulation, thrombosis, antithrombotics, and hypercoagulable states. In: Ansell JE, Oertel LB, Wittkowski AK, eds. *Managing Oral Anticoagulation Therapy Clinical and Operational Guidelines*. 3rd ed. St. Louis, MO: Wolters Kluwer Health; 2009:85–104.

* 2. **Crowther MA, Kelton JG. Congenital thrombophilic states associated with venous thrombosis: a qualitative overview and proposed classification system. *Ann Intern Med*. 2003;138:128–134.**

3. Press RD, Bauer KA, Kujovich JL, et al. Clinical utility of factor V Leiden (R506Q) testing for the diagnosis and management of thromboembolic disorders. *Arch Pathol Lab Med*. 2002;126:1304–1318.

* 4. **Moll S. Thrombophilias—practical implications and testing caveats. *J Thromb Thrombolysis*. 2006;21:7–15.**

5. McGlennen RC, Key NS. Clinical and laboratory management of the prothrombin G20210A mutation. *Arch Pathol Lab Med*. 2002;126:1319–1325.

6. Chandler WL, Rodgers GM, Sprouse JT, et al. Elevated hemostatic factor levels as potential risk factors for thrombosis. *Arch Pathol Lab Med*. 2002;126:1405–1414.

* 7. **Levine JS, Branch DW, Rauch J. The antiphospholipid antibody syndrome. *N Engl J Med*. 2002;346:752–763.**

8. Lim W, Crowther MA, Eikelboom JW. Management of antiphospholipid antibody syndrome: a systematic review. *JAMA*. 2006;295:1050–1057.

* 9. **Nutescu EA, Michaud JB, Caprini JA. Evaluation of hypercoagulable states and molecular markers of acute venous thrombosis. In: Gloviczki P, ed. *Handbook of Venous Disorders*. 3rd ed. London, UK: Hodder Arnold; 2009: 113–128.**

10. Key NS, McGlennen RC. Hyperhomocyst(e)inemia and thrombophilia. *Arch Pathol Lab Med*. 2002:126:1367–1375.

11. Ray JG, Kearon C, Yi Q, et al. Homocysteine-lowering therapy and risk for venous thromboembolism. *Ann Intern Med.* 2007;146:761–767.

12. Ebbing M, Bleie Ø, Ueland PM, et al. Mortality and cardiovascular events in patients treated with homocysteine-lowering B vitamins after coronary angiography. *JAMA.* 2008;300:795–804.

13. Bazzano LA, Reynolds K, Holder KN, et al. Effect of folic acid supplementation on risk of cardiovascular diseases. *JAMA.* 2006;296:2720–2726.

14. Lonn E, Yusuf S, Arnold MJ, et al. Homocysteine lowering with folic acid and B vitamins in vascular disease. *N Engl J Med.* 2006;354:1567–1577.

15. den Heijer M, Willems HPJ, Blom HJ, et al. Homocysteine lowering by B vitamins and the secondary prevention of deep-vein thrombosis and pulmonary embolism: a randomized, placebo-controlled, double blind trial. *Blood.* 2007;109:139–144.

16. Toole JF, Malinow MR, Chambless LE, et al. Lowering homocysteine in patients with ischemic stroke to prevent recurrent stroke, myocardial infarction, and death: the vitamin intervention for stroke prevention (VISP) randomized controlled trial. *JAMA.* 2004;291:565–575.

17. Bønaa KH, Njølstad I, Ueland PM, et al. Homocysteine lowering and cardiovascular events after acute myocardial infarction. *N Engl J Med.* 2006;354:1578–1588.

18. Kottke-Marchant K, Duncan A. Antithrombin deficiency: issues in laboratory diagnosis. *Arch Pathol Lab Med.* 2002;126:1326–1336.

19. Kottke-Marchant K, Comp P. Laboratory issues in diagnosing abnormalities of protein C, thrombomodulin, and endothelial cell protein C receptor. *Arch Pathol Lab Med.* 2002;126:1337–1348.

20. Goodwin AJ, Rosendaal FR, Kottke-Marchant K, et al. A review of the technical, diagnostic, and epidemiologic considerations for protein S assays. *Arch Pathol Lab Med.* 2002;126:1349–1366.

* 21. **Ortel TL. The antiphospholipid syndrome: What are we really measuring? How do we measure it? And how do we treat it?** *J Thromb Thrombolysis.* **2006;21:79–83.**

22. Rosendorff A, Dorfman DM. Activated protein C resistance and factor V Leiden: a review. *Arch Pathol Lab Med.* 2007;131:866–871.

23. Patnaik MM, Moll S. Inherited antithrombin deficiency: a review. *Haemophilia.* 2008;14:1229–1239.

24. Goldenberg NA, Manco-Johnson MJ. Protein C deficiency. *Haemophilia.* 2008;14:1214–1221.

25. Goodwin AJ, Rosendaal FR, Kottke-Marchant K, et al. A review of the technical, diagnostic, and epidemiologic considerations for protein S assays. *Arch Pathol Lab Med.* 2002;26:1349–1366.

26. Ten Kate MK, Van der Meer J. Protein S deficiency: a clinical perspective. *Haemophilia.* 2008;14:1222–1228.

* 27. **Miyakis S, Lockshin MD, Atsumi T, et al. International consensus statement on an update of the classification criteria for definite antiphospholipid syndrome**

(APS). *J Thromb Haemost.* **2006;4:295–306.**

28. Le DT, Griffin JH, Greengard JS, et al. Use of a generally applicable tissue factor-dependent factor V assay to detect activated protein C-resistant factor Va in patients receiving warfarin and in patients with a lupus anticoagulant. *Blood.* 1995;85: 1704–1711.

29. Chandler WL, Rodgers GM, Sprouse JT, et al. Elevated hemostatic factor levels as potential risk factors for thrombosis. *Arch Pathol Lab Med.* 2002;126:1405–1414.

30. Lippi G, Maffulli N. Biological influence of physical exercise on hemostasis. *Semin Thromb Hemost.* 2009;35:269–276.

31. Teruya J, West AG, Suell MN. Lupus anticoagulant assays. *Arch Pathol Lab Med.* 2007;131:885–889.

32. Van Cott EM, Laposata M, Prins MH. Laboratory evaluation of hypercoagulability with venous or arterial thrombosis. *Arch Pathol Lab Med.* 2002;126:1281–1295.

33. Van Cott EM, Soderberg BL, Laposata M. Activated protein C resistance, the factor V Leiden mutation, and a laboratory testing algorithm. *Arch Pathol Lab Med.* 2002; 126:57–582.

* **34. Christiansen SC, Cannegieter SC, Koster T, et al. Thrombophilia, clinical factors, and recurrent venous thrombotic events. *JAMA.* 2005;293:2352–2361.**

35. Pabinger I, Ay C. Biomarkers and venous thromboembolism. *Arterioscler Thromb Vasc Biol.* 2009;29:332–336.

36. Eldibany MM, Caprini JA. Hyperhomocysteinemia and thrombosis. *Arch Pathol Lab Med.* 2007;131:872–884.

* **37. Dalen J. Should patients with venous thromboembolism be screened for thrombophilia? *Am J Med.* 2008;121:458–463.**

38. Kearon C, Kahn SR, Agnelli G, et al. Antithrombotic therapy for venous thromboembolic disease. *Chest.* 2008;133:454S–545S.

39. Douketis JD, Berger PB, Dunn AS, et al. The perioperative management of antithrombotic therapy. *Chest.* 2008;133:299S–339S.

40. Sacco RL, Adams R, Albers G, et al. Guidelines for prevention of stroke in patients with ischemic stroke or transient ischemic attack: a statement for healthcare professionals from the American Heart Association/American Stroke Association Council on Stroke co-sponsored by the Council on Cardiovascular Radiology and Intervention. *Stroke* 2006;37:577–617.

41. Levine SR, Brey RL, Tilley BC, et al. Antiphospholipid antibodies and subsequent thrombo-occlusive events in patients with ischemic stroke. *JAMA* 2004;291: 576–584.

42. Ho WK, Hankey GJ, Quinlan DJ, et al. Risk of recurrent venous thromboembolism in patients with common thrombophilia: a systematic review. *Arch Intern Med.* 2006;166: 729–736.

43. Cosmi B, Legnani C, Cini M, et al. D-dimer and factor VIII are independent risk factors for recurrence after anticoagulation withdrawal for a first idiopathic deep vein

thrombosis. *Thromb Res.* 2008;122:610–617.

44. Bauer KA. Management of inherited thrombophilia. In: Basow DS, ed. *UpToDate.* Waltham, MA: UpToDate; 2009.

45. Albers GW, Amarenco P, Easton JD, et al. Antithrombotic and thrombolytic therapy for ischemic stroke. *Chest.* 2008;133:630S–669S.

46. Brey RL. Management of the neurological manifestations of APS—what do the trials tell us? *Thromb Res.* 2004;114:489–499.

47. Crowther MA, Ginsberg JS, Julian J, et al. A comparison of two intensities of warfarin for the prevention of recurrent thrombosis in patients with the antiphospholipid antibody syndrome. *N Engl J Med.* 2003;349:1133–1138.

48. Finazzi G, Marchioli R, Brancaccio V, et al. A randomized clinical trial of high-intensity warfarin vs. conventional antithrombotic therapy for the prevention of recurrent thrombosis in patients with the antiphospholipid syndrome (WAPS). *J Thromb Haemost.* 2005;3:848–853.

49. Ansell J, Hirsh J, Hylek E, et al. Pharmacology and management of the vitamin K antagonists. *Chest.* 2008;133:160S–198S.

50. Perry SL, Samsa GP, Ortel TL. Point-of-care testing of the international normalized ratio in patients with antiphospholipid antibodies. *Thromb Haemost.* 2005;94:1196–1202.

附录 A　凝血级联反应

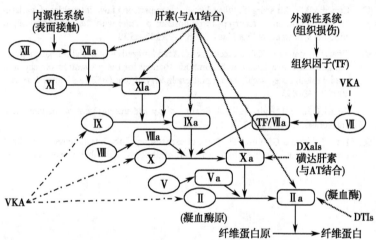

图解
VKA=维生素K拮抗药（如华法林）
AT=抗凝血酶
DTIs=直接凝血酶抑制药（例如，阿加曲班）
DXaIs=直接Xa因子抑制药（例如，利伐沙班）

⬭ =无活性凝血因子

▭ =活性凝血因子

– · – · ➤ =抑制产生

——➤ =增强/促进产生

········➤ =失活因子

Child-Pugh 分级

评分	1	2	3
胆红素(mg/dl)	1~2	2~3	大于 3
白蛋白(mg/dl)	大于 3.5	2.8~3.5	小于 2.8
腹水	无	轻	中
脑病(分级)[a]	无	1 和 2	3 和 4
凝血酶原时间 (延长的秒数)	1~4	4~6	大于 6

　[a]脑病(分级):1 级:睡眠障碍,轻度意识模糊;2 级:嗜睡,中度意识模糊;3 级:嗜睡但能唤醒,意识模糊,定向障碍;4 级:昏迷,不能唤醒。5 项指标评分之和进行分级:A 级(轻度)小于 7;B 级(中度)7~9;C 级(重度)10~15

附录 C 抗凝药在缺血性卒中和
短暂性脑缺血发作中的应用

心源性卒中或短暂性脑缺血发作(TIA)	
心房颤动	参见第十二章 (非心源性:抗血小板药物治疗优于华法林)
急性心肌梗死 伴左室血栓	华法林(INR2~3)至少3个月
心肌病	心肌病患者与TIA病史者使用华法林的益处尚未明确;预防缺血性事件再发应该考虑: ● 华法林(INR2~3) ● 阿司匹林81mg/d ● 氯吡格雷75mg/d ● 阿司匹林25mg/双嘧达莫200mg bid
先天性瓣膜疾病	华法林(INR2~3)适合;尽量避免与抗血小板药联用 下列情况须考虑抗血小板治疗: ● 左房室瓣膜环钙化 ● 先天性主动脉瓣/非风湿性左房室瓣不伴房颤 ● 左房室瓣脱垂(长期抗血小板治疗)
人工心脏瓣膜	机械瓣膜—华法林治疗(INR 2.5~3.5),避免与抗血小板药合用;如果在治疗性抗凝中出现脑卒中或者TIA并且出血风险不高时可加用阿司匹林75~100mg/d 生物瓣膜—若无其他原因,华法林治疗(INR2~3)[a]

续表

颅内出血后抗凝	
脑出血,蛛网膜下腔出血,硬膜下出血	考虑停用所有抗凝药和抗血小板药并且逆转其效果;停止抗凝 1～2 周 颅内出血后重新开始治疗取决于血栓或颅内出血复发的风险;血栓栓塞高风险的患者,可在初发颅内出血 7～10 天后再开始使用华法林
出血性脑梗死	取决于血栓栓塞的情况和风险,可适当继续抗凝治疗

[a] ACCP 2008:"装有机械瓣膜患者,具有额外的血栓栓塞危险因素者(如房颤、高凝状态或低射血分数)或有动脉粥样硬化性瓣膜病史者;推荐长期维生素 K 拮抗药的治疗中加用 50～100mg/d 的低剂量阿司匹林(分级 1B)。装有机械瓣膜且有出血高风险的患者,如消化道出血或年龄大于 80 岁(分级 2C)的患者,不推荐使用阿司匹林联合维生素 K 拮抗药治疗。"

引自:Furie KL,Kasner SE,Adams RJ,et al. on behalf of the American Heart Association Stroke Council,Council on Cardiovascular Nursing,Council on Clinical Cardiology,and

Interdisciplinary Council on Quality of Care and Outcomes Research. Guidelines for the prevention of stroke in patients with stroke or transient ischemic attack. A guideline for healthcare

professionals from the American Heart Association/American Stroke Association. *Stroke*. 2010,Published online October 21, 2010, http://stroke. ahajournals. org/cgi/content/full/42/1/227;Salem DN,O'Gara PT,Madias C,et al. American College of Chest Physicians. Valvular and structural heart disease:American College of Chest Physicians Evidence-Based Clinical Practice Guidelines(8th ed.). *Chest*. 2008; 133(6 Suppl):593S-629S.

附录 D 枸橼酸抗凝

机制	局部枸橼酸抗凝药与凝血级联反应中产生凝血因子形成血栓所必需的钙离子络合
注意事项	会引起低钙血症,在治疗期间需要补充钙;可发生代谢并发症,包括低钠血症、代谢性酸中毒和枸橼酸中毒 注意:血制品保存于枸橼酸中以防止凝固;大量输注血制品或使用全身作用的枸橼酸钠输液可导致低钙血症和血压降低,除非同时补充钙
ACD-A 溶液 (224mmol/L 钠, 112.8mmol/L 枸橼酸)	● 葡萄糖 2.45g/100ml ● 枸橼酸钠 2.2g/100ml ● 枸橼酸 730mg/100ml
导管冲洗	已确定可用 4% 枸橼酸钠溶液维持导管通畅,但尚未有大量市售;可选择使用 ACD-A 溶液;现已开发更高浓度的枸橼酸溶液用于抗菌作用,但是如果缓慢滴注于体循环会引发代谢作用
肾脏替代治疗	局部枸橼酸可替代肝素来预防血液透析循环中的血栓形成;治疗方案需提前制订,负责使用的人员应需培训;在不同的透析中治疗方案有所变化;一般来讲,与肝素相关的抗凝药比较,枸橼酸抗凝可维持循环并且保持过滤时间更长
枸橼酸和钙输注方案示例(持续肾脏替代治疗[CRRT]中使用 ACD-A 溶液)	枸橼酸输注: ● 速率=循环血流量×0.03 ● 每 6 小时检测钙离子 ● 根据循环钙离子水平(0.25~0.35mmol/L)调节速率(例如速率为 200ml/h,若循环钙离子水平<0.25mmol/L 则速率增加 30ml/h;若循环钙离子水平>0.35mmol/L 则速率降低 30ml/h)

枸橼酸和钙输注方案示例(持续肾脏替代治疗[CRRT]中使用 ACD-A 溶液)	钙溶液输注: ● 葡萄糖酸钙静脉注射溶液:葡萄糖酸钙 12g 溶于 0.9%NaCl 注射液 250ml 中(或 24g 溶于 0.9%NaCl 注射液 500ml 中) ● 经中央静脉导管以 30ml/h 的速度输注 ● 每 6 小时测钙水平(钙离子目标浓度 0.93～1.1mmol/L) ● <0.75mmol/L:停用枸橼酸钠 30 分钟;通过中心静脉导管给予葡萄糖酸钙 4g,静脉滴注时间不少于 2 小时;钙的输注速率增加 20ml/h,枸橼酸钠的输注速率降低 30ml/h ● 0.75～0.80mmol/L:通过中心静脉导管给予葡萄糖酸钙 2g,静脉滴注时间不少于 1 小时;钙的输注速率增加 15ml/h ● 0.8～0.9mmol/L:钙的输注速率增加 10ml/h ● 1.13～1.2mmol/L:钙的输注速率降低 10ml/h ● 1.23～1.4mmol/L:钙的输注速率降低 15ml/h ● >1.4mmol/L:停止输注钙 在极低或极高水平时,医师需要特别注意

引自:Burry LD,Tung DD,Hallett D,et al. Regional citrate anticoagulation for PrismaFlexcontinuous renal replacement therapy. *Ann Pharmacother*. 2009;43:1419-1425.

与药源性血栓栓塞疾病相关的药物

止血药	雄激素药物
氨基己酸	达那唑
抑肽酶	甲地孕酮
氰基丙烯酸酯	苯丙酸诺龙
去氨加压素	**滤泡刺激激素**
凝血酶原复合浓缩制剂	促卵泡素 α
重组凝血因子Ⅶa	**抗恶性肿瘤药物**
氨甲环酸	阿地白介素
抗凝药	门冬酰胺酶
肝素	巴利昔单抗
低分子量肝素(LMWH)	贝伐珠单抗
戊聚糖	博来霉素
链激酶	卡铂
尿激酶	顺铂
华法林	达卡巴嗪
造血功能治疗药物	地尼白介素
达依泊汀	多西他赛
G-CSF	雌莫司汀
GM-CSF	氟尿嘧啶
	伊马替尼
含雌激素药物	伊立替康
己烯雌酚	来那度胺
激素替代品	紫杉醇
口服避孕药	沙利度胺
抗雄激素药物	**免疫性药物**
环丙孕酮	环孢素
氟他胺	地塞米松

续表

与药源性血栓栓塞疾病相关的药物

戈舍瑞林

亮丙瑞林

选择性雌激素受体调节药

雷洛昔芬

他莫昔芬

托瑞米芬

芳香化酶抑制药

阿那曲唑

西罗莫司

他克莫司

抗精神病药

氯丙嗪

氯氮平

奥氮平

喹硫平

利培酮

硫利达嗪

其他精神药物

氯米帕明

依地普仑

锂

造影药

碘海醇

碘美普尔

碘帕醇

碘酞酸盐

碘克沙酸盐

膦甲酸

免疫球蛋白

英夫利西单抗

α-2a 干扰素

α-2b 干扰素

β 干扰素

γ 干扰素

白细胞介素-3

甲泼尼龙

莫罗单抗

泼尼松

Cox-2 抑制药

塞来昔布

其他药物

醋羟胺酸

肉毒毒素

溴隐亭

可卡因

双氢麦角胺

迷幻药(3,4-亚甲二氧基甲基安非他明)(MDMA)

麦角胺

美托拉宗

罂粟碱

普鲁卡因胺

西地那非

托吡酯

维 A 酸

缩写:Cox-2＝环氧酶-2;G-CSF＝粒细胞集落刺激因子;GM-CSF＝粒细胞/巨噬细胞集落刺激因子;HIT＝肝素诱导的血小板减少症;HITT＝肝素诱导性血小板减少合并血栓形成;NK＝未知的

引自:Garwood CL. Thromboembolic diseases. In:Tisdale JE and Miller DA, eds. *Drug-Induced Diseases*:*Prevention*,*Detection*,*and Management*. 2nd ed. Bethesda, MD:American Society of Health-System Pharmacists;2010;941-961.

附录 F 癌症相关的血栓栓塞

2年累积发病率 （Chew HK,等）	相对风险(95%CI)[a] （Thodiyil PA,等）
前列腺 ● 未扩散(1.0%) ● 周边转移(1.3%) ● 远端转移(1.2%)	非癌症患者：(1.0)未患癌症的患者 头/颈：0.29(0.2~0.4) 膀胱：0.42(0.36~0.49) 乳腺：0.44(0.40~0.48) 食道：0.76(0.58~0.97)
乳腺 ● 未扩散(0.8%) ● 周边转移(1.3%) ● 远端转移(2.6%)	宫颈：0.90(0.68~1.18) 肝脏：0.92(0.76~1.10) 前列腺：0.98(0.93~1.04)
肺 ● 未扩散(1.3%) ● 周边转移(2.2%) ● 远端转移(2.6%)	直肠：1.11(1.00~1.22) 肺：1.13(1.07~1.19) 结肠：1.36(1.29~1.44) 肾脏：1.41(1.25~1.59)
结肠/直肠 ● 未扩散(1.0%) ● 周边转移(2.4%) ● 远端转移(2.9%)	胃：1.49(1.33~1.68) 淋巴瘤：1.80(1.65~1.96) 胰腺：2.05(1.87~2.4) 卵巢：2.16(1.93~2.41)
黑色素瘤 ● 未扩散(0.3%) ● 区域(转移)(0.9%) ● 远端转移(2.9%)	白血病：2.18(2.01~2.37) 脑：2.37(2.04~2.74) 子宫：3.4(2.97~3.87)
非霍奇金淋巴瘤 ● 未扩散(1.5%) ● 周边转移(3.2%) ● 远端转移(2.1%)	

2 年累积发病率 （Chew HK，等）	相对风险（95%CI）[a] （Thodiyil PA，等）
子宫 ● 未扩散（1.2%） ● 周边转移（2.2%） ● 远端转移（4.8%）	
膀胱 ● 未扩散（0.9%） ● 周边转移（2.0%） ● 远端转移（4.3%）	
胰腺 ● 未扩散（3.2%） ● 周边转移（3.0%） ● 远端转移（5.4%）	
胃 ● 未扩散（2.3%） ● 周边转移（3.4%） ● 远端转移（4.4%）	
卵巢 ● 未扩散（2.3%） ● 周边转移（3.4%） ● 远端转移（4.4%）	
肾脏 ● 局部（未扩散）（1.3%） ● 周边转移（3.8%） ● 远端转移（3.5%）	

[a]无癌症但患有其他疾病的患者发生静脉血栓栓塞的风险假定为 1.0

引自：Chew HK，Wun T，Harvey D，et al. Incidence of venous thromboembolism and its effect on survival among patients with common cancers. *Arch Intern Med*. 2006;166(4):458-464；Thodiyil PA，Kakkar AK. Variation in relative risk of venious thromboembolism in different cancers. *Thromb Haemost*. 2002;87:1076-1077.

附录 G　血小板减少的非药物因素

血小板减少的非药物因素	血小板减少的非药物因素
酒精中毒	主动脉内气囊泵
贫血	肝病/脾功能亢进
抗磷脂综合征	骨髓增生异常或转移性疾病
输血/大量输血	营养缺乏
烧伤	阵发性睡眠性血红蛋白尿
弥散性血管内凝血	妊娠
体外循环	原发性血液疾病
溶血性尿毒症综合征/尿毒症	假性血小板减少症
人类免疫缺陷病毒（HIV）	败血症/感染
甲状腺功能亢进	系统性红斑狼疮
低体温	血栓性血小板减少性紫癜
特发性血小板减少性紫癜	血管炎

与药物诱导性血小板减少症相关的药物		
阿昔单抗	依法珠单抗	奥曲肽
对乙酰氨基酚	依替巴肽	氧烯洛尔
阿德福韦酯	乙胺丁醇	苯妥英
阿普洛尔	阿维 A 酯	哌拉西林
氨鲁米特	法莫替丁	普鲁卡因胺
胺碘酮	氟康唑	奎尼丁
对氨基水杨酸	格列本脲	奎宁
两性霉素 B	金盐	雷尼替丁
氨苄西林	氟哌啶醇	利福平
卡托普利	肝素	辛伐他汀
卡马西平	氢氯噻嗪	柳氮磺吡啶
氯氮䓬-克利溴铵	布洛芬	舒林酸
氯噻嗪	α 干扰素	他莫昔芬
氯丙嗪	异烟肼	特比萘芬
氯磺丙脲	左旋咪唑	替沃噻吨
西咪替丁	利奈唑胺	替罗非班
达那唑	洛匹那韦/利托那韦	托美丁
去铁胺	甲基多巴	甲氧苄啶-磺胺甲噁唑
地西泮	米诺地尔	磺胺异噁唑
泛影葡胺	萘啶酸	丙戊酸盐
二氮嗪	萘甲唑林	万古霉素
双氯芬酸	萘普生	
地高辛	硝酸甘油	

引自：Jones KL，Kiel PJ. Thrombocytopenia. In：Tisdale JE and Miller DA，eds. *Drug-Induced Diseases：Prevention，Detection，and Management*. 2nd ed. Bethesda, MD：American Society of Health-System Pharmacists；2010；929-940.

附录 I 弥散性血管内凝血(disseminated intravascular coagulation, DIC)[a]

病因	败血症/严重感染
	恶性肿瘤
	创伤
	产科意外(羊水栓塞、胎盘早剥)
	严重中毒或免疫反应
	● 蛇咬伤
	● 消遣性毒品
	● 输血反应
	● 移植排斥
	● 血管异常
	● 重症肝衰竭
诊断	严重血小板减少症
	纤维蛋白标志物升高(D-二聚体、纤维蛋白降解产物)
	INR 或凝血酶原时间延长
	纤维蛋白原水平<1g/L
治疗	治疗原发病
	只在活动性出血时输血
	在特定情况下使用肝素
	给予外源性抗凝血酶药(实验室指标改善,死亡率改善未知)

[a]DIC被定义为,由导致纤维蛋白微血管沉积的临床状况所引发的,全身性血管内凝血激活,并会进一步导致器官衰竭。凝血激活可消耗大量血小板及凝血因子从而导致出血

出血程度	心肌梗死溶栓（TIMI）	开通闭塞性冠状动脉血管的全球治疗策略-1（GUSTO-1）	Landefeld 出血指数	国际血栓与止血协会（ISTH）（非手术的）
重度或危及生命的		颅内出血（ICH）或伴血流动力学功能障碍需要干预的出血	致命的—死亡危及生命的—形成心肌梗死、脑卒中、需要手术治疗潜在威胁生命的（以下两项）： ● 严重失血 ● 低血压（SBP 降低＞20%、低于 90mmHg） ● 重症贫血（HCT 降低 20%～25%或更多）	
大量	颅内出血 HCT 减少≥15% Hb 减少≥50g/L 每个输血单位（U）记为 1g/dl Hb 或 3% HCT		致命的 严重失血≥3U	致命的 在关键部位或器官出现症状性出血 Hb 减少≥20g/L 以至于需要输入≥2U 的全血或红细胞

续表

出血程度	心肌梗死溶栓（TIMI）	开通闭塞性冠状动脉血管的全球治疗策略-1（GUSTO-1）	Landefeld 出血指数	国际血栓与止血协会（ISTH）（非手术的）
中量		伴有血流动力学不足需要输血的出血	≥2U 及 <3U	
少量	观察到胃肠道（GI）或胃溃疡（GU）出血：HCT 减少≥10% Hb 减少≥30g/L 未观察到：HCT 减少≥12% Hb 减少≥40g/L		显性出血：胃肠道出血,咯血,血尿 输血 ≥ 1U 且 <2U 失血≥1U/周或出院时 HCT 降低 > 20% 且 HCT<30%＋失血 ≥ 1U/周 ＋ HCT 减少 20% 以上	

[a]在不同的临床试验中出血确定标准各异。目前尚未有普遍接受的方法

引自：Landefeld CS, Anderson PA, Goodnough LT, et al. The bleeding severity index: validation and comparison to other methods for classifying bleeding complications of medical therapy. *J Clin Epidemiol*. 1989；42；711-18；Schulman S, Kearon C. Subcommittee on Control of Anticoagulation of the Scientific and Standardization Committee of the International Society on Thrombosis and Haemostasis. Definition of major bleeding in clinical investigations of antihemostatic medicinal products in non-surgical patients. *J Thromb Haemost*. 2005；3；692-694；Rao SV, O'Grady K, Pieper KS, et al. A comparison of the clinical impact of bleeding measured by two different classifications among patients with acute coronary syndromes. *J Am Coll Cardiol*. 2006；47；809-816.

非感染性	感染性	免疫性
输血反应	细菌性	多系统器官衰竭
● 溶血	● 亚急性海绵状脑病	感染和败血症
● DIC	病毒性	T 细胞功能障碍
● 非溶血性发热	● 肝炎(甲、乙、丙、戊、庚)	巨噬细胞功能
● 过敏反应	● HIV,人类嗜 T 细胞病毒	障碍
● 输血后紫癜	Ⅰ和Ⅱ(HTLV Ⅰ和Ⅱ)	同种异体免疫
● 急性肺损伤	● EB 病毒	移植物抗宿主病
● 血型鉴定错误引起	● 细小病毒	(graft-versus-host
的不相容反应	● 巨细胞病毒	disease，GVHD)
栓塞	寄生虫性	(免疫力低下患者)
● 空气或脂肪	● 疟疾	
低血压	● 巴贝西虫病	
低体温	● 美洲锥虫病	
代谢紊乱		
● 枸橼酸相关的抗凝		
(不包括同时服用		
钙剂的情况)		
● 低血钙		
● 高血钾		
● 酸中毒		
● 高氨血症		

附录 L 关于抗凝药使用时硬膜外导管的操作时限指南

抗凝药[a]	已给予抗凝药的患者,其脊椎穿刺针插入或硬膜外置管的时限	使用抗凝药时的导管操作	硬膜外导管移除的时间(如果置管时不能避免使用抗凝药)	硬膜外导管移除和使用抗凝药之间的最短时间
预防剂量				
普通肝素(5000U q12h 或 q8h)	5000U SC q12h—使用时无时间限制[b] 对于每日剂量超过 10 000U 的,须评估患者基本情况			
LMWH 依诺肝素 30mg SC q12h 依诺肝素 40mg SC q24h 达肝素 5000U SC q24h 达肝素 2500U SC q24h	给药后至少间隔 10～12h 再穿刺置管[c] 轴索手术前不推荐使用 LMWH[d]	注意:当患者使用抗凝药时避免任何导管操作	抗凝药治疗期间避免移除 推荐最后一剂和导管移除之间至少间隔 10～12h;最好是在下一剂给药前移除导管,这时抗凝效果最弱	2～4h
治疗剂量				
普通肝素(IV 或 SC)	延迟置针直至 aPTT＜40s 和(或)停止静脉输注≥4h 后或 SC 给药后至少 12h	注意:当患者使用抗凝药时避免任何导管操作	抗凝药治疗期间避免移除;导管移除前停止输液 4h;考虑检查 aPTT(参考上一次的检查结果);aPTT 目标值＜40s 且停止静脉输液≥4h 或 SC 给药后至少 12h	2～4h

续表

抗凝药[a]	已给予抗凝药的患者,其脊椎穿刺针插入或硬膜外置管的时限	使用抗凝药时的导管操作	硬膜外导管移除的时间(如果置管时不能避免使用抗凝药)	硬膜外导管移除和使用抗凝药之间的最短时间
LMWH 依诺肝素 1mg/kg SC q12h 依诺肝素 1.5mg/kg SC q24h 达肝素 100U/kg SC q12h 达肝素 150～200U/kg SC q24h 亭扎肝素 175U/kg SC q24h	给药后至少24h后再穿刺置管[c]	注意:当患者使用抗凝药时避免任何导管操作	注意:当患者接受抗凝治疗时避免任何导管操作;使用 UFH 优于 LMWH;如果 LMWH 已经开始使用且硬膜外已经置管,停用 LM-WH 直至 24h 以减弱抗凝效果后再移除导管	2～4h
治疗或预防剂量				
磺达肝素 治疗或预防剂量	给药后至少72h后再穿刺置管[c]	硬膜外置管时避免使用磺达肝素	注意:当患者使用这种抗凝药时避免任何导管操作,如果磺达肝素已经开始使用且有导管置管,考虑移除导管前至少等待 36～48h	2～4h
华法林	插管前5d停用华法林;置管前1d评估INR;如果 INR 大于 1.5 考虑口服 2.5mg 维生素 K	导管移除前勿用	如果在使用华法林后硬膜外置管,导管应该在 INR 超过 1.5 之前移除;移除之前查 INR(参考标准试管凝集试验或上一次的检查结果)	导管移除后任何时间开始都可以,只要未观察到出血迹象

续表

抗凝药[a]	已给予抗凝药的患者,其脊椎穿刺针插入或硬膜外置管的时限	使用抗凝药时的导管操作	硬膜外导管移除的时间(如果置管时不能避免使用抗凝药)	硬膜外导管移除和使用抗凝药之间的最短时间
达比加群[e]	插管前2～5d停用达比加群 CrCl≥50ml/min:2d CrCl<50ml/min:5d	注意:当患者使用抗凝药时避免任何导管操作	注意:当患者使用这种抗凝药时避免任何导管操作;如果达比加群已经开始使用且有导管置管,考虑移除导管前等待至少 36～48h	2～4h

缩写:SC=皮下;IV=静脉注射;INR=国际标准化比值;aPTT=活化部分凝血活酶时间;h=小时;mg=毫克;kg=千克

[a] 妊娠、血管或心脏手术等特殊情况参见 ASRA 指南中详细信息

[b] 皮下给予 5000U 普通肝素时才有治疗作用的患者考虑检测 aPTT,例如年龄≥80 岁或体重不足 50kg 的患者。若 aPTT 大于 40s,则考虑在准备下一剂给药时移除导管且重新开始前 2～4h 避免使用下一剂

[c] 肾功能损害或有出血高危因素以及血栓低危因素的患者停药时间应该更长

[d] 术前使用 LMWH/磺达肝素/直接凝血酶抑制药的患者禁行轴束手术。留置导管应在使用前移除,但是如果患者使用预防性 LMWH 则可以安全继续使用

[e] 使用达比加群时,基于血液凝固的检测如 aPTT 或凝血酶时间会增高并可提示具有药效;然而也可出现检测值在正常范围内,且并不能肯定无药效。检查实验室测定结果可作为最后的安全检查,但是不能因此掉以轻心,以确保达比加群在术前停用了适当的时间

引自:Horlocker TT, Wedel DJ, Rowlingson JC, et al. Regional anesthesia in the patient receiving antithrombotic or thrombolytic therapy. American Society of Regional Anesthesia and Pain Medicine Evidence-Based Guidelines. (3rd ed.). *Reg Anesth Pain Med*. 2010;35(1):64-101;Llau JV, Ferrandis R. New anticoagulants and regional anesthesia. *Curr Opin Anaesthesiol*. 2009;22(5):661-666.

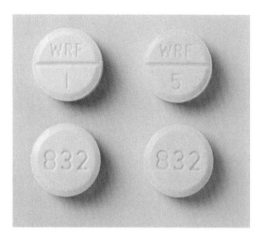

1mg　粉红色　　　　5mg　桃色

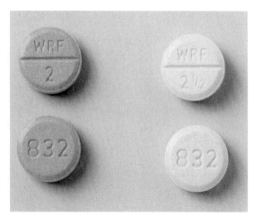

2mg　淡紫色　　　　2.5mg　绿色

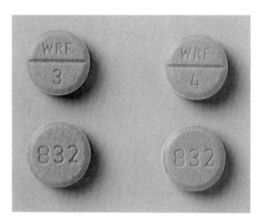

3mg　黄褐色　　　　　　　4mg　蓝色

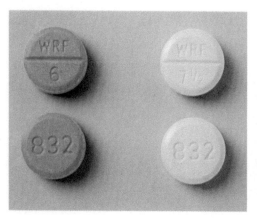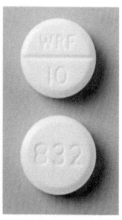

6mg　青色　　　　　　7.5mg　黄色　　　　　　10mg　白色